FISIOLOGÍA RESPIRATORIA APLICADA

Primera edición

2020

FISIOLOGÍA RESPIRATORIA APLICADA

PRIMERA EDICIÓN

CARLOS F. REYES TOSO
Profesor Regular Titular
Departamento de Ciencias Fisiológicas
Facultad de Medicina, UBA

FERNANDO M. PLANELLS
Jefe de Trabajos Prácticos
Departamento de Ciencias Fisiológicas
Facultad de Medicina, UBA

JUAN B. DARTIGUELONGUE
Jefe de Trabajos Prácticos
Departamento de Ciencias Fisiológicas
Facultad de Medicina, UBA

Carlos Felipe Reyes Toso - Fernando M. Planells - Juan B. Dartiguelonge

Fisiología respiratoria aplicada- 1a ed . - Ciudad Autónoma de Buenos Aires: Librería Akadia Editorial, 2020.

214 p. ; 28 x 19 cm.

ISBN: 978-987-570-422-0

1. Medicina. I. Carlos Felipe Reyes Toso. I . Título.
CD 612

Paraguay 2078 (1121) Buenos Aires, Argentina
Paraguay 2065 (1121) Buenos Aires, Argentina
E-mail: editorialakadia@gmail.com
www.editorialakadia.com

Hecho el depósito que marcala ley 11.723
Impreso en Argentina
Printed in Argentina

PREFACIO DE LA PRIMERA EDICIÓN

La presente obra surge ante la necesidad de continuar, profundizar y ampliar numerosos contenidos tratados en nuestro anterior libro de Fisiología de la Respiración.

Agradecemos las numerosas sugerencias recibidas por parte del cuerpo docente y de los estudiantes, muchas de las cuales han sido incorporadas en este nuevo texto. El mismo al igual que el anterior está dirigido a los estudiantes de pregrado, grado y posgrado de Fisiología, tanto de la Carrera de Medicina como del resto de las especialidades que integran las Ciencias de la Salud. En este sentido se han incluido diversos temas de interés, dentro del área de la fisiología de la respiración, para todos los integrantes del Equipo de Salud. Con este objetivo se ha puesto énfasis en la explicación de los temas fundamentales que tienen proyección asistencial. También está orientado a los médicos residentes en neumonología, anestesiología y clínica médica como un primer paso de profundización en el conocimiento de la fisiología de la respiración.

Los autores han incorporado a la obra su experiencia docente en la enseñanza de la materia, tanto a nivel del grado como del posgrado, brindando al lector un enfoque actualizado, que no pierde de vista el objetivo fundamental de servir como instrumento eficaz para la formación teórico práctica del profesional.

Sin bien este texto ha sido realizado teniendo presente las necesidades de los alumnos que cursan la materia en los diferentes cursos que se dictan en la Facultad de Medicina de la Universidad de Buenos Aires, su estructura modular en el tratamiento temático permite su empleo en cursos dictados por otras Casas de Estudio.

Finalmente, como todo texto, el presente requiere de una constante actualización y revisión a partir de la interacción entre el docente y el alumno.

Marzo, 2020 — Prof. Dr. Carlos F. Reyes Toso

ÍNDICE

CAPÍTULO 1

GENERALIDADES

1.1 Concepto de respiración

1.3 Simbología

1.3 Composición gaseosa atmosférica y alveolar
- **El aire atmosférico**
- **El aire alveolar**
- **Cálculo de la PAO_2 mediante la ecuación del gas alveolar**
- **Consecuencias funcionales de la composición gaseosa del aire alveolar**
- **El concepto de pH**
- **La cascada del O_2**

1.1 Concepto de respiración

Los organismos heterótrofos obtienen su energía mediante una serie de reacciones de oxidación-reducción en donde los electrones son transferidos desde un compuesto dador de electrones (agente reductor) a un aceptor de electrones (agente oxidante). **Se denomina respiración a estos procesos por los cuales la energía química que se encuentra encerrada en los enlaces de los nutrientes, se convierte en energía aprovechable por la célula a través de la producción de adenosina trifosfato (ATP).**

En el caso de la *respiración anaeróbica* (fermentación) que se realiza en la matriz citoplasmática, el aceptor final es una molécula orgánica que se produce generalmente en el mismo proceso fermentativo. Sin embargo, cabe señalar que en ella no se produce una oxidación propiamente dicha, sino que el mismo compuesto combustible experimenta una oxidorreducción interna. Los *anaerobios estrictos* comprenden a pocos organismos dentro de la gran diversidad de la vida (bacterias anaerobias como los clostridios y algunos organismos inferiores que viven en ambientes sin disponibilidad de oxígeno), siendo su capacidad para obtener energía limitada.

Los demás seres vivos son *anaerobios facultativos* (bacterias, levaduras y hongos) o *aerobios estrictos*. En todos estos, la energía se obtiene mediante una transferencia de electrones desde moléculas orgánicas combustibles hasta el oxígeno molecular (*aceptor final electrónico*). Con este proceso conocido como *respiración propiamente dicha* se genera mucha mayor cantidad de energía útil que con la fermentación y como resultado final se consume O_2 y se produce CO_2 que se libera al medio extracelular conjuntamente con una pequeña cantidad de H_2O (fig. 1-1).

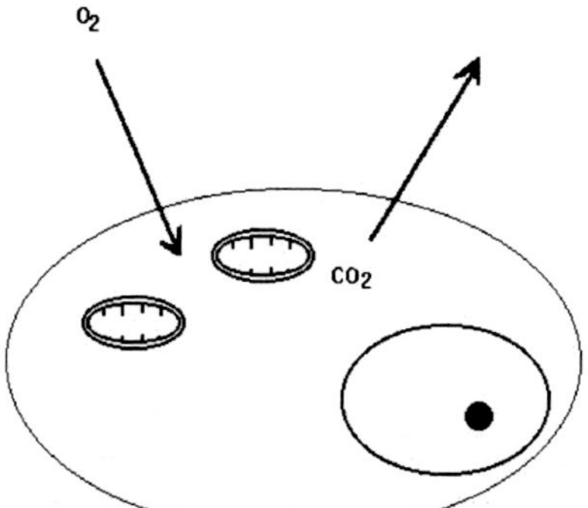

Figura 1-1: Respiración celular

Esta actividad metabólica se realiza en las mitocondrias (fig. 1-2), en donde mediante una oxidación controlada se libera la energía potencial contenida en los nutrientes y se la almacena en una molécula con uniones de alta energía (ATP). El *ciclo de Krebs*, que ocurre en la matriz mitocondrial, constituye la primera etapa. La segunda consiste en la captación de los H^+ (o sus electrones equivalentes) por la *cadena respiratoria* compuesta por un conjunto de transportadores de electrones que, mediante reacciones de óxido-reducción, extraen la energía libre de los electrones. La *cadena respiratoria* y la *fosforilación oxidativa* que aprovecha la energía liberada de los electrones para la formación de ATP a partir de ADP (adenosina difosfato), ocurren en la membrana mitocondrial interna (capítulo 4).

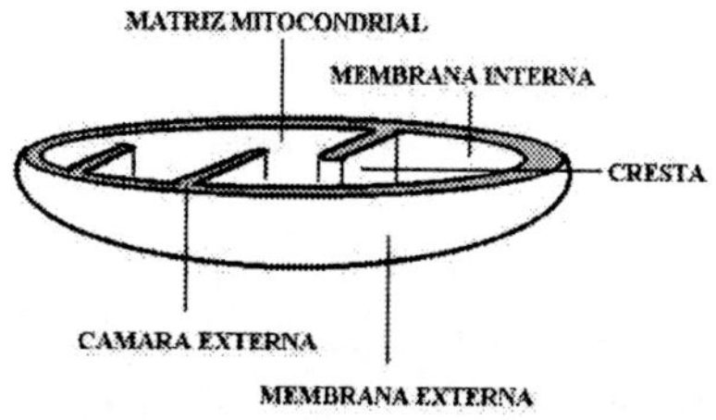

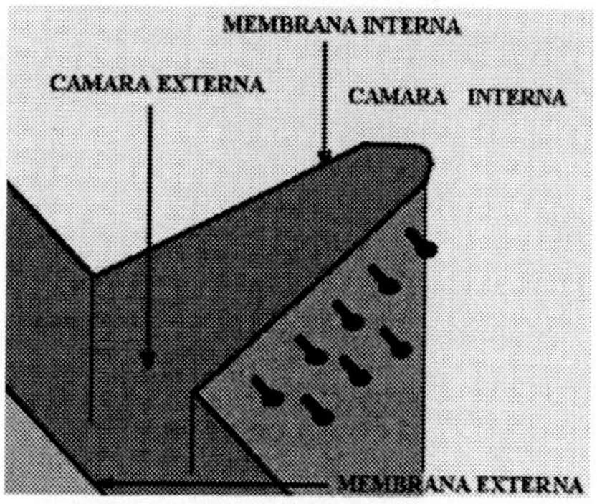

Figura 1-2: Esquema de la mitocondria, representando las membranas mitocondriales y las cámaras que delimitan.

Si el organismo aeróbico es unicelular, la respiración comprende el proceso molecular propiamente dicho y la difusión del CO_2 hacia el medio ambiente y del O_2 desde el entorno hacia la célula. Este tipo de *respiración* se denomina *directa*, debido a que el intercambio gaseoso se realiza directamente entre la célula y el medio que la rodea (fig. 1-1). También se observa esta respiración en algunos invertebrados inferiores multicelulares (esponjas, hidras, planarias, tenias).

Por otro lado, al ascender en la escala zoológica, nos encontramos con organismos multicelulares cada vez más complejos en cuanto a la cantidad y a la organización celular que hace que sea imposible el intercambio directo de los gases con el medio ambiente. En este caso aparece una estructura armónicamente organizada para cumplir con la función de *intercambiador gaseoso* entre el medio interno del organismo y el externo o ambiental, llamándose este proceso *respiración indirecta.*

En el caso de los animales de vida acuática la estructura empleada son las *branquias*, mientras que en los animales de *vida terrestre* son los *pulmones.*

En la respiración de los animales de vida terrestre se puede distinguir un *mecanismo externo* y otro *interno.* El *externo* es un proceso cíclico que se denomina *ventilación* (movilización del aire entre la atmósfera y el pulmón) y que abarca un movimiento inspiratorio y otro espiratorio. El *interno* comprende la *hematosis* (difusión de los gases entre la sangre y el alvéolo), el *transporte de los gases por la sangre* y el *intercambio gaseoso entre la sangre y las células* que integran los diferentes tejidos.

Por último, cabe señalar que, a través de la respiración, el pulmón colabora en la *regulación de la concentración de* H^+ *de los líquidos orgánicos* (ver más adelante en la sección 1.3 de este capítulo).

Además de su papel de intercambiador gaseoso, el pulmón también realiza funciones no vinculadas directamente con la respiración, que se pueden clasificar en: metabólicas y mecánicas. Las primeras comprenden la metabolización de diversas sustancias *endógenas o exógenas* (fármacos), y las segundas el almacenamiento y la filtración de la sangre.

1.2 Simbología

Los símbolos más comunes que se utilizan en este libro para el estudio de la fisiología de la respiración se presentan en la tabla I.

1.3 Composición gaseosa atmosférica y alveolar

El aire atmosférico

La *atmósfera terrestre*, excluyendo el vapor de agua, se encuentra compuesta por una mezcla gaseosa integrada principalmente por O_2: 21 % (20.9) y N_2: 78 % (78.1). El 1 % restante se completa con argón, CO_2, neón, helio, hidrógeno y xenón. De estos últimos el principal es el argón (0.93 %). Estos valores porcentuales varían algo en la realidad dada la presencia habitual del 0.2 al 0.5 % de vapor de agua (Tabla II).

Esta mezcla de gases se encuentra sometida a la presión que ejerce la columna de aire (presión barométrica: P_B) que equivale, a nivel del mar, a 760 mmHg (1 atmósfera o 101.33 kPa).

El kPa es la unidad de presión propuesta por el Sistema Internacional de Unidades (SI). La Organización Mundial de la Salud ha recomendado su adopción gradual. La equivalencia con el "mmHg convencional" es la siguiente: 1 kPa = 7.5 mmHg.

De esta manera, la presión parcial de O_2 (PO_2) a nivel del mar es igual a: 0.209 × 760 = 158.9 mmHg, mientras que la de N_2: 0,781 × 760 = 593.6 mmHg.

En la altura, teniendo en cuenta que la composición porcentual sigue siendo la misma (O_2: 21 % y N_2: 78 %), las presiones parciales de los gases disminuyen en forma proporcional a la menor P_B existente (fig. 1-3). De esta manera, para un mismo volumen de gas, la cantidad de moléculas contenidas será menor por estar sometidas a menor presión. Por lo tanto, el aire es menos denso. Aquí se aplica la Ley de Boyle y Mariotte cuyo enunciado expresa: "a temperatura constante, el volumen de un gas es inversamente proporcional a la presión"; mientras que la Ley de Avogadro establece que: "los mismos volúmenes de distintos gases sometidos a igual presión y temperatura contienen el mismo número de moléculas".

A 1 atmósfera, 1 mol de gas contiene 6 × 10^{23} moléculas (número de Avogadro)

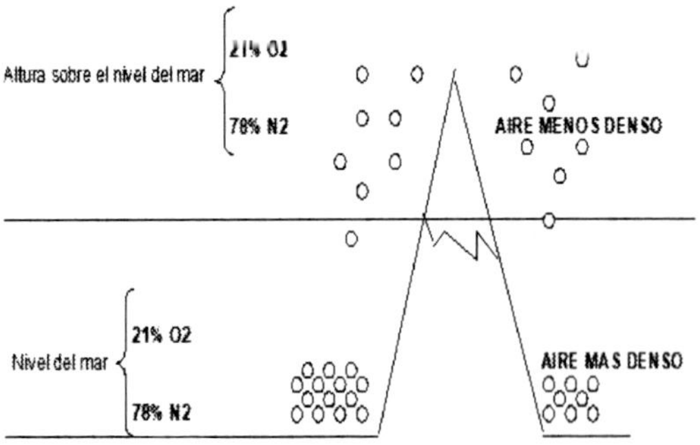

Figura 1-3: Composición del aire a nivel del mar y en la altura.

Tabla I. Simbología empleada en fisiología respiratoria

Símbolos primarios	*Símbolos secundarios*	*Ejemplos*
C = compliancia (l x cm de H_2O^{-1})	p = pulmonar t = tórax T = total	Cp Ct CT
C = contenido de un gas en sangre	a = arterial v = venosa $\bar{V}$ = venosa mixta	CaO_2 CvO_2 $C\bar{V}O_2$
DL = capacidad de difusión del gas (ml x $mmHg^{-1}$ x min^{-1})		DLO_2 $DLCO_2$ DLCO
f_r = frecuencia respiratoria (respiraciones x min^{-1})		
F = concentración fraccional de gas	I = inspiratoria E = espiratoria	FI FE
P = presión de un gas (mmHg o Kpa)	A = alveolar I = inspiratoria E = espiratoria B = barométrica v = vapor a = arterial	PA PI PE PB Pv Pa
Q = volumen de sangre (ml ó l)		
$\dot{Q}$ = flujo (Q. min^{-1})		
R= cociente respiratorio		
S = Saturación de la hemoglobina (%)	Sa = arterial Sv = venosa	
V = volumen gaseoso (ml)	M = muerto	VM
$\dot{V}$ = ventilación (flujo) (V x min^{-1})	M = Muerto A = Alveolar P = Pulmonar	

El aire alveolar

La atmósfera alveolar difiere de la ambiental principalmente por el aumento en la concentración de CO_2 (a partir de la sangre capilar pulmonar) y la presencia de una cantidad constante de vapor de agua (cuya incorporación se realiza principalmente en las fosas nasales, y en menor grado en la boca y faringe) independientemente del contenido de vapor de agua del aire ambiental. Estos dos gases agregados (un gas verdadero y un líquido vaporizado) a la mezcla gaseosa atmosférica determinan que se produzca una modificación en las concentraciones relativas de los otros gases, con alteración de sus presiones parciales, según lo expuesto por la ley de Dalton (Tabla II).

La ley de Dalton expresa que en una mezcla gaseosa la presión total es igual a la suma de las presiones parciales de los gases que la integran.

La concentración de vapor de agua en la vía aérea y en el alvéolo está determinada por la temperatura corporal. Por ello, en condiciones normales, para una temperatura de 37° C corresponde una presión de vapor (P_VH_2O) de 47 mmHg (6.2 %).

De esto se deduce que la presión total de los gases secos en la vía aérea y en el alvéolo es de:

$$P_B - P_vH_2O = 713 \text{ mmHg } (P_B \text{ seca})$$

Por ello las presiones parciales de los gases a nivel de la vía aérea de conducción (hasta los bronquíolos terminales) serán iguales a la presión inspirada, que se calcula según la fórmula que se detalla a continuación:

Composición porcentual en la atmósfera × P_B seca

Tabla II: Concentraciones y presiones parciales de los gases en la atmósfera (con vapor de agua), en el aire inspirado a nivel traqueal y en el alvéolo medidas a nivel del mar[1].

Gases	Aire atmosférico			Aire traqueal			Aire alveolar		
	mmHg	KPa	%	mmHg	KPa	%	mmHg	KPa	%
O_2	158.2	21.09	20.81	149	19.87	19.6	101.5	13.53	13.4
N_2	590.7	78.77	77.73	557	74.27	73.29	565	75.33	74.35
CO_2	0.3	0.04	0.04	0.3	0.04	0.04	40	5.34	5.2
VH_2O	3.8	0.50	0.50	47	6.27	6.2	47	6.27	6.2
Otros	7	0.93	0.92	6.7	0.89	0.88	6.5	0.86	0.85
Total	760	101.33	100	760	101.33	100	760	101.33	100

[1]Expresadas en valores aproximados.

Los valores calculados para el aire humectado son:

a) para el O_2: $0.209 \times 713 = 149$ mmHg;
b) para el N_2: $0,781 \times 713 = 557$ mmHg.

Cuando el aire fresco humectado alcanza la zona de intercambio del *pulmón* (alvéolos), se produce una nueva disminución en la PO_2 inspirada (PIO_2) debido a la presencia del CO_2, constituyendo la presión alveolar de O_2 (PAO_2). Para calcular este valor se debe tener presente que, en condiciones basales, una persona de 1,7 m^2 de superficie corporal consume 250 ml de O_2 y produce 200 ml de CO_2 por minuto. Si se dividen estos valores por la superficie corporal del sujeto se obtiene el metabolismo basal expresado por m^2 de superficie que, para el caso de nuestro ejemplo, es de aproximadamente 150 ml de O_2 y 120 ml de CO_2 por minuto.

La relación entre el CO_2 producido y el O_2 consumido en la unidad de tiempo se conoce como *cociente respiratorio* (R) y su valor depende del sustrato que emplee el organismo como fuente energética.

$$R = \frac{\text{ml } CO_2 \text{ producidos/min}}{\text{ml } O_2 \text{ consumidos/min}}$$

Si se consumen hidratos de carbono R será igual a 1, si se utilizan proteínas 0.8 y en el caso de las grasas 0.7. Finalmente, este valor será de 0.80-0.84 (0,82) para un "sustrato ideal" obtenido a partir de una dieta mixta.

Cuando la combustión orgánica se realiza a partir de la glucosa $C_6H_{12}O_6$ la oxidación completa de este compuesto consume 6 O_2 y produce 6 CO_2 según la siguiente ecuación:

$$C_6H_{12}O_6 + 6\,O_2 = 6\,CO_2 + 6\,H_2O$$

Por el contrario, cuando la energía se obtiene a partir de las grasas o de las proteínas se consume más O_2 que la cantidad de CO_2 que se produce. Esto se debe a que estos sustratos no poseen la molécula de agua incorporada en su estructura (no son hidratos de carbono).

Por este motivo los R de los mismos son inferiores a 1.

La oxidación completa de una grasa (trioleína) se realiza según se representa a continuación:

$$C_{57}H_{104}O_6 + 80\,O_2 = 57\,CO_2 + 52\,H_2O$$

$$R = \frac{57}{80} = 0.71$$

Por todo lo expuesto, el nivel de PO_2 en el aire humectado experimenta una disminución de cerca de 50 mmHg al llegar al alvéolo, alcanzando valores próximos a los 100 mmHg (PAO_2= 100 mmHg). Paralelamente se produce un incremento en la presión alveolar de N_2 (PAN_2) de alrededor de 10 mmHg (PAN_2 = 565 mmHg) debido a que durante la hematosis difunde del aire alveolar más O_2 (250 ml x min^{-1}) que la cantidad de CO_2 producida por el organismo (200 ml x min^{-1}). En la fig. 1.4 se observan las modificaciones de las presiones parciales de los gases a nivel alveolar al fin de la inspiración y de la espiración.

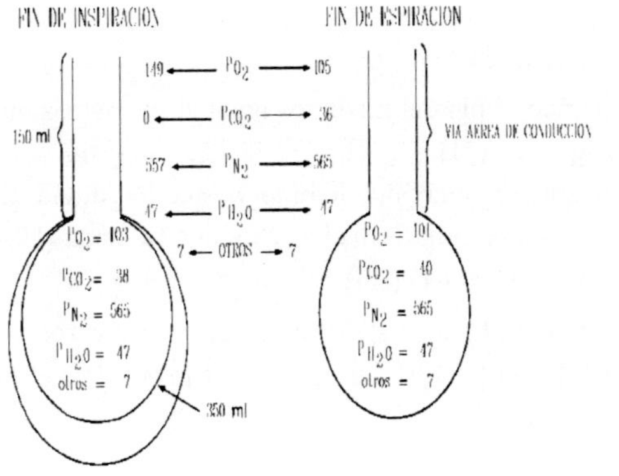

Figura 1-4: Presiones parciales alveolares al fin de la inspiración/espiración

Cálculo de la PAO_2 mediante la ecuación del gas alveolar

Para calcular en forma práctica la PAO_2* se emplea la *ecuación del gas alveolar*, en la cual:

$$PAO_2 = PIO_2 - \frac{PACO_2}{R} + F$$

*La $PACO_2$ es similar a la $PaCO_2$ en sujetos sin patología respiratoria.

Siendo F el factor de corrección, cuyo valor es pequeño respirando aire:

$$F = PACO_2 \times FIO_2 \times \frac{(1-R)}{R}$$

De esta manera si se respirara aire a 1 atmósfera de presión, la PAO_2 calculada para un R = 0.82 sería de:

$$PAO_2 = 149\ \text{mmHg} - \frac{40\ \text{mmHg}}{0{,}82} + 1.8 = 102\ \text{mmHg}$$

y respirando O_2 al 100 % (a presión atmosférica) de:

$$PAO_2 = 713\ \text{mmHg} - \frac{40\ \text{mmHg}}{0{,}82} + 8.8 = 673\ \text{mmHg}$$

El cálculo de la PAO_2 teórica para una determinada PIO_2 es fundamental para evaluar el significado médico de los valores de PaO_2 encontrados durante el monitoreo periódico de los gases en sangre arterial de un paciente; debido a que el valor de la PaO_2 en situaciones normales siempre debe aproximarse al de la PAO_2 teórica. De esta manera un mismo valor de PaO_2 (por ejemplo 90 mmHg) encontrado en dos pacientes, puede tener diferente significado según la FIO_2 que recibe cada uno.

El valor de la PaO_2 respirando aire a presión atmosférica es de alrededor de 90 mmHg

Consecuencias funcionales de la composición gaseosa del aire alveolar

La presencia de una atmósfera alveolar diferente a la ambiental, caracterizada fundamentalmente por la existencia de una concentración constante de vapor de agua y mayor concentración de CO_2, determina:

a) *una menor PAO_2*;

b) *el mantenimiento de un pH óptimo en los líquidos corporales.*

a) La presencia de una PAO_2 menor que la atmosférica no tiene ningún efecto negativo sobre el contenido de O_2 de la sangre, dado que como se verá más adelante (Capítulo 11), la saturación (S) de O_2 de la hemoglobina (Hb) se modifica muy poco si se aumenta la PAO_2 por arriba de 100 mmHg. Por otro, lado la exposición a una PO_2 supra-atmosférica, durante lapsos prolongados, ocasiona daños irreversibles en diferentes órganos entre los que se destaca el pulmón (Capítulo 4).

b) La existencia de una $PACO_2$ de 40 mmHg (35-45 mmHg) determina que la concentración de hidrogeniones de la sangre se mantenga dentro de niveles adecuados (pH 7.37-7.42) para la actividad de los diferentes sistemas enzimáticos.

Se entiende por pH el logaritmo negativo de la concentración de H^+:

$$pH = \log \frac{1}{[H^+]} = -\log [H^+]$$

Cuando el pH es mayor de 7.42 se habla de alcalemia, mientras que cuando es inferior a 7.37 se dice que existe acidemia.

La cantidad de CO_2 disuelto depende por completo de: la $PACO_2$ y del coeficiente de solubilidad del gas en el líquido. La cantidad de gas que se encuentra disuelto en un líquido queda definida por la Ley de Henry: "la cantidad de gas disuelto en un líquido depende de la presión parcial y de su solubilidad"

Las solubilidades del CO_2 y del O_2 en 1 ml de agua a 37ºC y a una atmósfera de presión son:

Solubilidad del CO_2 = 0.592 ml
Solubilidad del O_2 = 0.0244 ml
Relación CO_2/O_2 = 24.3

El CO_2 se hidrata según la siguiente reacción:

$$CO_2 + H_2O \leftrightarrow CO_3H_2 \leftrightarrow CO_3H^- + H^+$$

El sistema CO_3H_2/ CO_3H^- constituye un sistema amortiguador o "buffer" de las modificaciones del pH de los líquidos corporales.

Como el CO_3H_2 es un ácido débil, su capacidad de disociarse en iones hidrógeno y bicarbonato es baja.

Todo sistema amortiguador se encuentra compuesto por un ácido débil con su base conjugada fuerte. En este caso estos componentes están representados por el CO_3H_2 y el CO_3HNa respectivamente.

La disociación queda definida, aplicando la ley de acción de masas, por la siguiente ecuación:

$$K = \frac{CO_3H^- \times H^+}{CO_3H_2}$$

en donde K es la constante de disociación.

Como es difícil medir la concentración de CO_3H_2 y considerando que esta es proporcional a la cantidad de CO_2 disuelta, la ecuación anterior puede ser reformulada de la siguiente manera.

$$K = \frac{CO_3H^- \times H^+}{CO_2}$$

Si esta ecuación se expresa en forma logarítmica, y luego se despeja el log (H^+) se obtiene la ***ecuación de Henderson-Hasselbalch***, que permite calcular el pH del medio que contiene al sistema amortiguador:

$$pH = pK + \log \frac{[CO_3H^-]}{pCO_2 \times \alpha}$$

Siendo el pK el -log de K (constante de disociación del CO_3H_2) y donde α expresa la solubilidad del CO_2 (en mM de $CO_2 \times l \times$ cada mmHg de pCO_2) y es igual a: 0.03 mM x l^{-1} x $mmHg^{-1}$ = 1.2 mM x l^{-1} para 40 mmHg de PCO_2.

Cuando el pH del medio es igual al pK del sistema amortiguador (pH = pK) la capacidad amortiguadora del mismo es máxima debido a que la mitad del sistema está bajo la forma básica y la otra ácida (50 % $[CO_3H^-]$ y 50 % CO_3H_2).

Como el pK del sistema amortiguador bicarbonato es de 6.1 y la $[CO_3H^-]$ es igual a 24 mM x l^{-1}, el pH será igual a:

$$pH = 6.1 + \log \frac{24}{1.2} = 7.4$$

En este caso se observa que el sistema $[CO_3H^-]$ / (CO_3H_2) está actuando en la sangre lejos del pH óptimo (igual a su pK de 6.1) por lo que la efectividad amortiguadora está reducida.

Como regla general se puede afirmar que un sistema amortiguador será eficaz siempre y cuando se encuentre separado por una unidad aproximadamente de pH de su punto óptimo (pK).

Finalmente cabe señalar que el pulmón controla la concentración del ácido (depende de la relación entre la pCO_2 y α), mientras que la del bicarbonato es regulada por el riñón.

La cascada del O_2

Se denomina cascada del O_2 a la disminución de la presión parcial de dicho gas entre la atmósfera y la célula.

Como se puede observar en la fig. 1-5, los mayores descensos de PO_2, respirando aire atmosférico a nivel del mar, se dan entre:

a) la atmósfera ambiental y el medio alveolar,
b) el capilar tisular y el medio celular.

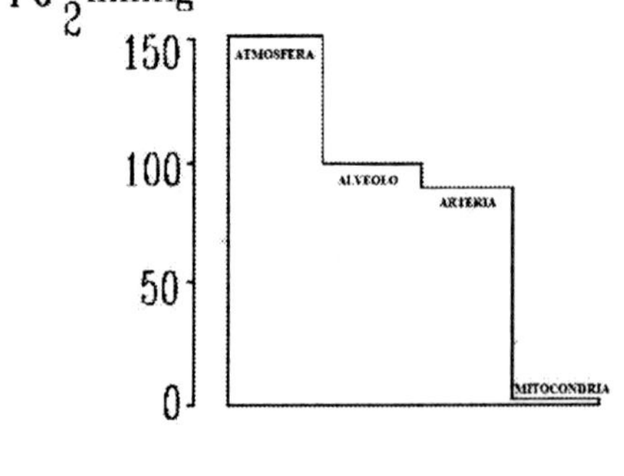

Figura 1-5: cascada del O_2

De esta manera existe normalmente un gradiente de PO_2 entre la atmósfera y la mitocondria cercano a los 150 mmHg (considerando una PO_2 en el interior de la mitocondria de alrededor de 1 mmHg).

Además, como se comprueba en la fig. 1-4, existe una pequeña diferencia de PO_2 entre el nivel alveolar (cercano a 100 mmHg) y el arterial (alrededor de 90 mmHg) en condiciones fisiológicas. Sin embargo, como se verá en el capítulo 10 (Difusión) la sangre abandona el capilar alveolar totalmente oxigenada (o sea con una PO_2 de 100 mmHg), y es recién a nivel de las venas pulmonares y corazón donde experimenta una leve disminución en la PO_2 debido al agregado de sangre venosa (capítulo 13; Relación ventilación/perfusión).

Ante situaciones de disminución de la P_B (altura) el organismo responde incrementando la ventilación (hiperventilación) y reduce la diferencia entre la PO_2 atmosférica y alveolar a expensas de una disminución en la $PACO_2$ (Capítulo 16). Así se logra conseguir una mejor PO_2 tisular.

En situaciones de altitud extrema, la $PACO_2$ que normalmente en situaciones de reposo se encuentra alrededor de los 40 mmHg (entre 35 y 45 mmHg), puede disminuir a menos de 10 mmHg dejando entonces lugar adicional para el O_2 (Ley de Dalton).

El hecho de disminuir la $PACO_2$ para dejar más lugar para el O_2 ha sido utilizado en el buceo en apnea (o sea sin equipo de suministro de gas fresco) para prolongar la permanencia del sujeto debajo del agua. Sin embargo, se debe aclarar que esta técnica puede tener consecuencias muy graves si el que la emplea no se encuentra debidamente entrenado.

Esto se debe a que la $PaCO_2$ constituye el principal elemento de regulación de la circulación cerebral, ejerciendo una acción vasodilatadora. Al caer la $PaCO_2$ por la hiperventilación, pueden aparecer mareos y desorientación (ver capítulo 16). Al estar sumergido, la pérdida del sentido de orientación es capaz de hacer que el nadador en vez de dirigirse hacia la superficie lo haga hacia el fondo, ocasionándole la muerte por ahogamiento si no es auxiliado a tiempo.

En pacientes con antecedentes de epilepsia, la hiperventilación sostenida puede desencadenar un ataque debido al efecto de la vasoconstricción que, al provocar una disminución del flujo sanguíneo cerebral e hipoxia tisular, estimula a una zona del cerebro en donde existe una red neuronal con excitabilidad incrementada. Este hecho se ha utilizado en la práctica médica para poner en evidencia disritmias cerebrales durante la realización de un electroencefalograma.

CAPÍTULO 2

FUNCIONES NO RESPIRATORIAS DEL PULMÓN

2.1 Metabólicas
- **Inactivación de sustancias circulantes**
- **Activación de sustancias circulantes**
- **Síntesis de sustancias**
- **Metabolización de fármacos por el pulmón**

2.2 Mecánicas

2.3 Defensivas
- **Vías aéreas**
- **Alvéolos**

Las funciones no vinculadas directamente con el intercambio gaseoso se pueden clasificar en: metabólicas y mecánicas.

2.1 Metabólicas

Dada la característica única que posee la circulación pulmonar de ser la ruta obligada para que la sangre venosa que procede de los tejidos retorne al circuito arterial sistémico, este órgano desempeña un papel importante en la regulación de la concentración de sustancias bronco y vasoactivas circulantes.

Las *células* principalmente responsables de esta función son:

a) las integrantes del *endotelio pulmonar*, y

b) las *células cebadas* o *mastocitos,* junto con otros constituyentes del tejido pulmonar.

Las *células endoteliales* de los *capilares pulmonares* realizan algunas funciones metabólicas que aparentemente no tienen relación con la hematosis. Las mismas comprenden la *inactivación* (por degradación o captación) y la *activación* de sustancias presentes en la circulación, a las que se debe agregar la *síntesis* de diversos compuestos activos.

Inactivación de sustancias circulantes

Dentro de este grupo se describe la metabolización de:

prostaglandinas de la *seri*e E y F,
serotonina,
noradrenalina,
adenosina trifosfato,
endotelinas y
bradicinina.

Se debe aclarar que mientras el endotelio es capaz de remover de la circulación entre un 30 al 40 por ciento de la noradrenalina presente en la sangre por cada pasaje por el lecho pulmonar, dicha acción no se extiende a la adrenalina.

Activación de sustancias circulantes

Comprende la conversión de:

plasminógeno en *plasmina,*

angiotensina II a partir de la *angiotensina* I presente en la sangre, por la acción de la *enzima convertidora* (responsable también de la degradación de la bradicinina y conocida como kininasa II) que se encuentra en pequeñas vesículas en la superficie luminal de las células endoteliales *(fig. 2-1).*

Esta enzima tiene en la actualidad gran interés desde el punto de vista médico por la existencia de sustancias inhibidoras de su acción, que son empleadas para el tratamiento de la hipertensión arterial y que forman parte del arsenal farmacológico disponible desde la década del ochenta, (fármacos inhibidores de la enzima conversora, conocidos en el ambiente médico como inhibidores de la ECA -IECA-) cuyos integrantes más antiguos y conocidos son el captopril y el enalapril.

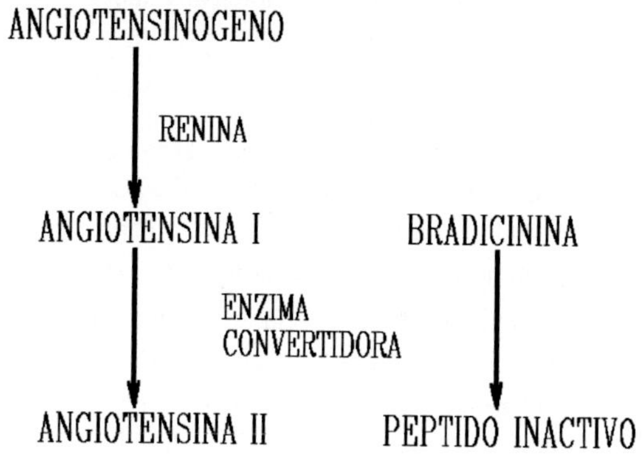

Figura 2-1: Papel de la enzima convertidora en la activación de la angiotensina y la degradación de bradiquinina

La angiotensina producida ejerce un importante efecto vasoconstrictor y estimula la producción de aldosterona a través de su unión a los receptores AT-1 (fig. 2-2). Estos receptores se encuentran distribuidos principalmente en el corazón, vasos sanguíneos, riñones, pulmones, hígado, glándulas adrenales y sistema nervioso central. Los otros receptores, llamados AT-2, se expresan poco en situaciones fisiológicas en el sistema cardiovascular del adulto y provocan disminución de los niveles de renina, aumento en la producción de óxido nítrico a nivel renal y natriuresis. Actualmente existen inhibidores de receptores AT-1 siendo el losartán, el primero que fue utilizado de este grupo farmacológico.

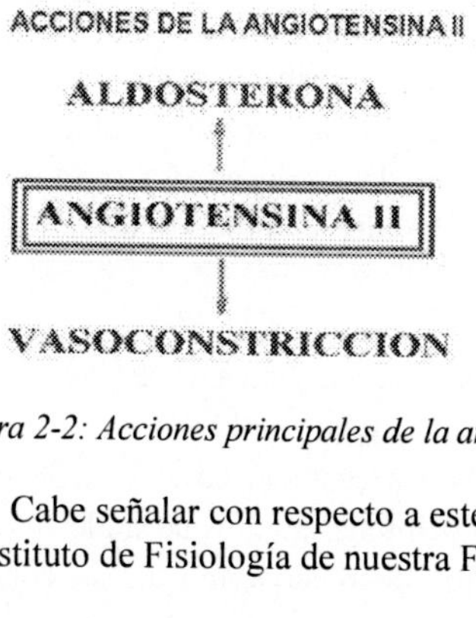

Figura 2-2: Acciones principales de la angiotensina II.

Cabe señalar con respecto a este tema que, en el Instituto de Fisiología de nuestra Facultad, en la década del treinta se desarrollaron una serie de investigaciones sobre los mecanismos involucrados en la producción de la hipertensión arterial. Los mismos condujeron finalmente a que, en 1939 Braun Menéndez; Fasciolo; Leloir y Muñoz, publicaran en la revista de la Sociedad Argentina de Biología un trabajo titulado:"La sustancia hipertensora de la sangre del riñón isquemiado". Esta sustancia fue denominada hipertensina aunque luego, dado que su descubrimiento fue casi simultáneo con el de un equipo norteamericano dirigido por Page (que la había llamado angiotonina), Braun Menéndez y Page decidieron nombrarla angiotensina que resulta de combinar ambas denominaciones.

Síntesis de sustancias

Se debe mencionar principalmente la síntesis de derivados del ácido araquidónico por la vía de la ciclooxigenasa (fig. 2-3), como la prostaciclina (PGI_2) y en menor grado la prostaglandina E_2 (PGE_2), junto con la formación del factor relajante derivado del endotelio (FRDE) (identificado como el óxido nítrico) y las endotelinas (de acción vasoconstrictora).

Las células cebadas o mastocitos del intersticio pulmonar liberan las siguientes sustancias ante diversos estímulos:

histamina,
kininogenasa,
complejos macromoleculares de heparina (MH),
factor activante de las plaquetas (FAP),
prostaglandina D_2 (PGD_2),
leucotrienos (LT) LTC_4, LTD_4, LTE_4 y
factores quimiotácticos de neutrófilos y eosinófilos.

Los LT se originan del ácido araquidónico por la vía metabólica de la lipooxigenasa (*fig. 2-3*). Los LTC_4, LTD_4, LTE_4 son los componentes de la SRS-A (sustancia de reacción lenta de la anafilaxia) de efectos broncoconstrictores.

Estos últimos también se forman en las células que participan en la reacción inflamatoria como los macrófagos, monocitos y eosinófilos.

En el hombre, las células cebadas también poseen serotonina aunque no la producen. La serotonina se libera localmente durante el proceso de agregación plaquetaria.

Finalmente, se deben mencionar las células neuroendocrinas del aparato respiratorio. Estas células se presentan en escasa cantidad en el epitelio de las vías aéreas de los pulmones adultos normales. Forman parte de un sistema neuroendocrino difuso conocido como "sistema de captación de precursores amínicos y de descarboxilación" o sistema APUD (Amine Precursor Uptake and Descarboxylase) que se distribuye en los aparatos digestivo, urogenital y respiratorio.

En ellas se han encontrado una gran variedad de sustancias activas entre las que se destaca la serotonina.

Desde el punto de vista de sus acciones las sustancias mencionadas se pueden agrupar en: vasodilatadoras o vasoconstrictoras pulmonares, broncodilatadoras o broncoconstrictoras y estimulantes o inhibidoras de la hemostasia según se detalla en la tabla I.

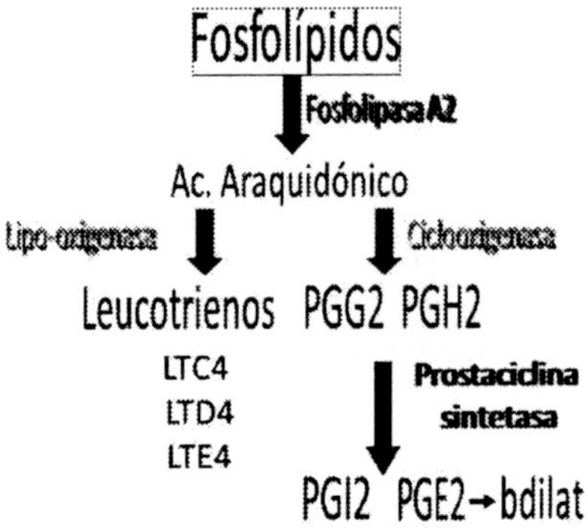

Figura 2-3: Síntesis de sustancias derivadas del ácido araquidónico.

Metabolización de fármacos por el pulmón

Además de la metabolización de diversas sustancias endógenas, el pulmón participa en la remoción de la circulación de varias drogas de uso habitual en la práctica médica. Entre ellas se encuentran: el propranolol (bloqueante beta-adrenérgico empleado como antihipertensivo), la lignocaína (anestésico local), la clorpromazina (tranquilizante mayor), la imipramina y nortriptilina (antidepresivos).

2.2 Mecánicas

Comprenden las funciones de:
- almacenamiento y
- filtración de la sangre.

La primera consiste en la capacidad de la circulación pulmonar de aumentar el volumen sanguíneo que contiene prácticamente sin variar la presión arterial o venosa del circuito. Esto se debe a la elevada capacitancia del lecho vascular pulmonar y a la posibilidad de "reclutar" nuevos vasos a medida que se producen ligeros aumentos de presión (Capítulo 12).

La circulación pulmonar normalmente contiene alrededor de 600 ml de sangre, es decir un 10 % de la volemia. De estos solamente unos 80 ml se encuentran dentro del sistema capilar, mientras que el resto de la sangre se localiza en el sector venoso.

La segunda función se cumple mediante la eliminación de pequeños émbolos (coágulos transportados por la corriente sanguínea) de la sangre capilar pulmonar evitando que puedan llegar a órganos vitales como el cerebro, corazón, etc. Esta tarea se realiza al quedar atrapados los trombos en los capilares pulmonares, que presentan un diámetro promedio de 7 mm, siendo entonces sometidos a la acción lítica de la plasmina. La misma se encuentra bajo la forma inactiva de plasminógeno, pasando a plasmina por la acción de un activador presente en las células endoteliales pulmonares.

Además, el endotelio pulmonar es capaz de liberar prostaciclinas hacia la circulación. Estas evitan que las plaquetas se agreguen y también provocan la desagregación de aquellas que han iniciado el proceso de agregación reversible. Las prostaciclinas actúan por activación de la adenilato-ciclasa plaquetaria, incrementando los niveles de AMPc intracelular. El AMPc interviene activando (mediante la fosforilación de una proteína-kinasa) una bomba de Ca^{++} localizada en el sistema tubular denso, que disminuye los niveles de este ión a nivel del citoplasma de las plaquetas.

2.3 Defensivas

Vías aéreas

El epitelio que reviste las vías aéreas se encuentra recubierto por una capa de moco (capítulo 3; Relación entre estructura y función del aparato respiratorio) en la que se encuentra principalmente inmunoglobulina (Ig) A y en menor grado Ig G. Las Ig se sintetizan en las células plasmáticas que se localizan en la capa submucosa. La Ig A durante el transporte a través del epitelio se une al componente secretorio (S), elaborado por las células epiteliales (*fig 2-4)*. Este componente que se adiciona a la estructura de la inmunoglobulina, le confiere propiedades especiales que la hace resistente a la degradación por las enzimas proteolíticas presentes en los tejidos, y también por algunas de origen microbiano. La presencia de Ig en el moco evita su colonización por las bacterias, contribuyendo a su control y destrucción.

En la capa submucosa y también en el interior de la luz de las vías aéreas se localizan macrófagos que por su contenido de enzimas líticas dentro de los lisosomas constituyen una importante barrera defensiva (ver más adelante).

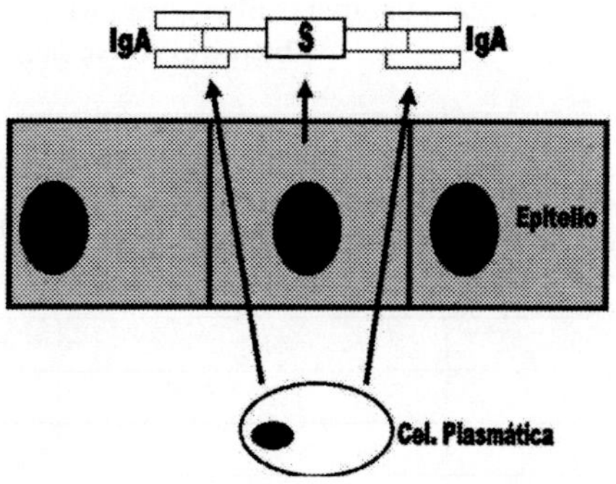

Figura 2-4: Síntesis de la Inmunoglobulina A.

Alvéolos

A nivel alveolar se debe mencionar el papel que cumple en la defensa del área de intercambio gaseoso la sustancia surfactante (capítulo 6). El surfactante es un compuesto macromolecular integrado por una mezcla de lípidos y proteínas. Se sintetiza y almacena en el interior de los neumonocitos de tipo II. Dos de las proteínas que se encuentran asociadas al mismo (SP-A y SP-D) poseen un papel defensivo importante, mientras que las proteínas SP-B y SP-C son fundamentales para la función tensioactiva, permitiendo el despliegue de la capa lipídica y su estabilidad en la superficie del alvéolo.

La SP-A posee la capacidad de actuar como una opsonina, permitiendo la fagocitosis de algunos virus y bacterias por los macrófagos alveolares, y además incrementa la capacidad de migración de los mismos.

Finalmente, al igual que en la vía aérea, existen numerosos macrófagos que se disponen en la superficie alveolar y a nivel del intersticio pulmonar. Estos macrófagos realizan numerosas funciones entre las que se destacan la fagocitosis de partículas extrañas presentes en la zona alveolar, microorganismos y también contribuyen a la eliminación de neumonocitos dañados y surfactante. Los macrófagos destruidos en la vía aérea son llevados por el aparato mucociliar hasta la encrucijada laringo-faríngea y luego son deglutidos.

Los macrófagos que han fagocitado partículas extrañas no orgánicas pueden conservarlas en el interior de los fagosomas durante mucho tiempo. En otros casos el material fagocitado puede lesionar la membrana de los lisosomas provocando que las enzimas líticas que se encuentran contenidas en su interior se vuelquen al citoplasma destruyendo a la célula y dañando el tejido circundante. Finalmente cabe señalar que el humo del cigarrillo, además de alterar el funcionamiento del aparato mucociliar, posee muchas sustancias que afectan a los macrófagos disminuyendo su papel en la defensa de la mucosa respiratoria.

Tabla I. Acciones de las sustancias liberadas por el tejido pulmonar sobre la circulación pulmonar, el tono bronquial y la hemostasia en el hombre

SUSTANCIAS	ACCION Hemostasia	 Vasoconstricción Pulmonar	 Tono bronquial
PGD_2		+	+
PGE_2		-	-
PGF_{2a}		+	+
PGI_2	-	-	-
LTC_4			+
LTD_4			+
LTE_4			+
Angiotensina II		+	
Endotelina (ET_1)*		+	+
Bradicinina		-	+
FRDE		-	
Noradrenalina		+	-
Histamina		+	+
Serotonina	+	+	+
FAP	+	+	+
Plasmina	-		
MH	-		

PG = prostaglandinas
LT = leucotrienos
FRDE = factor relajante derivado del endotelio
MH = agregados macromoleculares de heparina
FAP = factor activante de las plaquetas

\+ = efecto estimulante
– = efecto inhibidor
\+ = broncoconstricción
* = en concentraciones bajas produce vasodilatación pulmonar.

CAPÍTULO 3

RELACIÓN ENTRE ESTRUCTURA Y FUNCIÓN DEL APARATO RESPIRATORIO

3.1 Las vías aéreas extrapulmonares

3.2 El pulmón
- **La zona de conducción**
- **La zona de intercambio gaseoso**
  Estructura de la membrana alvéolo-capilar
- **La pleura visceral**

3.3 La caja torácica
- **El esqueleto**
- **La pleura parietal**
- **Los músculos**

3.4 La bomba muscular

3.5 El sistema de control de la respiración

El aparato respiratorio se encuentra funcionalmente constituido por las *vías aéreas extrapulmonares*, el *pulmón*, la *caja torácica*, y la *bomba muscular*. Para cumplir con su tarea en forma adecuada requiere la participación de los sistemas cardiovascular y sanguíneo.

El *sistema de control de la actividad respiratoria* está integrado por los *centros nerviosos de control de la función ventilatoria y los sensores que registran el estado de los efectores* (pulmón, tórax) y el grado de eficacia con que se realiza la hematosis (capítulo 14), *junto con los mecanismos nerviosos y humorales que intervienen en la regulación del calibre de la vía aérea a través de la modulación del tono bronquial* (capítulo 15).

3.1 Las vías aéreas extrapulmonares

Las vías aéreas extrapulmonares se encuentran integradas por los siguientes conductos *dispuestos en serie: fosas nasales*, *faringe*, *laringe* y *tráquea y además en paralelo* entre sí los *bronquios fuentes*. La tráquea y los bronquios fuentes son intratorácicos, y por lo tanto están sometidos a los cambios cíclicos de presión intrapleural, y se caracterizan por ser estructuras *no compresibles ni colapsables* gracias a su constitución cartilaginosa.

Las *fosas nasales* realizan la *filtración*, *calentamiento* y *humectación del aire inspirado*. La importancia de esta tarea queda reflejada por el volumen de aire que pasa diariamente por esta zona y que se aproxima en un adulto a los 12.000 litros. Cerca de la mitad de la resistencia de la vía aérea grande (que a su vez representa el 50 % de la resistencia total al flujo aéreo) está dada por la nariz.

La faringe es un conducto músculomembranoso (colapsable) que se extiende desde la cara posterior de la nariz (con la que se comunica por las coanas), en la base del cráneo, hasta la altura de la 6ª vértebra cervical, en donde se continúa con el esófago. Por otro lado, se conecta con el aparato respiratorio a través de la laringe (laringo-faringe). El paladar blando divide a la faringe en: nasofaringe y orofaringe. El calibre del conducto faríngeo se encuentra determinado por la interacción de las fuerzas derivadas de la *presión transmural* (presión intraluminal – presión extraluminal) y de la *complacencia de la pared faríngea*. La *complacencia* de la pared se encuentra integrada a su vez por la estructura histológica del conducto (tejidos conectivo y muscular), y se modifica (*disminuye*) por la contracción de la musculatura dilatadora de la vía aérea alta *(fig. 3-1)*. De esta manera se puede afirmar que cuando la *presión transmural* alcanza valores subatmosféricos, ya sea por una presión intraluminal subatmosférica o por una extraluminal supra-atmosférica (pasiva o activa), se tiende a producir el colapso del conducto faríngeo. Para un mismo valor de presión transmural, un aumento de la complacencia facilitará el colapso mientras que una disminución lo hará más difícil.

La presión extraluminal puede alcanzar valores supra-atmosféricos en forma activa por contracción de los *músculos constrictores de la faringe*. Este hecho ocurre fisiológicamente durante la deglución. Además también puede producirse un aumento de la presión extraluminal (por encima de la atmosférica) en forma pasiva, cuando hay excesivo depósito de tejido adiposo rodeando al conducto (obesidad). En estos casos existiría una tendencia al colapso durante la inspiración.

La laringe se encuentra a nivel de las vértebras cervicales III y VI. Está constituida por una serie de cartílagos articulados (once en total) de los cuales tres son impares (cricoides, tiroides y epiglótico) y cuatro son pares (aritenoides, sesamoideos y los cartílagos de Santorini y de Morgagni). Se extiende desde el orificio de entrada en el extremo superior (limitado de adelante hacia atrás por la epiglotis, el pliegue mucoso aritenoepiglótico y los cartílagos aritenoides y de Santorini) hasta el borde inferior del cartílago cricoides.

En la laringe se encuentran las cuerdas vocales superiores (desde el ángulo del cartílago tiroides hasta el borde inferior del cartílago de Morgagni), y la cuerdas vocales inferiores (verdaderas) que son dos pliegues de la mucosa que se extienden desde el ángulo del cartílago tiroides hasta las apófisis vocales de los aritenoides. Estas últimas contienen en su interior el ligamento tiroaritenoideo inferior (borde libre) y el músculo tiroaritenoideo inferior. Está revestida a nivel de la epiglotis y de las cuerdas vocales por un epitelio plano estratificado no cornificado, mientras que en el resto de su superficie interna presenta un epitelio cilíndrico ciliado con glándulas pequeñas. No hay glándulas a nivel de las cuerdas vocales verdaderas.

Las cuerdas vocales verdaderas dividen la cavidad laríngea en tres partes: a) el vestíbulo, b) la glotis, que es la zona comprendida entre los bordes libres de las cuerdas vocales, y c) la zona laringotraqueal.

En el adulto la parte más estrecha de la cavidad laríngea es la glotis, mientras que en los niños menores de 10 años es la zona laringotraqueal (anillo cricoideo).

Las cuerdas vocales en la inspiración realizan un movimiento de abducción, siendo la abertura que conduce a la tráquea máxima durante la inspiración profunda. En la espiración vuelven a la línea media (aunque dejan una pequeña abertura entre ellas), al igual que durante la fonación en donde están en tensión.

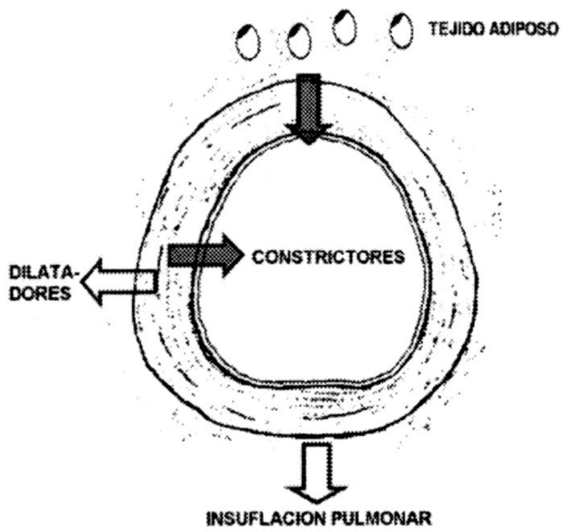

Figura 3-1: Factores que intervienen en el mantenimiento del calibre del conducto faríngeo. Flechas blancas: dilatación; Flechas grises: reducción.

La glotis se abre por la acción de los músculos cricoaritenoideos posteriores (CAP) y se cierra por los cricoaritenoideos laterales (CAL) (ayudados por el interaritenoideo -IA-) que aproximan los cartílagos aritenoideos. Las cuerdas vocales son puestas en tensión por la acción de los cricotiroideos mientras que los tiroaritenoideos (TA) modifican el grado de tensión.

La inervación de los músculos, salvo el cricotiroideo (dependiente del laríngeo superior) está dada por el laríngeo inferior o recurrente. Ambos son ramas del neumogástrico.

La tráquea es un conducto de aproximadamente 12 cm de largo y de 2.5 cm de diámetro, formado por anillos cartilaginosos (16 a 20) incompletos en su parte posterior. Se extiende desde la 6ª vértebra cervical hasta el borde superior de la 5ª dorsal, en donde se bifurca en dos bronquios fuentes, derecho e izquierdo.

Se encuentra revestida por un *epitelio cilíndrico ciliado* con abundantes *células caliciformes y glándulas submucosas compuestas por glándulas serosas y mucosas* que se conectan con la superficie epitelial mediante sus conductos excretores. Las glándulas se encuentran inervadas por fibras nerviosas vagales post-ganglionares, que emplean como neurotransmisor a la acetilcolina. Las células caliciformes y las glándulas submucosas producen el *moco* que recubre al epitelio *(fig. 3-2)*.

El moco se encuentra constituido por dos fases: una acuosa (sol), en la que actúan los cilios, cuya composición electrolítica es parecida a la del plasma pero con mayor concentración relativa de cloro y con diversos compuestos orgánicos (proteínas, fosfolípidos y glucolípidos), y otra fibrilar insoluble en agua (gel) compuesta por mucinas (glicoproteínas de alto peso molecular) que conforman el soporte estructural para que se fijen las glicoproteínas dotadas de actividad biológica. Aproximadamente un 95% del peso del moco normal está compuesto por agua.

Dentro del contenido proteico y glucoproteico no mucoso de la fase acuosa (sol) se debe señalar la presencia de inmunoglobulina (Ig) IgG y especialmente IgA. La IgA es sintetizada por las células plasmáticas ubicadas en la submucosa del árbol tráqueobronquial y luego de unirse a una glucoproteína (componente secretorio), es liberada hacia la luz de las vías aéreas. El componente secretorio protege a la IgA de la digestión enzimática. Se considera que cumple un papel fundamental en la defensa de la mucosa respiratoria. También se encuentran enzimas con actividad antimicrobiana como la lisozima (debilita la pared bacteriana) y factores inhibitorios de enzimas proteolíticas.

Diariamente se producen entre 10 y 100 ml de secreciones mucosas geliformes que migran por la actividad ciliar hacia la encrucijada faringo-laríngea.

La actividad ciliar es el factor más importante para evitar la acumulación de secreciones en la vía respiratoria, y *provoca que la película de moco se dirija desde los bronquíolos hacia la faringolaringe* a una velocidad de alrededor de 1 a 2 cm . min^{-1}.

Se ha comparado su acción a la de una cinta transportadora de objetos, en donde el moco representaría la plataforma sobre la cual descansan los bultos mientras que la fuerza propulsora estaría dada por los cilios actuando sobre la fase acuosa del moco. La cantidad de cilios es de aproximadamente 200 por célula, formando una cubierta casi continua. Esta cantidad es menor en las porciones más distales de la vía aérea de conducción.

Las cilias que intervienen en el transporte del moco miden aproximadamente unas 6 micras de largo y realizan un movimiento de batido con una frecuencia promedio de 15 a 20 veces por segundo. La actividad conjunta y coordinada de las mismas en una zona determinada del epitelio respiratorio es uno de los factores determinantes de la efectividad del aparato ciliar, a lo que debe agregarse las características fisicoquímicas del moco (viscosidad). Actualmente se sabe que varios mediadores químicos que intervienen en reacciones inflamatorias de la vía aérea (como los leucotrienos y las prostaglandinas de la serie E) estimulan la frecuencia del movimiento ciliar.

La *completa humectación* del aire ambiental al llegar a la tráquea es fundamental para un adecuado funcionamiento mucociliar. De esta manera se ha comprobado, que la inhalación de gases sin humectar en pacientes con traqueotomía o con intubación orotraqueal o nasotraqueal (ventilados artificialmente) permite que lleguen a la parte inferior de la tráquea gases relativamente secos. Estos deshidratan la cubierta mucosa con detención de la actividad ciliar.

El *aire inspirado al llegar a la tráquea se encuentra prácticamente sin partículas* mayores de 10 micras (polvo ambiental, contaminantes, etc.). Las partículas entre 10 y 5 micras de diámetro se depositan en la tráquea y en los bronquios, mientras que las de menor tamaño (menores de 3 a 5 micras) pueden alcanzar los bronquíolos y alvéolos.

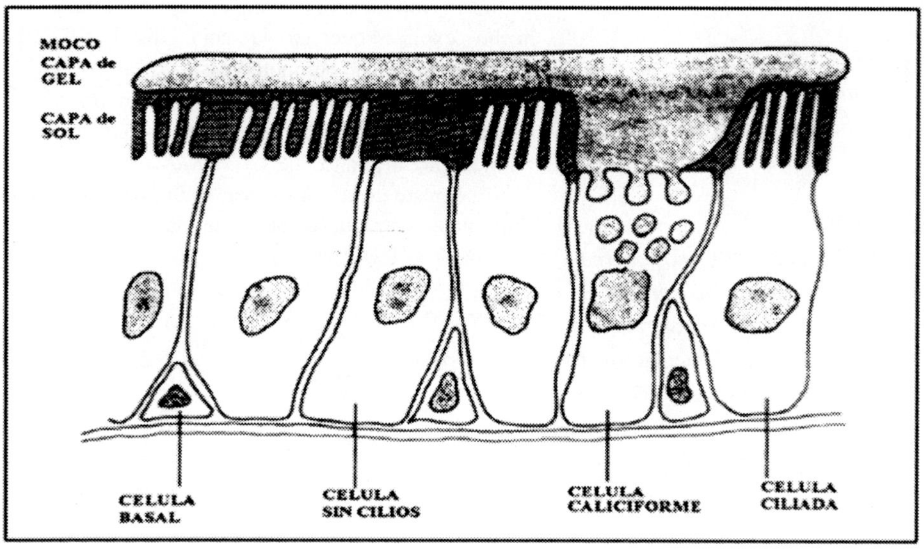

Figura 3-2:Epitelio de revestimiento de la vía aérea y cubierta mucosa. Se observan las células caliciformes (productoras de moco), las basales y las ciliadas.

Estas últimas son por lo tanto mucho más peligrosas dado que en las porciones distales de la vía aérea no existe un epitelio ciliado tan desarrollado, capaz de eliminar las partículas adheridas al moco por el transporte hacia la faringe.

Por ello deben ser removidas por la actividad fagocítica de los macrófagos con el peligro que, según el tipo de sustancias de que se trate, puedan ocasionar la destrucción de la célula y la liberación de sus enzimas líticas lisosómicas con la producción de daño tisular. Los macrófagos con las partículas fagocitadas salen de los alvéolos a través de los linfáticos o de la circulación sanguínea.

La tráquea experimenta un desplazamiento con los movimientos respiratorios y con los cambios de posición de la cabeza. De esta manera, durante la inspiración profunda, la carina puede descender hasta cerca de 3 cm. Por otro lado la extensión de la cabeza y cuello puede aumentar la longitud de la misma en cerca de un 30 por ciento.

Los bronquios fuentes se originan de la *ramificación dicotómica y asimétrica de la tráquea* a nivel de la carina. El área transversal total de los dos bronquios fuentes es prácticamente similar a la de la tráquea, por lo que la resistencia al flujo aéreo no aumenta. El bronquio derecho es más corto y ancho que el izquierdo. En los adultos *(fig. 3-3)* el bronquio derecho adopta una posición más vertical (ángulo A = 25º), mientras que el izquierdo es más horizontal (ángulo B = 45º). Esta diferencia anatómica tiene implicancia fisiopatológica, dado que explica la mayor frecuencia de presentación de las infecciones en la base del pulmón derecho.

En los niños menores de 3 años, el ángulo formado por los bronquios fuentes a nivel de la carina es igual para ambos lados.

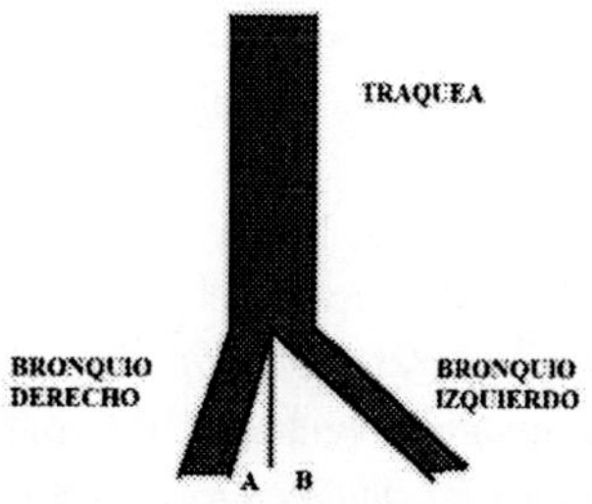

Figura 3-3:Representación esquemática de la ramificación traqueal. A y B: ángulos de los bronquios fuentes derecho e izquierdo.

Los bronquios fuentes, al igual que la tráquea, se encuentran constituidos por anillos cartilaginosos incompletos abiertos por detrás.

3.2 El pulmón

Los pulmones, derecho con tres lóbulos e izquierdo con dos, se encuentran ubicados en la parte lateral de la cavidad torácica y están separados por el mediastino.

El *pulmón* comprende:

a) la *zona de conducción*;

b) la *zona de intercambio gaseoso*, y

c) la *pleura visceral*.

a) La zona de conducción

Se encuentra integrada por las *vías aéreas intrapulmonares* que abarcan a los *bronquios lobulares* (generación 2da), *lobulillares* (generaciones 3ra y 4ta, conocidos como de calibre mediano), de *pequeño calibre* (generaciones 5ta a 10ma) y *bronquíolos* (generaciones 11ma a 15ta) hasta los bronquíolos *terminales* (generación 16ta) *(fig. 3-4).*

Los *bronquios intrapulmonares* se ramifican en forma dicotómica irregular y asimétrica y se caracterizan por estar *dispuestos en paralelo al igual que el resto de la vía aérea de menor calibre*. La ramificación bronquial segmenta el territorio lobular pulmonar. Cada ramificación constituye una generación de las vías aéreas. De esta manera, los dos bronquios principales forman la primera generación, los lobares la segunda y así sucesivamente. El área de sección transversal se incrementa desde los bronquios fuentes hacia los alvéolos, con *disminución de la resistencia al flujo aéreo* (capítulo 7).

Si se considera la *resistencia total* al flujo aéreo desde la boca hasta los alvéolos, se puede afirmar que cerca del 50 % se encuentra localizada a nivel de los conductos aéreos extrapulmonares, mientras que el 50 % restante corresponde a la vía aérea intrapulmonar.

De estos conductos intrapulmonares los que ofrecen más resistencia al flujo de aire son los bronquios, mientras que los bronquíolos solamente son responsables del 10 al 15 % de la resistencia total. Como todo el aire inspirado o espirado debe pasar por los *conductos extrapulmonares con un área de sección transversal mucho menor* (entre 2.5 y 5 cm^2 a nivel de la tráquea) que los *intrapulmonares cercanos a los alvéolos* (10.000 cm^2 al final de los conductos alveolares), la velocidad del aire es alta en las vías aéreas extrapulmonares y muy baja a nivel de los bronquíolos respiratorios (capítulo 7).

Esta situación determina que la corriente de aire sea turbulenta (remolinos) en la gran vía aérea (aun durante una respiración tranquila). Debido a esto, se origina un fenómeno auscultable principalmente en la espiración conocido como respiración brónquica o soplo bronquial. En situaciones normales se ausculta sobre la zona laringotraqueal.

A nivel de la pequeña vía aérea, como la velocidad de la corriente de aire es baja, el flujo es laminar. Este hecho explica que en la zona distal del árbol tráqueobronquial (bronquíolos y alvéolos) se depositen las partículas de menor diámetro que no quedaron aprisionadas en el moco que recubre el árbol respiratorio alto.

En el resto de las vías aéreas el flujo es transicional (intermedio entre turbulento y laminar).

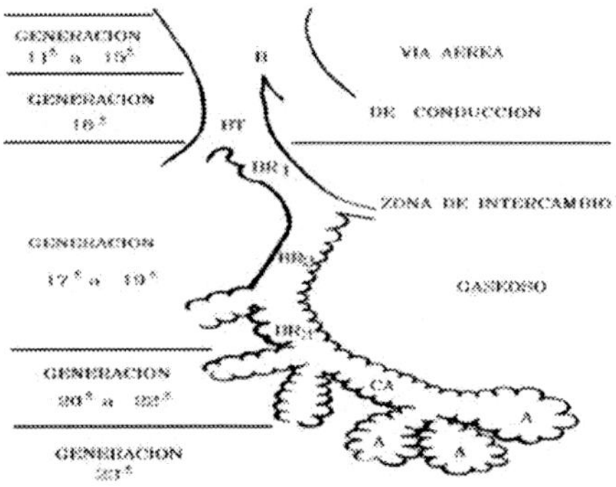

Figura 3-4:Representación esquemática de la zona distal de la vía aérea. Se puede observar la composición de la zona de intercambio gaseoso. B: bronquíolos; BT: bronquíolo terminal; BR: bronquíolo respiratorio; CA conducto alveolar y A: alvéolos.

Los bronquios presentan *piezas cartilaginosas* dispuestas a lo largo de su circunferencia. La cantidad de tejido cartilaginoso disminuye hacia la periferia, desapareciendo alrededor de la 11ª generación a partir de la tráquea. En ese momento los conductos alcanzan un diámetro inferior a 1 mm. El epitelio que los reviste es cilíndrico ciliado, y al *desaparecer el cartílago reciben el nombre de bronquíolos.*

Los *bronquíolos* son, por lo mencionado en el párrafo anterior, conductos compresibles y colapsables. El epitelio es inicialmente cilíndrico ciliado pasando luego a cúbico ciliado o sin cilios en la parte terminal y en situaciones normales prácticamente carece de células caliciformes. Entre las células epiteliales se encuentra un nuevo tipo celular conocido como células de Clara o secretorias bronquiolares no ciliadas. Estas células se proyectan ligeramente por encima de las células ciliadas que las rodean. Si bien su función dista de estar totalmente aclarada, se piensa que son importantes en la producción de surfactante en las vías aéreas distales y en la regulación de la respuesta inflamatoria pulmonar. La estructura histológica se completa con una lámina propia delgada constituida principalmente por fibras elásticas y una capa muscular lisa cuyas células se entrelazan con las fibras elásticas.

La musculatura bronquiolar está comparativamente más desarrollada que la bronquial. La vía aérea de conducción pura, finaliza a nivel de los bronquíolos terminales, quienes tienen un diámetro aproximado de 0.5 mm *(fig. 3-4)*. Si bien el *aire ingresa por diferencia de presión entre la boca y el extremo distal de la vía aérea,* generando un flujo masivo de gas, más allá de los *bronquíolos terminales* el *pasaje de gas se realiza por difusión* (capítulo 10).

La *vía aérea de conducción extrapulmonar e intrapulmonar* constituye el *espacio muerto anatómico* que se describe en el capítulo 5.

La *irrigación de la vía aérea de conducción intrapulmonar* está dada por las *arterias bronquiales* (dos izquierdas y una o dos derechas), ramas de la aorta que presentan un diámetro de aproximadamente 1.5 mm a nivel del hilio pulmonar. Las ramas de estas arterias acompañan a los bronquios hasta el bronquíolo terminal. De esta manera irrigan a las vías aéreas de conducción, paredes de las arterias y venas pulmonares, nervios y ganglios pulmonares y pleura visceral. El *retorno venoso de la circulación bronquial se realiza mediante las venas bronquiales y las venas broncopulmonares.*

Las primeras reciben la sangre de los bronquios grandes y de mediano calibre y desembocan en la vena ácigos que a su vez drena en la vena cava superior que desemboca en la aurícula derecha. Las segundas recogen la sangre de las zonas más periféricas del árbol bronquial y terminan formando una red que se anastomosa con las vénulas pulmonares.

Además se han descripto, en recién nacidos y niños pequeños, comunicaciones broncopulmonares que se extienden entre las arterias bronquiales de mediano calibre y los capilares alveolares. Las mismas parecen ser menos frecuentes en los adultos.

b) La zona de intercambio gaseoso

Abarca los *bronquíolos respiratorios, conductos alveolares y alvéolos (fig. 3-4). Se encuentra irrigada por la circulación pulmonar.*

Esta zona comienza con los *bronquíolos respiratorios de primero, segundo y tercer orden* (generaciones 17ª, 18ª y 19ª). Los bronquíolos respiratorios se pueden considerar como bronquíolos terminales con alvéolos que se extienden a partir de la luz del bronquíolo, por lo cual las paredes de estas estructuras tubulares aparecen como discontinuas en los cortes histológicos. Desde el punto de vista de su estructura se caracterizan por presentar un epitelio cúbico simple con o sin cilios y menor capa elástica y muscular que la que poseen los bronquíolos terminales.

Luego siguen los *conductos alveolares de primero, segundo y tercer orden* (generaciones 20ª, 21ª y 22ª), que son conductos largos y tortuosos de los que salen los sacos alveolares. En el corte histológico presentan una pared discontinua. El único sistema de sostén de estas estructuras son las fibras colágenas y elásticas que poseen. A partir de estos conductos finalmente se llega a la parte más extensa de la zona de intercambio gaseoso constituida por los *alvéolos (fig. 3-4).*

Se conoce como *acino pulmonar* a la unidad anatómica del pulmón integrada por las estructuras que se encuentran ubicadas distalmente del bronquíolo terminal. Por lo tanto comprende a los bronquíolos respiratorios, conductos alveolares y alvéolos. Su dimensión es muy pequeña (unos 7 mm de diámetro en capacidad residual funcional).

Los *alvéolos* son pequeñas bolsas cuyas paredes están formadas por una capa epitelial fina vinculada estrechamente con capilares, que constituyen la *membrana alvéolo-capilar.*

El diámetro promedio de cada alvéolo en una persona adulta es de unas 150 a 200 micras cuando el pulmón se encuentra cerca del punto de reposo respiratorio (capacidad residual funcional).

Los alvéolos del vértice pulmonar son más grandes que los de la base cuando el sujeto se encuentra en posición de pie. Esto se debe a que en la zona apical del pulmón la presión intrapleural es más subatmosférica que en la base (capítulos 6-12).

En los pulmones hay aproximadamente 300 millones de alvéolos que en conjunto representan una superficie de intercambio de 50 a 100 m^2 (75 m^2 promedio).

Los alvéolos además están comunicados en forma colateral a través de los poros de Kohn ubicados entre las paredes alveolares (de menos de 15 micras de diámetro) o *de los conductos de Lambert* que se extienden entre los bronquíolos y los alvéolos. La importancia de estas comunicaciones colaterales reside en que, en caso de obstrucción de los bronquios lobulillares, puede penetrar aire en los alvéolos por detrás de la obstrucción.

La irrigación sanguínea proviene de la arteria pulmonar.

Al distenderse los alvéolos durante la inspiración se produce un fenómeno audible debido a la vibración de las paredes alveolares, que puede ser auscultado sobre la superficie del tórax, que se conoce como murmullo vesicular. Si bien se lo ausculta en inspiración y en espiración es principalmente inspiratorio. La intensidad del murmullo vesicular es mayor cuanto mayor es el volumen respiratorio. Cuando el ingreso de aire a los alvéolos se encuentra suprimido en una zona más o menos grande del tejido pulmonar disminuye de intensidad (por obstrucción de la vía aérea, o alteración del parénquima pulmonar).

Estructura de la membrana alvéolo-capilar. La membrana alvéolo-capilar (membrana respiratoria) se encuentra constituida, desde el interior del saco alveolar hacia afuera, por los siguientes elementos (capítulo 10):

I) *las células epiteliales del alvéolo,*
II) *la membrana basal alveolar,*
III) *el tejido conjuntivo intersticial,*
IV) *la membrana basal del capilar, y*
V) *las células endoteliales del capilar.*

Además se debe agregar la *delgada capa de líquido* que recubre a las células epiteliales *en cuya superficie se encuentra la sustancia surfactante* (capítulo 6).

En la superficie de esta capa líquida se desarrolla la tensión superficial, responsable de parte del comportamiento elástico del pulmón (capítulo 6).

La elasticidad es la propiedad por la cual un cuerpo recupera su forma primitiva cuando deja de actuar la fuerza que lo había deformado.

$$\text{Elasticidad} = \frac{\text{Fuerza}}{\text{Grado de distensión}}$$

Como se verá más adelante aproximadamente las 2/3 partes de la elasticidad de este órgano se debe a la fuerza de retracción que se origina por la tensión superficial, mientras que el 1/3 restante se debe a su composición histológica de fibras colágenas y elásticas.

El espesor global de la membrana *(fig. 3-5)* es de aproximadamente 0.5 a 0.6 micras. Las partes de mayor grosor son las que corresponden al núcleo celular y alcanzan cerca de los 2 micras. Las zonas más delgadas se aproximan a 0.1 micras.

Las *células epiteliales del alvéolo son los neumonocitos de tipo I o membranosos* que recubren la mayor parte de la superficie alveolar (95 %) pero que representan solamente una tercera parte de las células epiteliales alveolares, y los *neumonocitos de tipo II o granulosos* que recubren el 5 % de la superficie y que constituyen las dos terceras partes restantes de la población celular. Las *células de tipo II* son las que dan origen a las de tipo I y las que producen la sustancia surfactante a partir de la 28va semana de la gestación y durante toda la vida adulta. Las células de tipo II presentan receptores para los glucocorticoides, lo que explica el uso de esta hormona para acelerar la producción de la sustancia surfactante por el pulmón fetal.

Además se ha comprobado que son capaces de transportar soluto en forma activa y agua en forma pasiva desde la luz alveolar hacia el espacio intersticial.

El mecanismo involucrado en la entrada de Na^+ a las células comprende varios procesos entre los que se describen: el ingreso pasivo de Na^+ por difusión a través de canales, el intercambio de Na^+ por H^+ y el co-transporte con aminoácidos o glucosa. La salida del catión por el polo basal de la célula se realiza mediante una bomba Na^+-K^+. Este proceso de *transporte de soluto y agua es importante para mantener a los alvéolos relativamente "secos"* o sea con una delgada capa líquida interpuesta entre la luz y las células epiteliales.

En conjunto, ambos tipos celulares conforman un epitelio con células estrechamente unidas que constituyen una barrera continua. *Las membranas basales alveolar y capilar* se encuentran prácticamente unidas en las zonas más delgadas de la membrana (cuyo grosor oscila entre 0.1 a 0.3 micras).

El tejido conjuntivo intersticial es escaso, alcanzando su máximo desarrollo a nivel de los tabiques interalveolares (0.5 a 0.6 micras). En su constitución se encuentran *fibras colágenas, elásticas y reticulares.*

Como se refiriera anteriormente, parte de la capacidad que tiene el pulmón de expandirse se debe a la presencia de estas fibras en las paredes alveolares. Las fibras elásticas poseen la propiedad de estirarse cuando actúa una fuerza sobre ellas, y de recuperar su longitud inicial al dejar de hacerlo, mientras que las fibras colágenas y reticulares carecen de esta característica. Sin embargo, actualmente se considera que las propiedades elásticas del pulmón dependen más de la disposición geométrica de las fibras que de las características intrínsecas de las mismas. Este efecto se ha comparado con lo que ocurre con las medias de nylon, en donde cada hilo por separado es muy difícil de estirar pero no las medias, gracias a como se encuentran dispuestas las hebras en el tejido.

Las *células endoteliales* del capilar se caracterizan por ser extremadamente delgadas (menos de 0.1 micras en algunas zonas) y presentar del lado luminal una superficie con abundantes proyecciones. Estas células, además de formar parte de la barrera entre la sangre y el aire alveolar, realizan una gran cantidad de funciones metabólicas no relacionadas directamente con la hematosis (Capítulo 2).

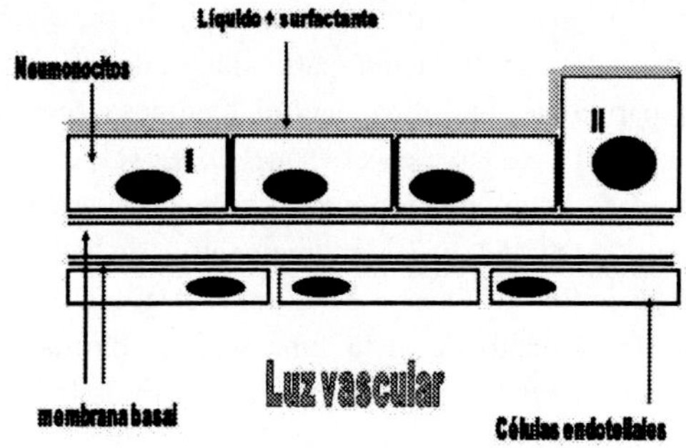

Figura 3-5: Esquema de la membrana alvéolo-capilar en la que se observan los neumonocitos tipo I y II, la membrana basal y las células endoteliales.

La circulación pulmonar

Presenta características estructurales que la distinguen de la circulación sistémica. La principal diferencia reside en que las *arterias pulmonares* poseen mucho menos músculo liso, mayor cantidad de tejido elástico y paredes delgadas, lo que tiene su correlato fisiológico en las bajas presiones arteriales de este circuito comparado con el sistémico (presión sistólica pulmonar: 25 mmHg, presión sistólica aórtica: 120 mmHg; (Capítulo 12). Además, las *arteriolas precapilares* no presentan capa muscular lisa (en el hombre) a diferencia de lo que ocurre en sus homólogas sistémicas, que poseen abundante músculo liso.

Las arterias pulmonares se ramifican junto con las divisiones bronquiales hasta la última generación de bronquíolos respiratorios.

A ese nivel dan ramas para los conductos alveolares y a partir de estas ramificaciones se origina la red capilar que irriga a los alvéolos correspondientes. Las vénulas recogen la sangre procedente de los capilares alveolares y la vuelcan en venas de pequeño tamaño que reciben la sangre de diversos alvéolos. Finalmente la sangre desemboca en la aurícula izquierda por dos venas pulmonares derechas y dos izquierdas.

c) La pleura visceral

La superficie del pulmón se encuentra cubierta por una serosa que será descripta conjuntamente con la pleura parietal.

3.3 La caja torácica

La caja torácica comprende los siguientes planos: *piel y tejido celular subcutáneo, muscular y aponeurótico, esquelético y el de la pleura parietal.*

Desde el punto de vista funcional interesa describir someramente:

a) el *esqueleto,*
b) la *pleura parietal* y
c) los *músculos.*

a) El esqueleto

Está constituido por detrás por las *vértebras dorsales de la columna vertebral*, por delante por el *esternón* y los *cartílagos costales* y lateralmente por las *costillas*. Todas estas estructuras óseas y cartilaginosas se encuentran conectadas por articulaciones que son responsables de los movimientos que puede experimentar la caja torácica.

Las costillas presentan un movimiento de rotación sobre el eje formado por la articulación costal con los cuerpos vertebrales y las apófisis transversas. Como consecuencia del mismo se producen modificaciones en los diámetros anteroposterior y lateral del tórax.

Las costillas superiores varían más el diámetro anteroposterior, mientras que las inferiores modifican más el lateral.

b) La pleura parietal

Es una membrana serosa que recubre la pared interna del tórax. Desde el punto de vista histológico está formada por una capa de células mesoteliales, separada por una membrana basal de una lámina de tejido conectivo. Esta lámina es más gruesa en la pleura visceral que en la parietal.

La forma y el tamaño de las células mesoteliales son variables. Son poco visibles a la microscopía óptica (miden unos 30 micras de diámetro y 7 micras de espesor promedio). La superficie celular se caracteriza por presentar microvellosidades (de 1 a 3 micras de longitud) que son más abundantes en la zona inferior de la pleura.

Entre ambas hojas de la pleura existe una cavidad virtual denominada *espacio pleural* en el cual se encuentra una escasa cantidad de líquido, que permite los deslizamientos de las mismas.

En situaciones patológicas el espacio pleural puede dejar de ser virtual para estar ocupado por aire (neumotórax), por líquido (hidrotórax) o por sangre (hemotórax) provocando el colapso del pulmón.

La capa de líquido es tan fina que su espesor medio se ha calculado en alrededor de 15 micras y su volumen total para una persona adulta se ha estimado en unos 10 a 15 ml.

El volumen de líquido pleural está regulado por la *ley de Starling para el intercambio capilar*. Los excedentes de líquido pleural son eliminados a través del *sistema linfático* que presenta una abundante red en el tejido conjuntivo subpleural.

En la porción inferior de la pleura parietal existen lagunas linfáticas subserosas que comunican directamente con el espacio pleural mediante comunicaciones directas cerradas por válvulas (*estomas*). Predominan en la pleura parietal que cubre al diafragma y el mediastino. Este mecanismo permite que la capacidad de absorción de líquido sea mucho mayor que lo que se produce en condiciones normales.

Los espacios pleurales derecho e izquierdo están separados por el mediastino y no se comunican entre sí.

La irrigación de la pleura (tanto parietal como visceral) en el hombre procede de la circulación sistémica.

La importancia fisiológica del espacio pleural reside en que permite la transmisión de las presiones entre la pared del tórax y el pulmón facilitando los desplazamientos de este órgano.

c) Los músculos

Los *músculos respiratorios* que se encuentran en la parrilla costal son *músculos esqueléticos* cuya función puede ser *inspiratoria* o *espiratoria*.

Los ***inspiratorios*** son:
intercostales externos,
escalenos,
esternocleidomastoideos,
pectoral mayor,
pectoral menor y
serrato mayor.

Los ***espiratorios*** comprenden los:
intercostales internos y triangular del esternón.

3.4 La bomba muscular

Los *músculos **inspiratorios*** se clasifican clásicamente, según sean o no activos durante la respiración tranquila, en: *principales* y *accesorios*. Este concepto a sido sujeto a revisión desde hace unos años.

Los *principales* comprenden al *diafragma y los intercostales externos*.

Los *accesorios* abarcan a los: *escalenos, esternocleidomastoideos, trapecio, pectoral mayor, pectoral menor y serrato mayor* (capítulos 7-8).

Los *músculos **espiratorios*** se pueden clasificar en *torácicos: intercostales internos y triangular del esternón*, y *abdominales: recto mayor, oblicuos del abdomen y transverso*.

El *diafragma* es el principal músculo inspiratorio. Presenta una conformación particular dado que sus fibras parten de una zona central tendinosa (centro frénico) para insertarse en el esqueleto ya sea a nivel vertebral y ligamentoso (cuatro primeras vértebras lumbares, arco del psoas y ligamento arqueado) o costal (apéndice xifoides y seis últimas costillas).

Desde el punto de vista funcional, el diafragma puede considerarse como una cúpula a partir de la cual se extienden en forma radial las fibras musculares que lo integran *(fig. 3-6)*.

El perímetro de la cúpula se inserta en las estructuras anteriormente mencionadas ocupando, en el hombre en posición de pie y en reposo respiratorio, aproximadamente un 30 % de la superficie total de la parrilla costal.

Se denomina *zona de aposición* al área del abdomen que contacta con las últimas cinco costillas.

Al contraerse el diafragma se acorta la longitud de la zona de aposición y la cúpula desciende hacia sus inserciones costales. Durante la respiración tranquila la zona de aposición disminuye su longitud en cerca de 1.5 cm.

El descenso de la cúpula diafragmática durante la inspiración, determina que se expanda la cavidad torácica y que aumente la presión en la cavidad abdominal por compresión visceral produciendo una expansión ventral del abdomen (capítulos 7-8).

La *inervación procede de los nervios frénicos* que se originan de las *raíces cervicales* C_3 a C_5.

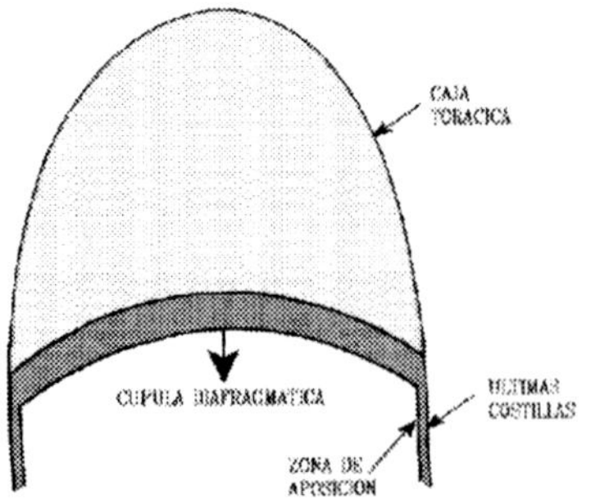

Figura 3-6: Esquema en el que se muestra la cúpula diafragmática y la zona de aposición del diafragma.

Constitución histológica del diafragma

El diafragma es un músculo estriado constituido por fibras de contracción rápida (CR) y lenta (CL). A su vez estas fibras pueden clasificarse de acuerdo con su facilidad de desarrollar fatiga durante la estimulación repetitiva en: resistentes y no resistentes. Todas las fibras de CL son resistentes a la fatiga mientras que las fibras de CR pueden ser (IIA) o no ser (IIB) resistentes según el subtipo que se considere. Ambos tipos de fibras se pueden diferenciar por sus características metabólicas. Las fibras de CR poseen una forma isoenzimática de la miosina que tiene mayor capacidad de hidrolizar el ATP que la de las fibras de CL.

Por lo tanto las células que tienen la miosina que hidroliza rápido el ATP poseerán una velocidad de acortamiento mayor que las otras. Las fibras de CL se denominan de tipo I y las de CR de tipo II. A su vez las fibras del subtipo II se han clasificado en: IIA (oxidativas rápidas) y IIB (glucolíticas rápidas) según el proceso empleado principalmente para la generación del ATP.

Durante la respiración tranquila la mayor parte de la fuerza de contracción es generada por las fibras de CL y en menor grado por las fibras de CR resistentes a la fatiga.

Músculos intercostales

Los *intercostales* se disponen entre las costillas adyacentes, a través de los espacios intercostales. Se clasifican en externos e internos.

Los *externos* se dirigen desde las tuberosidades costales (zona dorsal) hacia la unión condrocostal (zona ventral). Sus fibras presentan una orientación oblicua y se dirigen desde la costilla superior (labio externo del canal costal) a la inferior (borde superior) y hacia adelante.

Su función es inspiratoria porque elevan el extremo anterior de las costillas en que se insertan aumentando el diámetro anteroposterior del tórax.

Estudios recientes efectuados en animales y en el hombre sugieren que los intercostales externos requieren para ejercer su acción inspiratoria, aun a volúmenes basales, de la contracción de los músculos del cuello y paraesternales.

Los *internos* se proyectan desde la articulación esternocostal al ángulo costal posterior. Sus fibras son oblicuas y se disponen desde la costilla superior (labio interno del canal costal) a la inferior (borde superior) y hacia atrás. Actualmente se han identificado dos partes funcionalmente diferentes en estos músculos: la intercondral (paraesternal) y la interósea. La primera es inspiratoria provocando conjuntamente con los intercostales externos la elevación del extremo anterior de las costillas. La *segunda es la que los caracterizó clásicamente como músculos de función espiratoria al disminuir el diámetro anteroposterior del tórax.*

Están inervados por los nervios intercostales (ramas anteriores de los nervios raquídeos dorsales 1 a 12).

Escalenos, esternocleidomastoideo y trapecio

Los *escalenos* (anterior, medio y posterior) se extienden desde las últimas vértebras cervicales hasta las dos primeras costillas. Ejercen un efecto inspiratorio adicional al elevar las costillas mencionadas. Se encuentran inervados por los nervios cervicales C4 a C8.

Esta acción actualmente se ha demostrado que ocurre también durante la respiración tranquila razón por la cual no cabría incluir a estos músculos dentro del concepto clásico de accesorio de la respiración.

El *esternocleidomastoideo* se extiende desde la apófisis mastoides hasta la clavícula y la parte superior de la cara anterior del esternón. Posee una acción inspiratoria al traccionar al esternón hacia arriba. Está inervado por el espinal (XI par craneano) y ramas de las raíces cervicales 1 y 2.

El *trapecio* es el músculo más superficial de la región posterior del cuello. Se inserta en la línea media en: las apófisis espinosas de las vértebras dorsales, el ligamento cervical posterior, la protuberancia occipital externa y en el occipital. Del lado externo sus fibras se insertan en: la clavícula, acromion y en la espina del omóplato. Ejerce una acción inspiratoria. La inervación proviene del espinal y de una rama que procede del plexo cervical (C2-C3).

El resto de los músculos accesorios de la inspiración no poseen un efecto significativo durante la respiración en situaciones normales.

En cuanto a los **músculos espiratorios** de localización torácica, además de los intercostales internos en su porción interósea, se encuentra el *triangular del esternón* que se dispone entre los cartílagos costales 3ro a 7mo y la mitad inferior del cuerpo esternal. Se activa durante la espiración forzada. Su función consiste en traccionar las costillas inferiores en dirección caudal. *Los músculos de localización abdominal constituyen la denominada "prensa abdominal".* Esta acción provoca un desplazamiento espiratorio del diafragma (espiración forzada) junto con un movimiento hacia abajo y hacia adentro de las costillas inferiores. Se *encuentran inervados por ramas de los 6 últimos nervios dorsales (T_6 a T_{12}) y del primer nervio lumbar.*

Comprenden:

El *recto mayor,* que se origina de la parte anterior de los cartílagos costales 5to a 7mo y del apéndice xifoides del esternón para dirigirse hacia abajo hasta terminar en el pubis. La inervación procede de los nervios intercostales (6° a 12°).

Los *oblicuos del abdomen* que se clasifican en: *mayor* y *menor*. El primero se extiende desde las últimas 8 costillas hasta la cresta ilíaca, ligamento inguinal, pubis y la línea alba. El segundo va desde las últimas costillas hasta la aponeurosis lumbar, cresta ilíaca y arco crural. Están inervados por los últimos nervios intercostales (6° a 12°) y los abdóminogenitales mayor y menor que tiene su origen en el primer nervio lumbar.

El *transverso* que se inserta por arriba en las 6 últimas costillas y en las apófisis costiformes de las vértebras lumbares y en la zona inferior en la cresta ilíaca y en el arco crural.

La inervación proviene de los abdóminogenitales mayor y menor y del génitocrural (segundo nervio lumbar).

3.5 El sistema de control de la respiración

Comprende las estructuras nerviosas de control de la función ventilatoria (capítulo 14) *y los mecanismos nerviosos y humorales que intervienen en la regulación del calibre de la vía aérea a través de la modulación del tono bronquial* (capítulo 15).

De esta manera, mientras que mediante la regulación de la ventilación se adecua el volumen de aire que ingresa al organismo a las necesidades metabólicas del sujeto, con la regulación del tono bronquial se modula la resistencia de las vías aéreas para movilizar el aire en forma eficiente.

Los ***centros nerviosos que participan de la regulación de la ventilación*** *se localizan en el tronco del encéfalo* (bulbo y protuberancia) *para el control automático* y en la *corteza cerebral para el control voluntario.*

Los sensores que intervienen en el proceso de regulación se pueden clasificar en:

mecanorreceptores y quimiorreceptores.

Los primeros se encuentran ubicados en el pulmón, músculos respiratorios y tendones.

Los segundos se clasifican en periféricos (cuerpos carotídeos y aórticos) y centrales (localizados en la zona ventrolateral del bulbo).

El ***mecanismo nervioso de regulación del tono bronquial*** comprende al sistema nervioso autónomo con vías:

colinérgicas,
adrenérgicas y
no-adrenérgicas no-colinérgicas.

Los factores humorales se pueden clasificar por su origen en epiteliales y extra-epiteliales. En los capítulos correspondientes se desarrollarán estos temas.

CAPÍTULO 4

EL OXÍGENO: FISIOLOGÍA, EMPLEO TERAPEUTICO Y TOXICIDAD

4.1 Introducción

4.2 La membrana mitocondrial interna

4.3 El metabolismo del oxígeno

4.4 Usos terapéuticos del oxígeno

4.5 Manifestaciones clínicas de la toxicidad por oxígeno

4.1 Introducción

La respiración propiamente dicha (capítulo 1), mediante la cual las células aeróbicas eucarióticas generan la energía útil que necesitan para realizar todos sus procesos metabólicos, consume O_2 y se produce en las mitocondrias.

Las mitocondrias son organelas que se encuentran constituidas por una membrana externa lisa y una interna que posee invaginaciones que forman las crestas mitocondriales. Estas membranas encierran el compartimiento mitocondrial interno (matriz mitocondrial) en donde se localizan las enzimas responsables del ciclo de Krebs o del ácido cítrico y de la oxidación de los ácidos grasos, junto con el ADN, ARN y ribosomas mitocondriales. Entre la membrana externa y la interna se ubica el espacio intermembrana (compartimiento externo). El número de invaginaciones varía según el tipo de célula y su actividad metabólica dado que las proteínas que intervienen en el transporte electrónico y en la fosforilación oxidativa se localizan en la membrana interna (fig. 1-2).

La membrana mitocondrial externa es ampliamente permeable para la difusión de moléculas pequeñas. Esto se debe a la existencia de una proteína que atraviesa la membrana formando canales de gran tamaño (porina).

4.2 La membrana mitocondrial interna

La membrana mitocondrial interna es solamente permeable al O_2, CO_2 y H_2O y posee una gran cantidad de proteínas transportadoras de sustancias (ATP, ADP, fosfato, citrato, malato, succinato, glutamato-aspartato, piruvato, Ca^{++} etc.) que controlan el pasaje de las mismas a través de ella, y además contiene el sistema enzimático responsable del transporte electrónico y de la fosforilación oxidativa.

Dentro de los sistemas de transporte, el de Ca^{++} merece una descripción especial por la función que cumple este catión como segundo mensajero. Las concentraciones citosólicas de Ca^{++} de una célula en reposo se encuentran en alrededor de 100 nM, mientras que la concentración extracelular es de aproximadamente 1.5 mM. Las mitocondrias actúan como un compartimiento amortiguador de las modificaciones del Ca^{++} citosólico. Esta función la cumplen gracias a que poseen dos sistemas de transporte que controlan el ingreso y el egreso del catión respectivamente. El ingreso se realiza mediante un transportador que emplea el gradiente eléctrico que existe entre el lado citosólico (positivo) y el que da a la matriz (negativo) de la membrana mitocondrial interna. El egreso está a cargo de un transportador que intercambia Ca^{++} por H^+ ó Na^+ según sea el tipo celular.

El sistema de transporte electrónico (Tabla I) se encuentra integrado por un conjunto de proteínas localizadas en la membrana interna y agrupadas en cuatro complejos (I-IV). Cada uno de ellos está compuesto por enzimas, citocromos (proteínas complejas con un grupo prostético semejante al hemo) y ferro-sulfoproteínas (proteínas complejas con un grupo prostético de hierro-azufre).

TABLA I

Complejos de la cadena de transporte electrónico	
Complejo	**Constitución**
I	**NADH-Coe Q reductasa**
II	**Succinato-Coe Q reductasa**
III	**Coe Q-Citocromo c reductasa**
IV	**Citocromo c oxidasa**

(Coe = coenzima)

El complejo I consiste en una enzima de alto peso molecular (880 Kd) con forma de L. La rama horizontal es hidrofóbica (codificada por ADN mitocondrial) y se encuentra incluida en la membrana, mientras que la vertical se proyecta hacia la matriz mitocondrial (*fig. 4-1*). Funcionalmente es una bomba de protones que ante el pasaje de 2 electrones del $NADH_2$ a la coenzima QH_2 reductasa bombea 4 H^+ de la matriz hacia el espacio intermembrana. Los $NADH_2$ (luego de fijarse al brazo vertical de la enzima) ceden los electrones con alto nivel energético, que pasan primero a un grupo prostético formado por el mononucleótido de flavina (FMN) y luego a otro integrado por ferro-sulfoproteínas (4Fe-4S) localizadas en la porción vertical de la molécula. Luego los electrones pasan a la coenzima Q (ubiquinol) fija, que a su vez los cede a ferro-sulfoproteínas (2Fe-2S) (los átomos de Fe en estos complejos experimentan procesos de óxido-reducción -Fe^{+++}-Fe^{++}-) para finalmente ser captados por una coenzima Q libre que debido a su naturaleza lipídica se encuentra disuelta en la membrana y los transfiere al siguiente complejo (III).

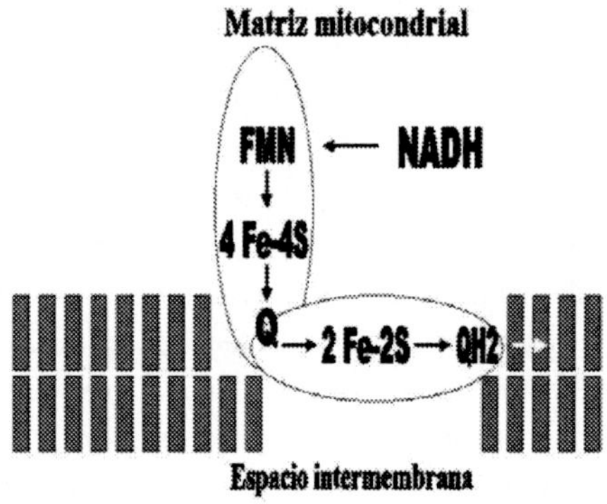

Figura 4-1: Estructura del Complejo I. Se observa un esquema de las ramas horizontal y vertical de la proteína enzimática con sus diferentes elementos constituyentes. Los electrones pasan del NADH a la coenzima Q libre que luego los transfiere al Complejo III.

Además de recibir electrones del $NADH_2$, la cadena de transporte electrónico puede recibir los electrones que provienen del $FADH_2$ a través del complejo succinato-coenzima Q reductasa (proteína integral de membrana) o complejo II. Los electrones son transferidos del $FADH_2$ a ferro-sulfoproteínas y luego a la coenzima Q. Este complejo no es una bomba protónica dado que la energía liberada es demasiado pequeña para cumplir con esa función.

Los electrones captados por la coenzima Q del complejo I y II son transferidos al complejo III (Coenzima Q-Citocromo c reductasa) o (Coenzima Q-Citocromo bc_1 reductasa). Los átomos de Fe de los citocromos (Fe-protoporfirina IX) sufren procesos de óxido-reducción. El pasaje de dos electrones desde la coenzima Q hacia el citocromo c permite el bombeo de 2 H^+ hacia el espacio intermembrana (menos energía termodinámica que el sistema $NADH_2$-Q).

La citocromo-reductasa consiste en dos tipos de citocromos (b_L, b_H y c_1). Además, contiene ferro-sulfoproteínas (*fig. 4-2*). El citocromo b permite reciclar los electrones para que ambos puedan ser transferidos al citocromo c (la coenzima Q puede transportar dos electrones, pero el citocromo c uno solo).

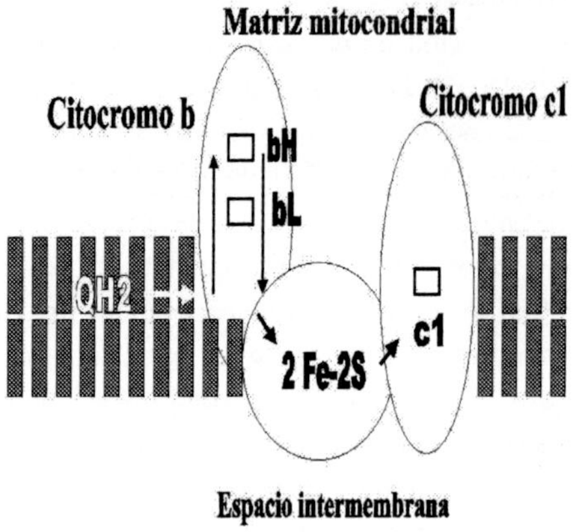

Figura 4-2: Estructura de la Citocromo reductasa (Complejo III). Se observa un esquema de la molécula con el citocromo b (con dos grupos hemo -bH y bL) y el citocromo c1 que posee un solo grupo hemo.

Finalmente, los electrones pasan del citocromo c al sistema de la citocromo-oxidasa que cataliza la transferencia de los electrones al O_2 molecular (4 electrones generando 2 H_2O). Durante este proceso se bombean 4 protones al espacio intermembrana por cada 2 electrones que son captados por la oxidasa.

La citocromo-oxidasa se encuentra constituida por un complejo integrado por 10 subunidades de las cuales 3 (I, II y III) están codificadas por el genoma mitocondrial. Posee 2 grupos hemo (hemo a y a3) y dos iones Cu. El hemo a se localiza en proximidad al Cu A y se ubica en la subunidad II. El hemo a3 está próximo al Cu B y se encuentra en la subunidad I. El citocromo c que transporta un electrón del complejo III hasta la citocromo-oxidasa se une a este complejo enzimático a nivel de la subunidad II. El electrón es transferido al núcleo formado por el hemo a-CuA y luego al hemo a3-CuB en donde se produce la reducción del oxígeno en varios pasos hasta dos moléculas de agua (*fig. 4-3*).

Como resultado del proceso descripto, la transferencia de cuatro electrones permite formar dos moléculas de agua, con la reducción completa de una molécula de oxígeno. De esta manera se evita el riesgo de la producción de compuestos resultantes de la reducción incompleta del O_2 molecular, principalmente *ión superóxido*.

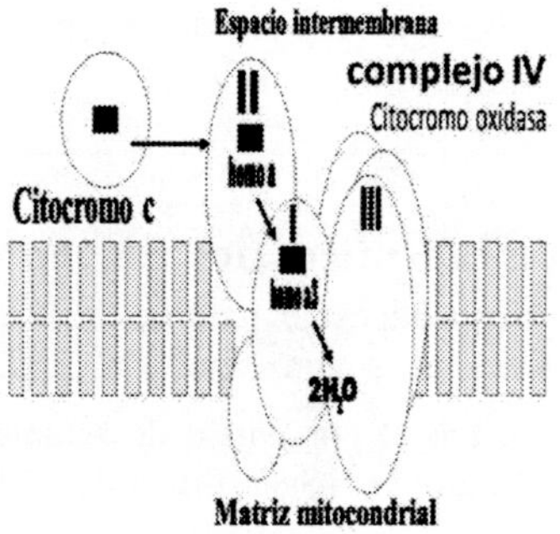

Figura 4-3: Estructura de la Citocromo oxidasa (complejo IV). Se representa la unión del citocromo c a la subunidad II de la citocromo oxidasa.

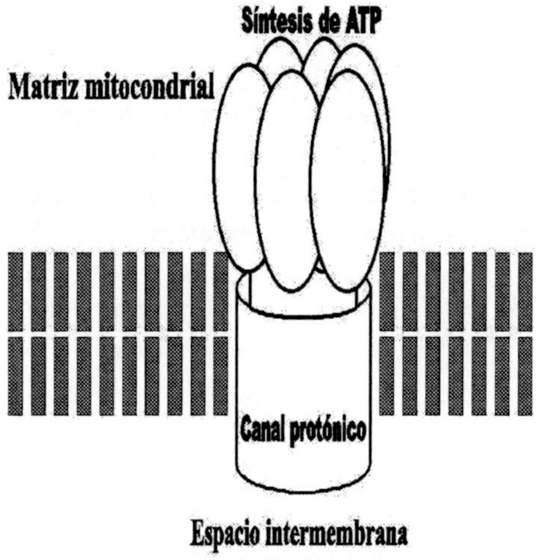

Figura 4-4: ATP sintasa (Complejo V). Se representan las dos porciones que integran el complejo.

El sistema enzimático responsable de la fosforilación oxidativa está compuesto por la ATP sintasa, también conocido como complejo V. Este complejo se encuentra integrado por dos partes: la porción conductora de protones (canal protónico) y la porción con actividad de síntesis de ATP (partículas de Racker) (*fig. 4-4*). La energía para la síntesis de ATP proviene del gradiente protónico generado durante el proceso de transporte electrónico mediante el bombeo de protones al espacio intermembrana por los complejos I, III y IV. Entre la porción catalítica y el canal protónico existen otras proteínas entre las que se destaca la proteína sensible a la oligomicina (proteína reguladora del flujo de protones y por lo tanto de la síntesis de ATP). El antibiótico mencionado bloquea la síntesis de ATP al interferir con la utilización del gradiente protónico como fuente de energía. El pasaje de tres protones a través de la sintasa lleva a la formación de una molécula de ATP.

4.3 El metabolismo del oxígeno

Además de actuar el O_2 como aceptor final de electrones en la cadena respiratoria con formación de dos moléculas de agua, en donde se consume algo más del 90 % del O_2 que ingresa con la respiración, una pequeña cantidad (cercana al 10%) interviene en reacciones metabólicas diversas. Estas se pueden clasificar esquemáticamente en dos grupos, en el primero el O_2 se incorpora al sustrato mediante enzimas denominadas oxigenasas, y en el segundo el O_2 actúa como aceptor electrónico interviniendo en reacciones de óxido-reducción (al igual que lo que ocurre en la cadena respiratoria) gracias a la acción de oxidasas.

Las oxigenasas pueden ser mono o di-oxigenasas según incorporen al sustrato uno o dos átomos de O_2. Dentro de este grupo de enzimas se pueden mencionar las: citocromo P450-hidroxilasas (mono-oxigenasas) que intervienen en procesos de detoxificación de diversas sustancias, la ciclo-oxigenasa (síntesis de prostaglandinas) y la lipo-oxigenasa (síntesis de leucotrienos). Estas dos últimas enzimas son di-oxigenasas (capítulo 3).

En el grupo de las oxidasas se destacan la xantina oxidasa y la NADPH-oxidasa. La primera convierte en el hígado la hipoxantina en xantina y ésta en ácido úrico (catabolismo de las purinas), mientras la segunda está en los fagocitos. En el pasaje de xantina a ácido úrico se produce peróxido de hidrógeno (compuesto altamente oxidante), mientras que la NADPH-oxidasa produce anión superóxido.

Como resultado de las reacciones de óxido-reducción en que participa el oxígeno pueden aparecer productos de reducción intermedia del mismo, formados por el agregado de 1, 2 ó 3 electrones a su molécula (*fig 4-5*). Estos productos reciben el nombre de "especies reactivas del oxígeno" (ERO_2), y comprenden entre otros al ión superóxido (0_2-), al peróxido de hidrógeno (H_20_2) y el radical hidroxilo (OH).
Se incluye también dentro de esta lista el oxígeno singlete ($^1O_2$). Actualmente se considera que, en individuos sanos, aproximadamente el 5 % del oxígeno consumido produce (ERO_2) en las que se destacan los iones superóxido. Esta proporción se encuentra aumentada en aquellos sujetos con

procesos inflamatorios crónicos. Otra fuente de producción es la exposición del organismo a la radiación electromagnética natural o artificial. Como resultado de la misma se genera principalmente (OH-).

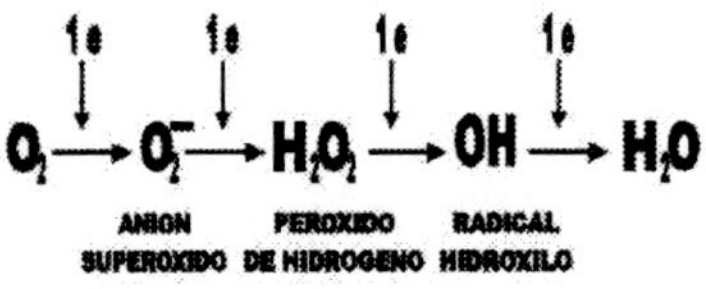

Figura 4-5: Esquema de la formación de especies reactivas del oxígeno.

Si bien la vida media a 37° C de estos productos oscila entre los nanosegundos (OH-) y los micro-segundos ($^1O2$), tienen la capacidad de afectar los sistemas biológicos. Se ha descripto que provocan: 1- lipoperoxidación con formación de productos tóxicos; 2- oxidación y desnaturalización de las proteínas; y 3- alteración del ADN.

Las células poseen una defensa antioxidante, para contrarrestar la acción de estas sustancias, que comprende:

a- enzimas anti-oxidantes entre las que se destacan la superóxido-dismutasa, catalasa y glutatión peroxidasa,

b- antioxidantes no enzimáticos que se pueden clasificar en: 1- hidrosolubles (vitamina C, ácido úrico y glutatión) y 2- liposolubles (vitamina E, carotenos, coenzima Q).

La superóxido-dismutasa (localizada en el citoplasma, mitocondrias, peroxisomas y en el espacio extracelular), transforma el anión superóxido en peróxido de hidrógeno y O_2.

La catalasa (ubicada en los peroxisomas), convierte el peróxido de hidrógeno en agua y O_2.

La glutatión-peroxidasa (localizada en la membrana celular y citoplasma), elimina los peróxidos orgánicos. La alteración del equilibrio dinámico entre la formación y la eliminación de las (ERO2) puede provocar daños celulares permanentes. Hipótesis recientes sugieren que éste podría ser uno de los mecanismos vinculados con diversos estados patológicos (cáncer, artritis, arteriosclerosis, diabetes, síndrome metabólico, esclerosis múltiple, etc.).

4. 4 Usos terapéuticos del oxígeno

El uso terapéutico del oxígeno incluye todas aquellas situaciones en que la PaO_2 –y consecuentemente el porcentaje de saturación de O_2 de la hemoglobina (SaO_2)- cae por debajo de niveles que implican riesgos en la oxigenación tisular.

El descenso en la PaO_2 se puede producir por los cuatro mecanismos fisiopatológicos descriptos en el capítulo 13 y da lugar a un cuadro llamado *"insuficiencia respiratoria"*.

El mismo es originado por una gran cantidad de enfermedades (asma, enfermedad pulmonar obstructiva crónica, tromboembolismo de pulmón, fibrosis pulmonar, neumonía, etc.) y presenta dos formas de presentación: aguda y crónica.

En ambos casos el objetivo de la oxigenoterapia es mantener la PaO_2 en un valor superior a 60 mm de Hg y la SaO_2 mayor a 90 % (por debajo de dicho valor comienza una zona de mayor pendiente en la curva de disociación de la oxi-hemoglobina.

En la insuficiencia respiratoria aguda, la oxígeno-terapia se deberá prolongar hasta que sea controlada la patología que la desencadenó. Por otro lado, en la insuficiencia respiratoria crónica, por lo general, debe mantenerse de por vida, siendo recomendable, en este último caso, su empleo por no menos de 17 horas diarias.

Al prescribir oxígeno se debe tener en cuenta que la mera corrección de la PaO_2 no garantizará una oxigenación tisular correcta a menos que el paciente tenga una concentración de hemoglobina y un volumen minuto cardíaco adecuados (capítulo 13).

Las fuentes proveedoras de O_2 que se utilizan con más frecuencia comprenden el empleo de:

- Oxígeno gaseoso
- Oxígeno líquido
- Concentrador de oxígeno

Oxígeno gaseoso: Son los sistemas de suministro de oxígeno que se encuentran disponibles en muchos hospitales y sanatorios ("tubos"). Almacenan O_2 por largos períodos sin pérdidas, pero requieren el reemplazo frecuente por su baja capacidad de almacenamiento. No se emplean en forma ambulatoria.

Oxígeno líquido: Estos dispositivos son más caros que los anteriores, pero al contener O_2 a alta presión necesitan ser recargados con menor frecuencia. No permiten el almacenamiento prolongado por la presencia de fugas. Se emplean en nosocomios y a nivel ambulatorio (unidades portátiles domiciliarias que el paciente puede trasladar como una mochila al salir de su domicilio).

Concentradores de oxígeno: Son dispositivos que toman aire atmosférico y "filtran" el nitrógeno proveyendo oxígeno con una pureza variable de acuerdo al flujo de O_2 suministrado (92 a 96%). Desde hace varios años existen concentradores de O_2 de menor tamaño, que funcionan con baterías recargables, y permiten que el paciente deambule portando estos dispositivos, siendo así una alternativa a las mochilas de oxígeno líquido.

Administración de O_2 en pacientes hipercápnicos

Es relativamente frecuente que los pacientes que padecen enfermedad pulmonar obstructiva crónica (EPOC), si la alteración de la relación V/Q es suficientemente grave, retengan CO_2 (véase capítulo 13).

El empleo de O_2 en estos pacientes debe hacerse con precaución ya que, de otro modo, se podría agravar la hipercapnia. Los mecanismos que explican el aumento de la CO_2 por administración no controlada del oxígeno son, en orden de importancia, los siguientes:

a) Agravamiento de la alteración de la relación V/Q: Uno de los mecanismos de compensación en las alteraciones de la relación V/Q es la vasoconstricción pulmonar hipóxica. Esto permite redistribuir la sangre de zonas de baja V/Q a regiones mejor ventiladas. La administración no controlada de O_2, al abolir el reflejo vasoconstrictor, empeora le relación V/Q y agrava la hipercapnia

b) Efecto Haldane. Como se verá (capítulo11) este es un efecto cooperativo en el transporte de O_2 y CO_2, por el cual la hemoglobina menos oxigenada es más apta para el transporte de CO_2. La administración de O_2, al oxigenar la hemoglobina, la hace menos apta para el transporte de CO_2, siendo este gas transportado en mayor volumen en el plasma aumentando así la $PaCO_2$.

c) Pérdida de estímulo sobre el quimio receptor periférico (QRP). El QRP es estimulado, entre otros, por la hipoxemia (capítulo 14). Al administrarse O_2, se pierde este estímulo, disminuye la ventilación y empeora la hipercapnia.

Métodos de administración de O_2

Los métodos más frecuentemente empleados para administrar oxígeno son:

- Máscaras faciales (máscara de Campbell)
- Cánulas nasales
- Terapia de Alto Flujo

Máscara facial: conocida como máscara de Campbell, ya que fue introducida por este autor en 1960. Su funcionamiento se basa en el principio de Venturi. A través de una máscara con fenestraciones que cubre completamente la boca y la nariz pasa O_2 al 100 % a un flujo determinado (4, 6 u 8 l/min). Por el mencionado principio físico, dicho "jet" de O_2 arrastra aire y produce una mezcla enriquecida con O_2 (fig 4-6). La ventaja de este dispositivo es que permite administrar O_2 en concentraciones previsibles (24 %, 28 %, 35 %, 40 %). La desventaja radica en que se necesitan flujos de O_2 relativamente altos (especialmente para las fracciones inspiradas mayores) y que, de ser necesario su empleo prolongado, no son confortables y dificultan la alimentación oral.

Cánulas nasales: son dispositivos sencillos que aportan oxígeno a través de las fosas nasales. Su principal desventaja consiste en que la fracción inspirada de O_2 (FIO_2) es impredecible, por lo que su empleo no se aconseja cuando la exactitud de la concentración de O_2 suministrado es crítica (como en la insuficiencia respiratoria aguda).

La composición gaseosa obtenida – y por consiguiente la FIO_2 – dependerá del flujo de O_2 empleado, del volumen corriente (a menor volumen corriente menos aporte de aire a la mezcla y por consiguiente mayor FIO_2) y del modo de respirar que adopte el paciente (si se respira por la nariz aumenta el aporte de O_2 mientras que por la boca sucede lo contrario). No obstante, se puede calcular que, por cada l/min suministrado, la FIO_2 aumentará alrededor de un 4 % por encima de la del aire atmosférico (a 1 l/min la FIO_2 será de 25%, a 2 l/min de 29% y así sucesivamente). Estos dispositivos son cómodos y permiten su empleo por períodos prolongados (ideales para oxígenoterapia prolongada o crónica). Si bien es posible administrar O_2 hasta un flujo de 6 l/min, habitualmente se utilizan flujos de 1 a 3 l/min y se adecuan los mismos a la SaO_2 (para alcanzar una SO_2 de al menos 90% o una PaO_2 no menor de 60 mm Hg). Con flujos menores a 4 l/min no se requiere humidificación.

Terapia de Alto Flujo: Desde hace varios años, el empleo de esta modalidad de administración de O_2, ha demostrado ser de utilidad en el tratamiento de la insuficiencia respiratoria aguda hipoxémica, evitando, en muchos casos, la necesidad de intubación orotraqueal y el inicio de asistencia ventilatoria mecánica.

Consiste en administrar, a través de cánulas nasales especialmente adaptadas para este tipo de terapia, oxígeno humidificado y calentado. Estos recaudos, respecto a temperatura y humedad, permiten administrar flujos de oxígeno hasta 60 litros por minuto para el tratamiento de pacientes hipoxémicos críticos.

4.5 Manifestaciones clínicas de la toxicidad por oxígeno

Se pueden clasificar en pulmonares y extra-pulmonares.

Manifestaciones pulmonares: El pulmón es el órgano más frecuentemente y rápidamente afectado. La magnitud y el tipo de lesión pulmonar depende de la FIO_2 empleada y el tiempo de exposición (Tabla I). Muchas de las manifestaciones del compromiso pulmonar (caída de la capacidad vital, alteraciones en el intercambio gaseoso, hipoxemia, afectación en la difusión, reducción de la compliance), están vinculadas con la disminución de la síntesis de surfactante (capítulo 6) y con el desarrollo de inflamación, edema y fibrosis intersticial pulmonar.

Si bien no ha sido definido con claridad el nivel tóxico del O_2, hay evidencias claras de que el ser humano puede tolerar fracciones inspiradas de O_2 de hasta 50% por períodos prolongados sin desarrollar lesión pulmonar irreversible.

Manifestaciones extrapulmonares:

Fibroplasia retrolenticular: Es la formación de tejido fibroso detrás del cristalino. Se ve en neonatos prematuros expuestos a altas FIO2. Se origina por vasoconstricción local.

Neurotoxicidad: La respiración de O_2 al 100% a presiones mayores de 760 mm de Hg (O_2 hiperbárico, capítulo 17), por lo general superiores a tres atmósferas, produce estimulación del sistema nervioso central pudiendo llegar a desencadenar convulsiones. Esta manifestación está relacionada con la lesión de las membranas celulares por oxidación de lípidos y grupos sulfidrilos proteicos. Puede aparecer con el empleo de cámaras hiperbárica (uso de O_2 al 100% a varias atmósferas de presión que se utiliza en el tratamiento de algunas enfermedades como la gangrena gaseosa, la enfermedad por descompresión, etc.) o en el buceo a grandes profundidades (capítulo 17).

CAPÍTULO 5

VENTILACIÓN PULMONAR Y ALVEOLAR

5.1 Volúmenes y capacidades pulmonares

-Determinación de los volúmenes y capacidades pulmonares
Evaluación con el: Espirómetro inscriptor
Pletismógrafo corporal
Expresión de los volúmenes determinados
-Importancia de la existencia de la CRF

5.2 Ventilación pulmonar

5.3 Espacio muerto

5.4 Ventilación alveolar
-Velocidad de renovación del aire alveolar contenido en la CRF

5.1 Volúmenes y capacidades pulmonares

A través de las pruebas funcionales respiratorias se puede determinar la capacidad del sistema tóraco-pulmonar para movilizar distintos volúmenes de aire a partir de su punto de equilibrio o reposo constituido por la capacidad residual funcional* (CRF) (Capítulo 6). Estas mediciones están influenciadas por las características anatómicas del sujeto y se modifican en distintas situaciones fisiológicas (cambios de posición) o fisiopatológicas.

Los *volúmenes pulmonares (tabla I, fig. 5-5)* son:

a) *volumen residual* (VR),
b) *volumen de reserva espiratorio* (VRE),
c) *volumen corriente* (Vc),
d) *volumen de reserva inspiratorio* (VRI).

El *VR* es el volumen de aire que queda en los pulmones luego de realizar una espiración máxima.

El *VRE* es el volumen máximo de aire que puede ser espirado a partir del punto de reposo del aparato respiratorio.

El *Vc* es el volumen de aire movilizado durante cada movimiento ventilatorio a partir de la CRF. En situaciones basales para un adulto de talla media, alcanza los 500 ml.

El *VRI* es el volumen máximo de aire que puede ingresar a los pulmones luego de inspirar un Vc.

De la *sumatoria de algunos o todos los volúmenes pulmonares descriptos se obtienen las capacidades pulmonares (tabla I, fig. 5-5).* Se describen la:

a) *capacidad residual funcional* (CRF),
b) *capacidad inspiratoria* (CI),
c) *capacidad vital* (CV), y
d) *capacidad pulmonar total* (CPT).

La *CRF* es el volumen de aire que queda dentro de los pulmones al finalizar la espiración del Vc en situaciones basales. Es el punto de equilibrio del sistema tóraco-pulmonar (capítulo 6). Comprende la suma de: VR + VRE. Se debe tener presente que el *volumen gaseoso de la CRF* se distribuye entre: *alvéolos funcionantes y espacio muerto fisiológico* (sección 5.3 de este capítulo).

La *CI* es el máximo volumen de aire que se puede inspirar a partir del punto de reposo del aparato respiratorio. Está determinada por la suma de: Vc + VRI.

La *CV* es el máximo volumen de aire que se puede espirar a partir de una inspiración máxima. Comprende a la suma de: Vc + VRI + VRE.

La *CPT* es el volumen de aire contenido dentro de los pulmones al final de una inspiración máxima. Abarca los cuatro volúmenes estudiados: VR + Vc + VRE + VRI.

Tabla I. Valores normales de los volúmenes y capacidades pulmonares en una persona adulta joven de sexo masculino[1]

Volúmenes	*Valor (ml)*
Residual	1200
De reserva espiratorio	1200
Corriente	500
De reserva inspiratorio	3100
Capacidades	
Residual funcional	2400
Inspiratoria	3600
Vital	4800
Pulmonar total	6000

[1]De 1,73 m^2 de superficie corporal

Determinación de los volúmenes y capacidades pulmonares

1- Evaluación con el espirómetro inscriptor

El espirómetro clásico de Benedict-Roth está compuesto por una cámara con una pared doble entre la que se desliza una campana *(fig.5-1).* El espacio comprendido entre la pared doble se llena de agua, permitiendo el movimiento de la campana. Esta forma la cámara en donde se almacena el aire u oxígeno que respira el sujeto.

Entre este reservorio y los pulmones de la persona a ser examinada se intercalan sucesivamente un recipiente de cal sodada y tubuladuras con válvulas inspiratorias y espiratorias. La cal sodada absorbe el CO_2 y el vapor de agua del aire espirado hacia el aparato, permitiendo que a la cámara de almacenamiento de gases llegue únicamente el aire u oxígeno empleado en el estudio (circuito cerrado). Las válvulas inspiratorias y espiratorias permiten el movimiento del aire/oxígeno durante el ciclo respiratorio sin que exista mezcla de lo espirado con lo inspirado.

Por último se emplea una pieza bucal constituida por una placa perforada en el medio que se une a las tubuladuras inspiratoria y espiratoria. La pieza perforada se sostiene entre los dientes y la mucosa bucal. Los cambios de volumen provocados por la dinámica respiratoria en la cámara del aparato se registran mediante un sistema inscriptor.

Mediante este aparato, en las condiciones anteriormente descriptas, se puede registrar el: Vc, VRI, VRE, la CV y la CI. Para evaluar la CRF se debe emplear una técnica especial de dilución de un gas marcador cuya concentración inicial se conoce y cuya variación a partir del aire espirado se puede determinar durante el curso de la prueba. El gas empleado es el helio (He), (al 10 % de concentración) junto con O_2.

Esta mezcla gaseosa se encuentra en la cámara de almacenamiento del aparato *(fig. 5-2).*

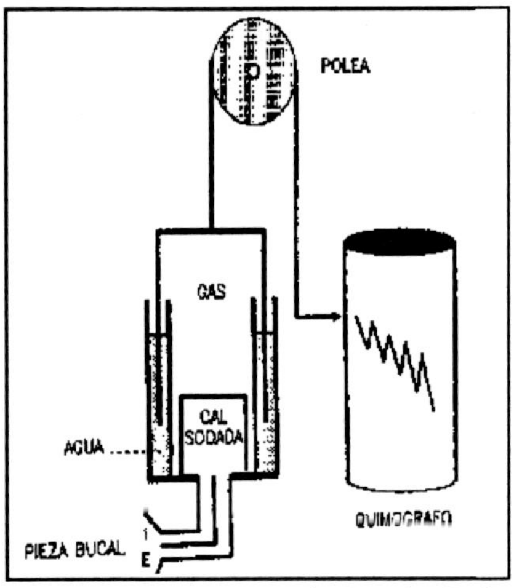

Figura 5-1: Espirómetro de Benedict-Roth. En el esquema se observa el recipiente con cal sodada empleado para permitir la re-inhalación del gas utilizado (O_2 o aire) previa remoción del CO_2 y el vapor de agua.

El He se caracteriza por difundir muy poco a través de la membrana alvéolo-capilar por lo que la disminución que se registra en la concentración de He [He] de la cámara se debe casi en su totalidad a su dilución en la CRF del sujeto. De esta manera antes del comienzo de la prueba la cantidad de He presente en la cámara de almacenamiento será igual a:

Cantidad inicial de He = volumen inicial x [He] inicial

Luego se conecta el sujeto al aparato y se lo hace respirar de la mezcla gaseosa contenida en el mismo durante aproximadamente 5 minutos, hasta lograr que la [He] no se modifique durante un lapso de 30 segundos. Así se obtiene la cantidad final de He que será igual a:

Cantidad final de He= volumen final x [He] final

Teniendo presente que:

Cantidad inicial de He = cantidad final de He

Reemplazando las cantidades inicial y final de He por sus equivalentes:

Volumen inicial x [He] inicial = volumen final x [He] final

Puede despejarse el *volumen final*:

$$\text{Volumen final} = \frac{\text{Volumen inicial x [He] inicial}}{\text{[He] final}}$$

Como el volumen final = volumen inicial + CRF, la CRF = volumen final - volumen inicial.

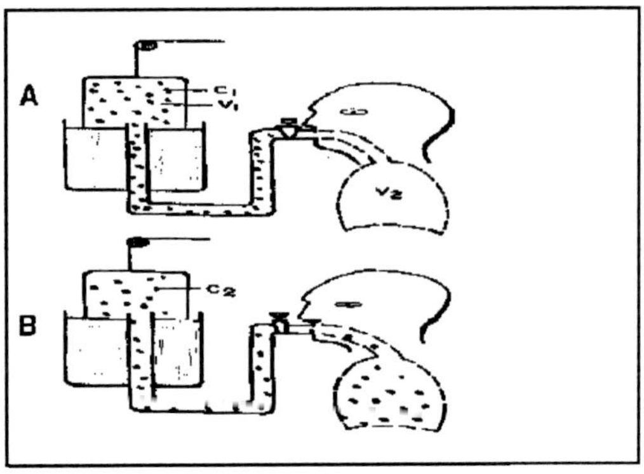

Figura 5-2: Medición de la CRF mediante la técnica de dilución con Helio. A: estado inicial; B: Estado de equilibrio. C_1= [He] inicial; C_2= [He] final; V_1= Volumen inicial; V_2 = CRF.

El valor obtenido debe ser corregido debido a que algo de He pasa a la sangre o sea que la CRF calculada es algo mayor que la real.

En los espirómetros de campana más modernos, la misma se encuentra sellada por una membrana en lugar de agua. Además constan de un potenciómetro que transforma el desplazamiento mecánico de la campana en una señal eléctrica. Esta señal amplificada es procesada por una computadora. Como resultado de este procesamiento de la información se pueden medir los volúmenes de aire movilizados sin la necesidad de calcularlos manualmente en el gráfico registrado. También en la mayoría de estos aparatos se puede derivar (a partir de los volúmenes obtenidos) el valor del flujo respiratorio, sirviendo por lo tanto para la realización de espirometrías forzadas. Los espirómetros portátiles no tienen campana y se encuentran compuestos por un neumotacógrafo (capítulo 9) que mide el flujo aéreo y un sistema de amplificación y registro (fig. 5-3-4).

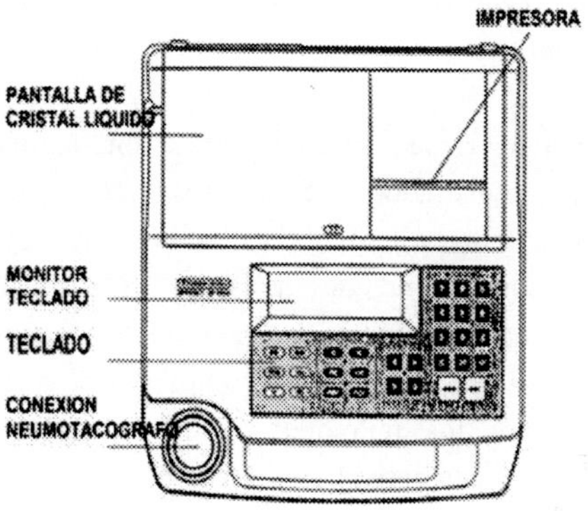

Figura 5-3: Espirómetro computarizado en el que se observa el teclado, la pantalla de cristal líquido en que se grafican las curvas realizadas y la impresora. Con distintas variantes estos elementos se encuentran en todos los equipos de este tipo.

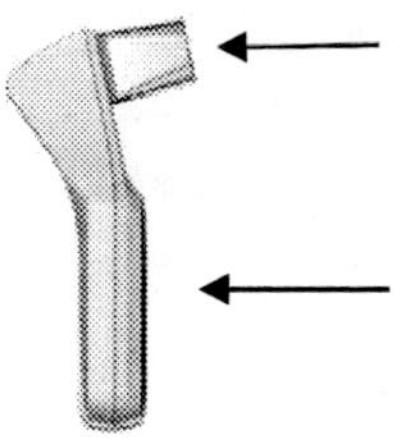

Figura 5-4: Espirómetro digital, del tamaño de un teléfono celular que consiste en un neumotacógrafo, que se conecta a la boca del paciente mediante una boquilla descartable (flecha superior), y pantalla (flecha inferior). Los datos se almacenan en el dispositivo y se puede conectar a una computadora de escritorio e impresora.

2-Registro espirográfico.

Se denomina espirograma al trazado obtenido con un espirómetro inscriptor *(fig. 5-5).*

Cuando el sujeto inspira se produce el ingreso del aire/oxígeno almacenado en la campana hacia los pulmones, lo que provoca una disminución del volumen gaseoso contenido en la misma, y un descenso de la campana, que se encuentra conectada mediante una polea a una aguja inscriptora que registra el movimiento producido en un quimógrafo.

Dada la disposición del sistema inscriptor, todo descenso de la campana provoca un ascenso de la aguja inscriptora, por lo que todo *movimiento inspiratorio quedará registrado gráficamente como una línea ascendente. Lo inverso ocurre durante la espiración y por lo tanto el registro obtenido durante la misma será el de una línea descendente.*

Como el grado de desplazamiento de la campana es proporcional al volumen de aire movilizado, la excursión de la aguja inscriptora puede ser transformada en volúmenes de aire al multiplicar la magnitud del desplazamiento producido por un valor constante, según cada aparato, que indica el volumen de aire a que equivale cada unidad de variación de altura.

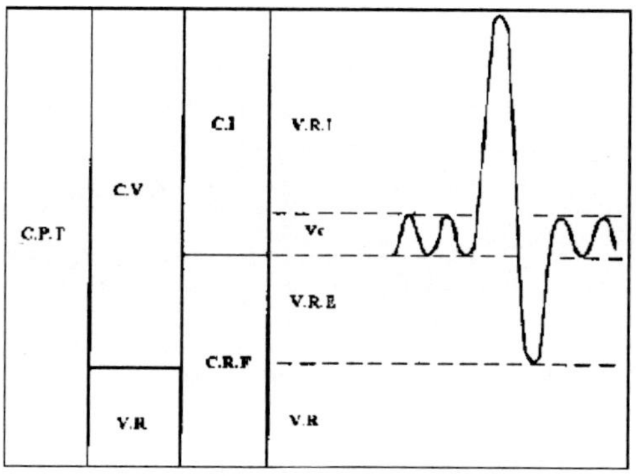

Figura 5-5: Registro espirográfico. Volúmenes: residual (VR), de reserva espiratorio (VRE), corriente (Vc), de reserva inspiratorio (VRI). Capacidades: residual funcional (CRF), inspiratoria (CI), vital (CV), pulmonar total (CPT).

3-Evaluación con el pletismógrafo corporal

Cuando existen trastornos de *tipo obstructivo* (por aumento de la resistencia de la vía aérea) los valores de la CRF hallados, con el procedimiento anterior, pueden estar alejados de la realidad, debido a que en esta circunstancia existen zonas del pulmón que presentan atrapamiento aéreo y por lo tanto ventilan mal. En estos casos se puede determinar la CRF con mayor exactitud, empleando el *pletismógrafo corporal* que consiste en una caja hermética en la cual se ubica el sujeto *(ver fig.5-6).*

Al final de una espiración normal el sujeto tiene dentro de sus pulmones un volumen inicial de aire desconocido (Vi) que es igual a la CRF y una presión intraalveolar similar a la presión atmosférica (Pi).

Cuando se obstruye la boquilla por donde respira y se le solicita que realice una inspiración, como no puede ingresar aire a sus pulmones, se produce la expansión del volumen contenido dentro del tórax (Vf) y una disminución del volumen libre de la cámara (proporcional al aumento de volumen del tórax) con la obtención de un nuevo valor de presión dentro del pletismógrafo según lo expuesto por la ley de Boyle (Capítulo 1). Paralelamente se registra la presión en la boca (Pf) (como no hay flujo de aire su valor se aproxima a la presión intraalveolar).

De esta manera se conoce el valor inicial de presión intraalveolar (Pi) y las variaciones de la misma durante la realización de esfuerzos respiratorios (Pf), junto con la variación de volumen experimentada (Vf).

Teniendo presente que:

$$Vi \times Pi = Vf \times Pf$$

y como:

$$Vi = CRF$$

Si despejamos esta ecuación tenemos:

$$CRF = \frac{Vf \times Pf}{Pi}$$

La ventaja de este procedimiento reside en que no necesita que el volumen de aire a determinar se encuentre en comunicación con la atmósfera.

4- Expresión de los volúmenes determinados.

Los volúmenes determinados mediante los procedimientos descriptos se encuentran a valores *ATPS* (a temperatura y presión ambiente y saturados con vapor de agua).

Para efectuar comparaciones de los mismos en el tiempo, con otras determinaciones obtenidas en el mismo sujeto, o en otros individuos en lugares distantes, es conveniente que se expresen en forma tal que las variaciones de temperatura, presión y humedad ambiental no los modifiquen.

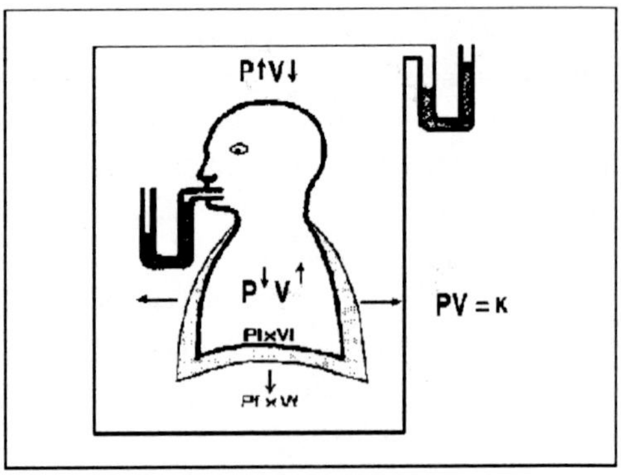

Figura 5-6: Medición de la CRF mediante el empleo del pletismógrafo corporal.

De esta necesidad surge la expresión de los volúmenes registrados en valores *BTPS* (a temperatura corporal, presión atmosférica y saturados con vapor de agua) y *STPD* (a temperatura de 0ºC, presión de 760 mmHg y seco). Se debe tener presente que los volúmenes de aire contenidos por los pulmones (BTPS) pueden llegar a ser hasta cerca de un 10 % mayores que los determinados a valores ATPS.

Para realizar esta conversión se emplean tablas (ver para mayor detalle el capítulo 17).

Importancia de la existencia de la CRF.

La CRF determina la existencia de una *atmósfera alveolar* con características diferentes a la ambiental (capítulo 1); evitando cambios extremos en la PAO_2 con cada respiración (PAO_2 cercana a la atmosférica durante la inspiración y cercana a la durante la espiración).

5.2 Ventilación pulmonar

Se entiende por *ventilación pulmonar* el volumen de aire movilizado entre la atmósfera y los pulmones por unidad de tiempo. Para su determinación se necesita conocer:

1) el volumen de aire movilizado por cada movimiento respiratorio (Vc), y

2) la frecuencia respiratoria (f_r).

$$V_P = Vc \times f_r$$

Considerando los valores de Vc referidos en la Tabla I y una f_r normal en situaciones basales para un adulto entre 12 a 18 respiraciones por minuto, tenemos:

$$V_P = 500 \text{ ml} \times 12 \text{ respiraciones}$$

$$V_P = 6000 \text{ ml/min}$$

5.3 Espacio muerto

Sin embargo se debe tener presente que no todo el aire que ingresa al pulmón con cada movimiento respiratorio alcanza la membrana alvéolo-capilar. La porción del aire inspirado que no participa de la hematosis, y que queda ocupando la vía aérea de conducción o las zonas alveolares no perfundidas, se denomina *espacio muerto* (VM).

Por lo tanto se lo define como el *volumen de aire que si bien es movilizado por la actividad ventilatoria no realiza hematosis.* El VM comprende:

a) el *VM anatómico* (vía aérea de conducción);

b) el *VM alveolar* (alvéolos ventilados pero no perfundidos).

La sumatoria de ambos constituye el *VM total* o *fisiológico.* Su valor normal en una persona adulta es de aproximadamente 2 ml por kg de peso corporal (unos 150 ml para una persona de 70 kg). En *posición horizontal*, en una persona normal, prácticamente *está compuesto por la vía aérea de conducción*; mientras que en *posición de pie* y *en reposo*, una pequeña porción de su volumen total se encuentra integrado por el VM alveolar (alvéolos apicales).

El VM total o *fisiológico* se puede estimar mediante la aplicación del *principio de dilución* de una sustancia indicadora.

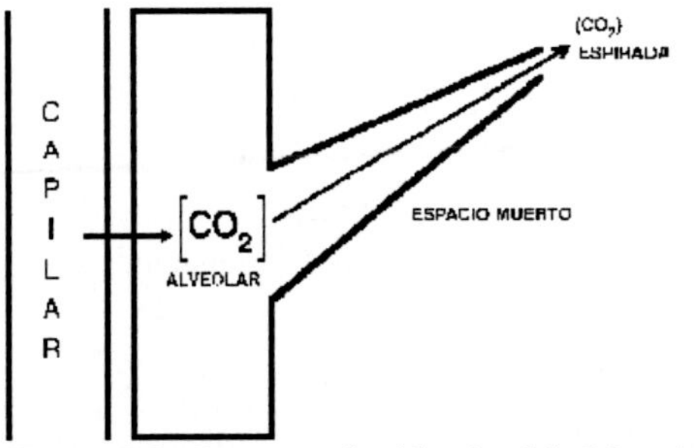

Figura 5-7: Principio de dilución del CO_2 alveolar (Método de Bohr) para la determinación del espacio muerto fisiológico.

La sustancia empleada es el CO_2 debido a que *proviene solamente de la zona de intercambio gaseoso* y no de las regiones que se comportan como VM. Como se observa en la *fig. 5-7,* la concentración de CO_2 alveolar $[CO_2]_A$ debe ser mayor que la espirada debido a que la $[CO_2]_A$ se ha diluido, en su camino hacia la boca, por el aire del VM anatómico.

El VM total se puede calcular por la *ecuación de Bohr* que se desarrolla a continuación:

<u>Símbolos empleados:</u>

- VCO_{2e} = Volumen de CO_2 espirado en cada ciclo respiratorio.

- $FECO_2$ = Concentración fraccional espirada de CO_2.

- $FACO_2$ = Concentración fraccional alveolar de CO_2.

- VA = Volumen de gas alveolar por cada respiración.

Conociendo que:

$$VCO_{2e} = VC \times FECO_2 \quad [1]$$

y como:

$$VC \times FECO_2 = VA \times FACO_2 \quad [2]$$

Dado que la única fuente del $CO_{2\,e}$ es el alvéolo, y teniendo presente que:

$$VC = VA + VM$$

y

$$VA = VC - VM \quad [3]$$

Reemplazando VA en [2] por [3] se obtiene:

$$VC \times FECO_2 = (VC - VM) \times FACO_2$$

Despejando VM:

$$VM = \frac{FACO_2 - FECO_2}{FACO_2} \times VC$$

O lo que es similar:

$$VM = \frac{PACO_2 - PECO_2}{PACO_2} \times VC$$

Y la *relación VM/VC* (VD/VT de la nomenclatura anglosajona) será igual a:

$$VM/VC = \frac{PACO_2 - PECO_2}{PACO_2}$$

Empleando un ejemplo numérico, tenemos que en condiciones basales la $PACO_2$ es de 40 mmHg y la $PECO_2$ es de 28 mmHg. Por lo tanto:

$$VM = \frac{40 \text{ mmHg} - 28 \text{ mmHg}}{40 \text{ mmHg}} \times 500 \text{ ml}$$

- VM = 0.3 x 500 ml
- VM = 150 ml
- *Relación VD/VT* será igual a: 0,3.

Esto significa que por cada ml de aire movilizado para ventilar los pulmones, 0.3 ml quedan en el VM fisiológico mientras que los 0.7 ml restantes ventilan alvéolos funcionantes.

El *VM anatómico,* se puede determinar mediante el procedimiento del "lavado de N_2" o *método de Fowler.* En esta prueba el sujeto realiza una inspiración única con O_2 puro (a partir del VR) y luego espira toda su CV. El aire espirado, al salir de la boca, pasa por un analizador rápido de N_2 que toma muestras en forma continua. De esta manera se pueden graficar los cambios en la concentración del N_2 en función del tiempo.

Como se puede comprobar al analizar la *fig. 5-8,* al comienzo de la espiración la concentración de N_2 es prácticamente nula, dado que el aire espirado proviene del VM anatómico que se encuentra "lleno" con el O_2 inhalado (fase I). Luego aumenta a medida que se espira un porcentaje mayor de la CV (fase II), para alcanzar un nivel que se mantiene prácticamente estable (meseta alveolar o fase III) hasta el final de la espiración, en donde se produce un nuevo incremento debido a que en ese momento el aire proviene casi en su totalidad de los alvéolos apicales (fase IV). Como la ventilación absoluta de estos alvéolos es baja, al realizar la inspiración de la CV con O_2 puro han recibido poco de este gas en relación con su volumen y por lo tanto el aire alveolar no experimentó una dilución importante de su contenido de N_2. Esto se manifiesta al final de la espiración al producirse el cierre de la vía aérea de la base (Capítulo 9).

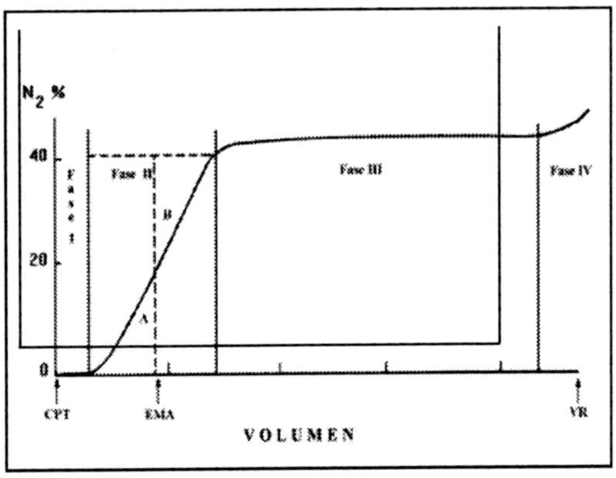

Figura 5-8: Método de Fowler para la medición del espacio muerto anatómico. CPT: Capacidad pulmonar total. VR: Volumen residual. EMA: Espacio muerto anatómico. Las áreas A y B son iguales. Fases I a IV: ver explicación en el texto.

Si se grafica la concentración de N_2 en función del volumen espirado, se puede evaluar a partir de la curva obtenida, el VM anatómico *(fig.5-8).*

Actualmente se puede reemplazar la determinación de las concentraciones de N_2 por las de CO_2 (dado que este gas es excretado por la circulación pulmonar hacia los alvéolos) y evaluar los cambios de su concentración espirada en función del tiempo o del volumen pulmonar (registro capnográfico). A partir de este procedimiento si se grafican en forma simultánea la $PaCO_2$ y la $PECO_2$ (presión parcial espiratoria de CO_2) en función del volumen pulmonar, es posible obtener las áreas correspondientes a los volúmenes de: a) el espacio muerto (anatómico y alveolar) y b) el espacio alveolar del Vc *(fig. 5-9).* En la figura 10 se observa un registro capnográfico normal.

Al final de la espiración se obtiene la $PETCO_2$ (presión de CO_2 de fin de espiración) cuyo valor en personas sin patología respiratoria se aproxima al de la $PACO_2$ (es entre 2 a 5 mmHg inferior a la $PACO_2$) que a su vez es igual a la $PaCO_2$ (fig. 5-

9). Esto se debe a que sobre el final de la espiración el aire espirado proviene, prácticamente en su totalidad, de los alvéolos.

Por lo tanto la determinación de la $PETCO_2$ es una forma indirecta de evaluar la $PACO_2$ y la $PaCO_2$.

La diferencia entre la $PaCO_2$ y la $PETCO_2$ (*figura 5-9*: área grisada entre el límite superior del dibujo y la zona señalada con una flecha - $PETCO_2$-) representa el *espacio muerto alveolar* que en situaciones normales es muy pequeño.

En toda situación patológica en que se produzca un *incremento del VM alveolar* (por ejemplo en un tromboembolismo pulmonar en donde algunos vasos pulmonares están obstruidos, mientras que los alvéolos por ellos irrigados siguen ventilando) se ampliará la diferencia entre la $PaCO_2$ y la $PETCO_2$.

5.4 Ventilación alveolar

La *ventilación alveolar* abarca todo el volumen de aire que se pone en contacto con los alvéolos funcionantes en la unidad de tiempo.

La V_A queda definida por la siguiente ecuación:

$$V_A = (VC - VM) \times f_r$$

Para los valores definidos anteriormente será igual a:

$$V_A = (500 - 150) \times 12$$

$$V_A = 4200 \text{ ml/min}$$

Si la V_A es mayor que la necesaria para mantener un adecuado aporte de O_2 y extraer el CO_2 producido por el metabolismo celular, se dice que el sujeto ***hiperventila*** y se observa una *disminución de la* $PaCO_2$ (por "lavado" del aire alveolar). Si por el contrario es insuficiente para mantener los parámetros mencionados dentro de los límites normales, se dice que ***hipoventila*** y se comprueba un *aumento de la* $PaCO_2$.

Por lo mencionado más que el valor de V_P de un paciente, interesa conocer su V_A que es la que efectivamente interviene en la hematosis.

Como vemos en el siguiente ejemplo, dos personas con igual V_P pueden tener diferente V_A. Las dos presentan:

$$V_P = 6000 \text{ ml/min}$$

La Nº 1 V_P = 500 ml x 12 respiraciones

La Nº 2 V_P = 200 ml x 30 respiraciones

Pero la Nº 1 tiene: $V_A = (500 - 150) \times 12$

$$V_A = 4200 \text{ ml/min}$$

y la Nº 2: $V_A = (200 - 150) \times 30$

$$V_A = 1500 \text{ ml/min}$$

Por lo tanto en este ejemplo, la *última persona se encuentra hipoventilando.*

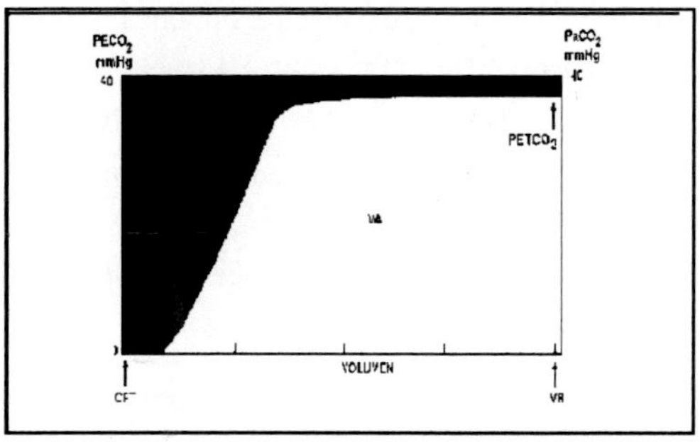

Figura 5-9: Empleo del registro capnográfico para la evaluación del espacio muerto fisiológico. Zona gris: espacio muerto fisiológico, VA = volumen del espacio alveolar del Vc. $PETCO_2$ = (del inglés: end tidal CO_2) presión parcial de CO_2 de fin de espiración. $PECO_2$ = presión parcial espiratoria de CO2. $PaCO_2$ = presión arterial de CO_2. CPT = capacidad pulmonar total. VR = volumen residual.

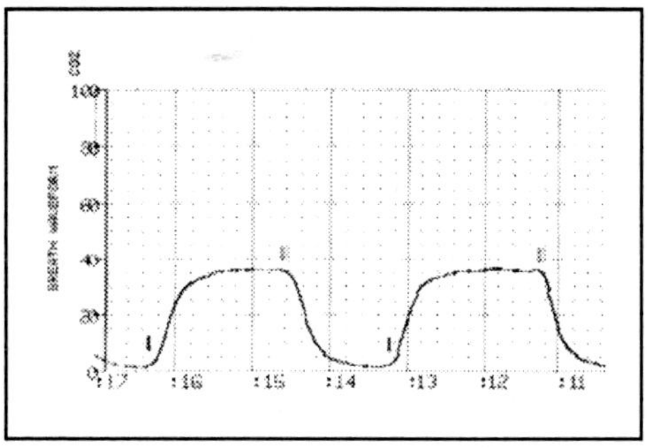

Figura 5-10: Registro capnográfico de un paciente con respiración espontánea. Las flechas grises indican la $PETCO_2$ (35 mmHg), las flechas blancas señalan el inicio de la inspiración y las flechas negras el comienzo de la espiración.

Velocidad de renovación del aire alveolar contenido en la CRF.

Si una persona inspira O_2 puro y tiene una CRF de 2.500 ml (2350 contenidos en los alvéolos y 150 ml formando parte del espacio muerto fisiológico) al movilizar un VC = 500 ml con cada respiración, llegarán al espacio alveolar:

Volumen alveolar inicial = 2350 ml

VC - VM = 500 - 150 = 350 ml

De esta manera con la *primera respiración* se renueva el 15 % del volumen alveolar total, por el ingreso de los 350 ml de O_2.

Por lo que la concentración inicial de N_2 alveolar [N_2A] (76 %) disminuye en un 15 %, quedando en 65 %.

Con cada inspiración siguiente la [N_2A] residual se diluye en 15 %. Así con la segunda respiración: la [N_2A] baja al 55 % y con la tercera alcanza el 47 %. Este proceso continúa hasta que se ha eliminado todo el N_2A.

De hecho luego de 20 respiraciones manteniendo el mismo Vc se llegaría a una [N_2A] de alrededor del 3 %. Sin embargo la velocidad de eliminación es menor que la calculada teóricamente debido al N_2 presente en la sangre y tejidos corporales que difunde hacia los alvéolos. Como se comprueba por lo señalado anteriormente, cuanto mayor sea el volumen inicial de la CRF y menor el VC tanto más respiraciones se necesitarán para "lavar" el aire alveolar de su [N_2]. Por ello podemos decir que la velocidad de "lavado" del gas alveolar se encuentra en relación directamente proporcional con la f_r y con el Vc y en relación inversamente proporcional con el volumen de la CRF.

Simplificando lo expuesto tenemos:

$$\text{Velocidad de lavado de } N_2 = \frac{1}{\text{CRF}}$$

CAPÍTULO 6

EL SISTEMA TÓRACO-PULMONAR EN REPOSO VENTILATORIO

6.1 Introducción

Tanto el pulmón como el tórax son cuerpos elásticos, que poseen la capacidad de recuperar su forma primitiva cuando deja de actuar sobre ellos la fuerza que los había deformado, esto ocurre debido a que al distenderse generan una fuerza conocida con el nombre de fuerza elástica (pulmonar o torácica respectivamente) que tiende a llevarlos a su posición de reposo.

Cuanto más elástico sea un cuerpo, tanta mayor fuerza o presión será necesaria aplicar para lograr que se deforme en una unidad de superficie o volumen.

$$E = \frac{\Delta P}{\Delta V}$$

E = elasticidad

ΔP= Variación de presión

ΔV= variación de volumen

El módulo de Young es un indicador de elasticidad y está en relación inversamente proporcional con la deformación que experimenta el cuerpo. De esta manera el valor del módulo de Young para el acero es mucho mayor que el obtenido para el aluminio o la madera.

Finalmente la facilidad que posee un cuerpo para ser deformado por una fuerza o presión se conoce con el nombre de distensibilidad. Por lo tanto la distensibilidad es la inversa de la elasticidad (capítulo 3).

Antes de pasar a describir el mecanismo de la ventilación debemos considerar las características del pulmón, la caja torácica y luego la del sistema tóraco-pulmonar. Los aspectos anatómicos se han descripto en el Capítulo 3.

6.2 Resistencia elástica del pulmón

El pulmón es un cuerpo elástico que posee un volumen de reposo (sin aire) cercano a 0 ml. Esta situación sólo se presenta fisiológicamente antes del nacimiento dado que, después que el pulmón se ha insuflado con los primeros movimientos ventilatorios, siempre queda dentro del mismo un volumen de aire (en el caso de efectuar una espiración forzada) que se conoce bajo la denominación de volumen residual (ver capítulo 5; 5.1).

Si se extrae el pulmón del tórax de un cadáver, ese pulmón también conserva algo de aire en su interior y no recupera nunca su volumen de reposo. Ese volumen se conoce como volumen mínimo y es de aproximadamente 200 ml en el pulmón de un sujeto adulto de sexo masculino de 1,7 m^2 de superficie corporal.

Finalmente cuando se considera el punto de equilibrio del sistema tóraco-pulmonar, el volumen de aire contenido en dicha situación es el de la capacidad residual funcional (CRF).

Resumiendo todo lo expuesto

TABLA I: volúmenes y capacidades pulmonares

Volumen/Capacidad	**Volúmenes (ml)**
Volumen de reposo	0
Volumen mínimo	200
Capacidad residual funcional	2400
Capacidad pulmonar total	6000

Composición de la elasticidad pulmonar

La propiedad elástica del pulmón se origina en la estructura funcional del órgano y por ello se puede afirmar esquemáticamente que se encuentra integrada por dos componentes:

a- tensión superficial,

b- constitución histológica del tejido pulmonar.

a- La tensión superficial

Es una manifestación de las fuerzas de atracción y repulsión molecular. Como se viera en el capítulo 3; (3.2) la membrana alvéolo-capilar se encuentra recubierta por una delgada capa de líquido (interfaz aire-líquido). En la superficie de esta capa líquida se desarrollan las fuerzas de la tensión superficial. El fundamento físico de las mismas está dado por la estructura de la molécula de agua. La polaridad eléctrica del agua se debe a la disposición de los electrones que integran los átomos de hidrógeno y oxígeno. El átomo de oxígeno comparte un par de electrones con cada uno de los átomos de hidrógeno por superposición de los orbitales electrónicos de los átomos. De esta manera aunque la molécula de agua no posea una carga neta, presenta una carga local positiva del lado del hidrógeno y negativa del lado del oxígeno, comportándose como un dipolo eléctrico (*fig. 6-1*).

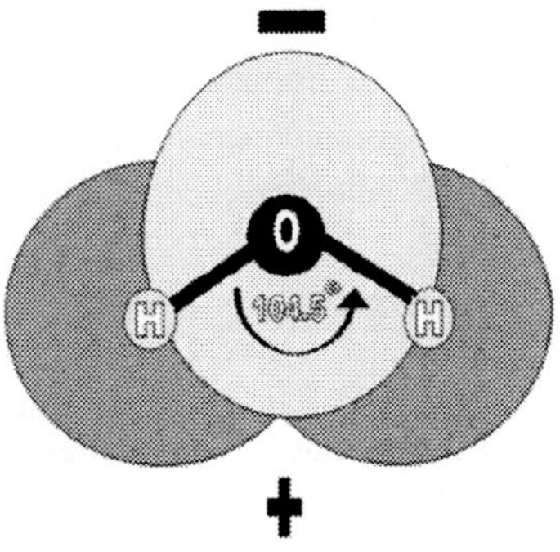

Figura 6-1: Característica de la molécula de agua.

Las moléculas de agua que se encuentran en el interior del líquido son atraídas por las que las rodean en función de la disposición espacial de sus cargas. Por otro lado, las moléculas que se disponen en la superficie del líquido, solamente son atraídas por aquellas que están en el líquido. De esta manera se genera una fuerza que se dirige hacia el seno de la masa líquida (*fig. 6-2*).

Cuando se analiza el comportamiento de las fuerzas de tensión superficial en el alvéolo, que presenta una forma idealmente esférica, se comprueba que la sumatoria de las fuerzas que se ejercen en la superficie de la interfase aire-líquido determinan una resultante que tiende a provocar el colapso alveolar (*fig. 6-3*).

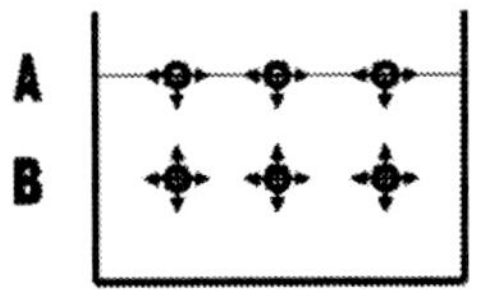

Figura 6-2. Moléculas de agua dispuestas en el interior y en la superficie de un líquido. En A las moléculas son atraídas hacia el interior del líquido, mientras que en B las fuerzas de atracción y repulsión se encuentran equilibradas.

La relación entre la presión que se desarrolla en el alvéolo y el diámetro se encuentra definida por la **ley de Laplace**, cuya fórmula se detalla a continuación:

$$P = \frac{2 \times T}{R}$$

En donde:

P: Presión dentro del alvéolo (dinas)

T: Tensión parietal del alvéolo (dinas/cm)

R: Radio de curvatura (cm)

O lo que es lo mismo

$$2 \times T = P \times R$$

Por lo tanto cuanto mayor sea el alvéolo (y mientras que se mantenga constante la tensión de la pared), menor será la presión alveolar (o sea la presión que se ejerce en el interior de la cámara alveolar). De esta manera sería lógico pensar que los alvéolos más grandes, al tener menor presión, recibieran el aire contenido en los alvéolos más pequeños (con mayor presión interna). Sin embargo esto no ocurre gracias a la presencia de la interfase aire-líquido de la sustancia surfactante de la que hablaremos más adelante en este mismo capítulo.

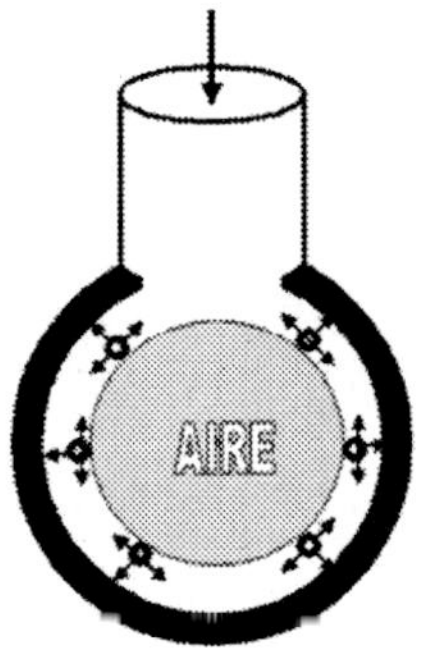

Figura 6-3: Sumatoria de las fuerzas de atracción/repulsión de las moléculas de agua en un alvéolo. Se comprueba que las fuerzas que se dirigen hacia el interior de la capa líquida se anulan con las de las moléculas que se disponen en la misma dirección pero en sentido opuesto. Mientras que las fuerzas de dirección lateral son las que provocan la tendencia al colapso del alvéolo.

La fuerza de retracción de los alvéolos, producida por la tensión superficial (*fig. 6-3*), es uno de los principales integrantes de la elasticidad pulmonar (fuerza elástica pulmonar - FEP-) (*fig.6-4*), siendo responsable aproximadamente de las 2/3 partes de la misma.

La participación de la tensión superficial en la generación de gran parte de la fuerza de retracción elástica del pulmón, fue descripta en 1929 a partir de un trabajo experimental realizado por von Neegaard.

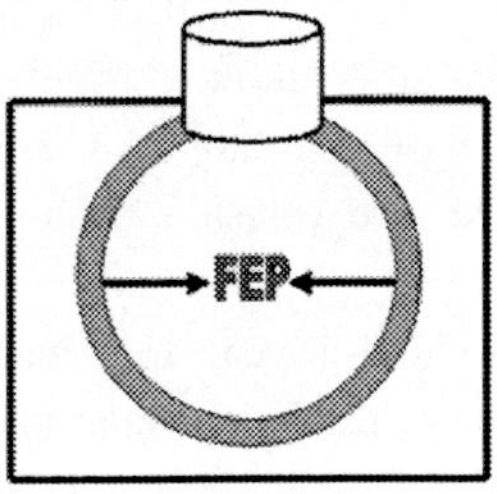

Figura 6-4. Generación de la fuerza elástica pulmonar (FEP) al distenderse el pulmón a partir de su volumen de reposo.

Este investigador midió la relación presión-volumen en un pulmón aislado distendido con aire y luego distendido con líquido y observó que cuando el pulmón se distendía con solución fisiológica la fuerza de retracción elástica era menor. Por lo tanto se requería menor presión para expandir completamente el pulmón lleno con solución fisiológica que con aire (curva de la izquierda *fig. 6-6*). Como consecuencia de estos experimentos dedujo la participación de la tensión superficial en el desarrollo de la fuerza de retracción elástica del pulmón, y explicó la disminución de la misma en el pulmón lleno de líquido por la supresión de la interfase aire-líquido presente en cada alvéolo (*fig.* 6-6).

b- La constitución histológica del tejido pulmonar

El resto de la elasticidad del pulmón se debe a la estructura histológica del órgano. El intersticio alveolar se encuentra integrado por tejido conjuntivo compuesto por una matriz de proteoglicanos en la que se disponen pequeñas fibras elásticas y fascículos de colágeno entrelazados con la red capilar a la que sirven de soporte. En este sentido se debe señalar que si bien existen fibras colágenas y elásticas (Capítulo 3; sección 3.2) la cantidad de las elásticas (capaces de ser deformadas fácilmente por la acción de una fuerza) es pequeña, por lo que la mayor parte de la fuerza elástica originada en el tejido está dada por las fibras colágenas. Con respecto al mecanismo por el cual estas fibras (muy poco deformables) generan una fuerza elástica que se opone a la distensión del órgano, se debe encontrar más en la disposición geométrica de las mismas que en su capacidad para deformarse individualmente.

Este fenómeno se puede comparar a lo que ocurre con una media de nylon, en donde cada uno de los hilos que la integran es muy resistente al estiramiento, pero la disposición tridimensional que adoptan en el tejido hace que en conjunto se puedan deformar con relativa facilidad.

-La sustancia surfactante

El surfactante pulmonar es sintetizado por los neumonocitos tipo II (ver capítulo 2) a partir de la 28 semana de gestación, y se almacena dentro de ellos, en los cuerpos laminares. Estos se encuentran formados por capas concéntricas de surfactante.

El surfactante está compuesto por una parte lipídica (90 %) unida a proteínas. La parte lipídica se encuentra constituida principalmente por fosfolípidos (dipalmitoil fosfatidilcolina -70%-, fosfatidilglicerol -5%- fosfatidiletalonamina -3%-) mientras que las proteínas comprenden diversas apoproteínas conocidas como: SP-A, SP-B, SP-C y SP-D. Las proteínas conforman junto con los lípidos un complejo de alto peso molecular. Las apoproteínas B (de 79 aminoácidos codificada en el cromosoma 2) y C (de 35 aminoácidos codificada en el cromosoma 8) incrementan la capacidad de formar una fina capa en la superficie alveolar de las moléculas de fosfolípidos que constituyen la mayor parte del surfactante pulmonar. Por este motivo los trastornos que producen la carencia absoluta o relativa de estas apoproteínas llevan a la producción de síndromes de dificultad respiratoria aguda o crónica.

Los fosfolípidos solos, poseen la misma capacidad para reducir la tensión superficial que los complejos lipoproteicos. Sin embargo estos últimos se absorben y extienden con mucha mayor facilidad en la interfase aire-líquido y por lo tanto presentan mayor eficacia. Como el surfactante pulmonar reduce la tensión superficial por disponerse en la superficie de la interfase aire-líquido (*fig. 6-5*), la disminución de dicha interfase, como ocurre durante la espiración, hace que aumente la cantidad de moléculas del agente tensioactivo por unidad de superficie y por lo tanto ejerce mayor efecto sobre la tensión superficial.

A partir de lo expuesto se puede concluir que en los alvéolos de menor tamaño (que por aplicación de la ley de Laplace presentarían mayor presión a tensión constante) se reduciría más la tensión que en los alvéolos más grandes. Este fenómeno contribuiría a mantener estable la estructura alveolar integrada por alvéolos más grandes en los vértices pulmonares y más pequeños en las bases, (capítulo 3; 3.2) evitando el vaciamiento de los más chicos en los de mayor diámetro.

Finalmente si se registra la curva de distensión pulmonar en función de la presión de insuflación (relación presión-volumen), hallada en un pulmón aislado durante la inspiración y la espiración, se puede observar que para distender el pulmón con aire hay que realizar una mayor presión (para alcanzar un determinado volumen) que durante la espiración (*fig. 6-6*).

Esta diferencia entre los valores de presión registrados para un mismo volumen se conoce con el nombre de histéresis. Este fenómeno casi no se observa si se repite la experiencia insuflando al pulmón con solución fisiológica. Por lo tanto la misma se debe principalmente a la existencia de la interfase aire-líquido.

Por esto se puede señalar que toda situación que provoque una insuficiente producción de surfactante traerá como consecuencia un incremento en el trabajo respiratorio, debido a la existencia de una mayor fuerza elástica pulmonar.

Esta situación se presenta en el síndrome de dificultad respiratoria del recién nacido (antiguamente conocido como enfermedad de la membrana hialina).

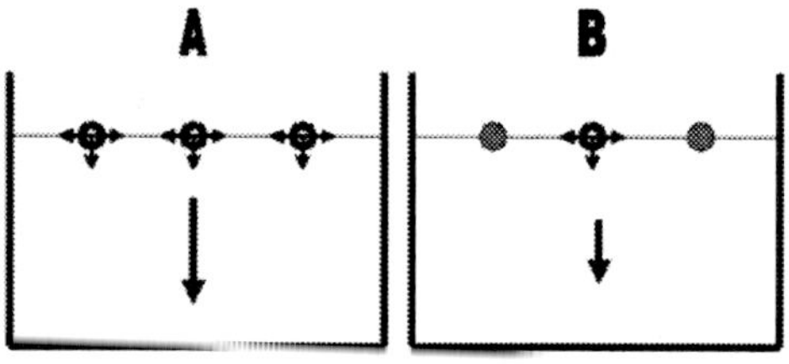

Figura 6-5: Moléculas de agua dispuestas en la superficie de un líquido. En A las moléculas son atraídas hacia el interior del líquido (flecha) con una fuerza mayor que en B debido a la presencia en este último ejemplo de moléculas de surfactante (óvalos grisados) entre las moléculas de agua que disminuyen la fuerza de atracción hacia el interior del líquido.

-Determinación de la distensibilidad pulmonar

La capacidad de distensión de los pulmones se evalúa mediante la realización de una curva presión-volumen conocida bajo el nombre de curva de compliancia (complacencia pulmonar -Cp-) o de adaptabilidad pulmonar (*fig. 6-6*). El volumen determinado es el volumen de aire insuflado (1 litro para el pulmón de un sujeto adulto), mientras que la presión será aquella con la que se distiende el pulmón (en caso de un pulmón aislado) o la presión que se desarrolla en el espacio intrapleural al final de la inspiración (apnea post-inspiratoria) de un determinado volumen de aire (presión intra-pleural subatmosférica).

En el caso de un adulto joven (que inicia su movimiento ventilatorio a partir de la capacidad residual funcional -punto de equilibrio del sistema tóraco-pulmonar-) que realice una fuerza ventilatoria que provoque una variación de presión sub-atmosférica de 5 cm de agua para inspirar un litro de aire, la compliancia pulmonar determinada será de 0,2 l/cm de H_2O.

$$Cp = \frac{1 \text{ litro}}{5\ cm\ H_2O} = 0{,}2\ l/cm\ H_2O$$

Esto significa que se necesita 1 cm de agua de diferencia de presión para ingresar 200 ml de aire.

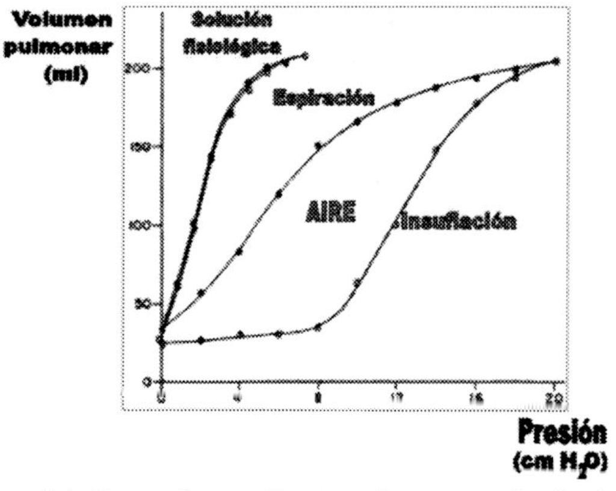

Figura 6-6. Curva de compliancia pulmonar insuflando el aparato respiratorio con aire y con solución salina.

Sin embargo, como para la determinación de la presión intrapleural se requiere medir la misma, mediante la punción intercostal, se ha desarrollado otro procedimiento que no necesita efectuar la maniobra cruenta referida y que consiste en la determinación de la presión intraesofágica al final de la inspiración. Para esto se coloca una sonda (no distensible) en el tercio medio del esófago (alejado de las zonas de alta presión esfinterianas) y se realiza la determinación en la ausencia de maniobras deglutorias. En estas condiciones la presión intraesofágica se aproxima a la intrapleural.

Si se analiza la curva de complacencia pulmonar (*fig. 6-7*) se observa que la relación entre presión de insuflación y volumen pulmonar no es lineal, pudiéndose describir tres zonas (1 a 3).

La zona 1 pone de manifiesto que cuando el radio de curvatura de los alvéolos es pequeño, se necesita una gran presión para lograr la distensión del pulmón (ley de Laplace). Fisiológicamente correspondería al volumen residual y en menor grado al volumen de reserva espiratorio.

La existencia de la CRF hace que en general no sea necesario generar tanta presión para ventilar.

La zona 2 muestra que pequeños cambios de presión se traducen en cambios importantes en el volumen pulmonar. Esta zona es la de máxima complacencia pulmonar y se corresponde con el volumen corriente.

Finalmente en la zona 3 se observa la disminución de la complacencia pulmonar con un volumen cercano a la capacidad pulmonar total.

Distribución de la complacencia en el pulmón

Mientras que los alvéolos basales se encuentran al comienzo de la zona 2, los apicales se ubican en la zona 3 (zona de baja complacencia). Esto explica la razón por la cual (cuando se ventila a partir de la CRF con volúmenes corrientes), el aire tiende a dirigirse principalmente a los alvéolos basales.

Como la complacencia pulmonar guarda relación directa con el volumen pulmonar, para conocer si el tejido pulmonar de un sujeto adulto posee una elasticidad normal, será necesario conocer el valor de la complacencia pulmonar en relación con el tamaño de los pulmones. De esta manera se obtiene la compliancia específica (Ce):

$$Ce = \frac{Cp}{CRF} = \frac{l/cm\ H_20}{litros}$$

Ce: Compliancia específica

Cp: Compliancia pulmonar

CRF: Capacidad residual funcional

El valor normal de Ce es de 0,08 l/cm H_2O

6.3 Resistencia elástica del tórax

El tórax, al igual que el pulmón, también es un cuerpo elástico (cuyas propiedades elásticas se originan en la estructura de los tejidos que lo componen; capítulo 3) que presenta un volumen de reposo que se encuentra aproximadamente en un nivel cercano al 70 % de la capacidad pulmonar total -CPT- (alrededor de 4000 ml para una CPT de 6000 ml). En este volumen el tórax no ejerce fuerza de retroceso elástico, sin embargo a medida que nos acercamos a la CPT mediante la inspiración del volumen de reserva inspiratorio el tórax desarrolla, en forma creciente, una cada vez mayor fuerza elástica torácica (FET) que se opone a la inspiración y que se suma al efecto de la FEP. Por último en sentido contrario, cuando el tórax se encuentra con un volumen inferior al de reposo (entre éste y el volumen residual), facilita la expansión del pulmón al generar una fuerza de rebote elástico hacia el volumen de reposo.

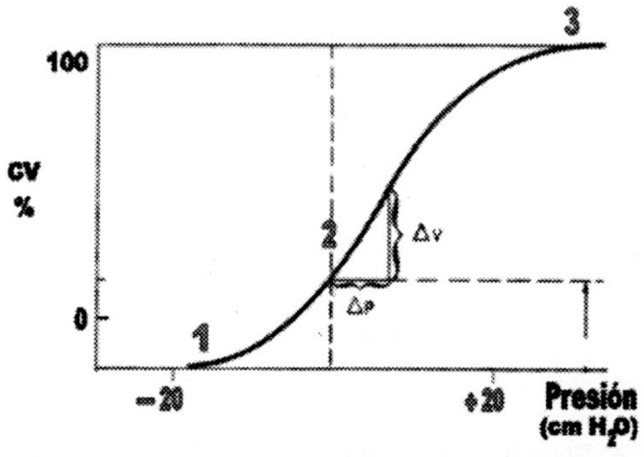

Figura 6-7: Relación presión-volumen en un pulmón aislado insuflado con aire. Se observa cómo se determina la complacencia ingresando aire a partir de la CRF y midiendo la variación de presión. Se señalan las zonas 1, 2 y 3. Para la explicación ver el texto.

6.4 El sistema tóraco-pulmonar

La CRF como punto de equilibrio del sistema tóraco-pulmonar

Al estar en contacto a través del espacio pleural, (capítulo 3) el pulmón y el tórax conforman un sistema que alcanza un equilibrio estático de sus fuerzas elásticas con un volumen pulmonar (de alrededor del 40 % de la CPT -unos 2400 ml-) denominado CRF. En ese momento la fuerza de retracción elástica del pulmón (FEP) tiene la misma magnitud y dirección pero sentido contrario a la fuerza de rebote elástico del tórax (FET) (*fig. 6-8*). Por lo tanto se considera que la CRF es el punto de reposo (equilibrio) del aparato respiratorio.

El hecho que el tórax presente un volumen de reposo de cerca del 70 % de la CPT permite explicar el mayor volumen torácico que se observa en las autopsias luego de la extracción de los pulmones, o el abombamiento del hemitórax correspondiente en pacientes con neumotórax.

La medición de la complacencia del tórax (Ct) se realiza aplicando la fórmula general de complacencia, en donde:

$$Ct = \frac{1 \text{ litro}}{5 \text{ cm } H_2O} = 0{,}2 \text{ l/cm } H_2O$$

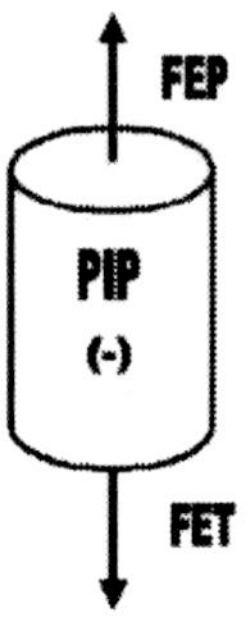

Figura 6-8: Mecanismo de producción de la P.I.P por efecto de la FEP y la FET.

Si bien este valor es igual al de la Cp, la presión que se evalúa en este caso no es la intrapleural -PIP- sino la transtorácica (diferencia entre la registrada en la superficie del tórax con la musculatura relajada y la intrapleural).

Como sobre el espacio pleural actúan fuerzas opuestas, la presión en el mismo en ausencia de movimientos ventilatorios es ligeramente subatmosférica *(fig. 6-9)*. El valor medio de la PIP es de -5 cm de H_2O. Sin embargo por efecto de la gravedad (peso del tejido pulmonar), en un individuo en posición de pie la PIP alcanza un valor más subatmosférico en los vértices (-8 cm de H_2O) y menor en las bases (-2 cm H_2O). Este fenómeno provoca que en dichas circunstancias los alvéolos del vértice se encuentren más distendidos (zona 3 de la curva de complacencia pulmonar) que los de las bases *(fig. 6-10)*.

Por ello cuando ventilamos con volúmenes corrientes cercanos a la CRF los alvéolos que más ventilan son los de las bases pulmonares.

La complacencia tóraco-pulmonar (total) es igual a la suma algebraica de la Cp y la Ct, es decir:

$$Etp = \frac{1}{Cp} + \frac{1}{Ct}$$

Etp = elasticidad tóraco-pulmonar = 1/Ctp

$$Etp = \frac{1}{0.1} = \frac{1}{0.2} + \frac{1}{0.2}$$

Por lo tanto la Ctp es de alrededor 0.1 l/cm H_2O.

La presión alveolar

Cuando el sujeto se encuentra en reposo ventilatorio (o sea en CRF), mientras que la presión media intrapleural es de -5 cm de H_2O, la presión intra-alveolar (PA) es igual a la atmosférica (no existiendo por lo tanto diferencia de presión entre el alvéolo y la boca). Esto se debe a que como los alvéolos se encuentran ubicados dentro de la caja torácica, están sometidos a la acción de la PIP que tiende a distenderlos, pero este efecto es contrarrestado por la FEP que por su parte tiende a colapsarlos. Por lo tanto la PA siempre es el resultado de la acción de estas dos fuerzas *(fig. 6-8, 6-9)*.

Este concepto queda graficado en la siguiente ecuación:

$$PA = PIP + FEP$$

Reemplazando por los valores que se registran durante el reposo ventilatorio:

$$0 \text{ cm } H_2O = -5 \text{ cm } H_2O + 5 \text{ cm } H_2O$$

En el capítulo próximo dedicado a la mecánica ventilatoria se analizará el comportamiento de la PA durante el ciclo ventilatorio.

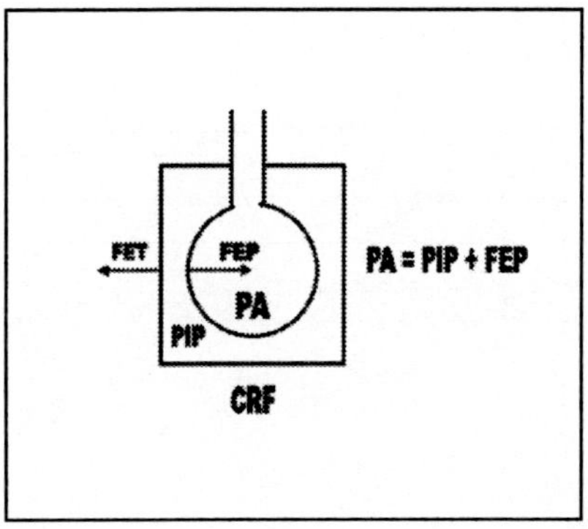

Figura 6-9: Relación tóraco-pulmonar estática en capacidad residual funcional (reposo ventilatorio). En esta circunstancia las F.E.P y F.E.T poseen la misma magnitud y dirección pero sentido contrario y se genera una presión subatmosférica en el espacio pleural.

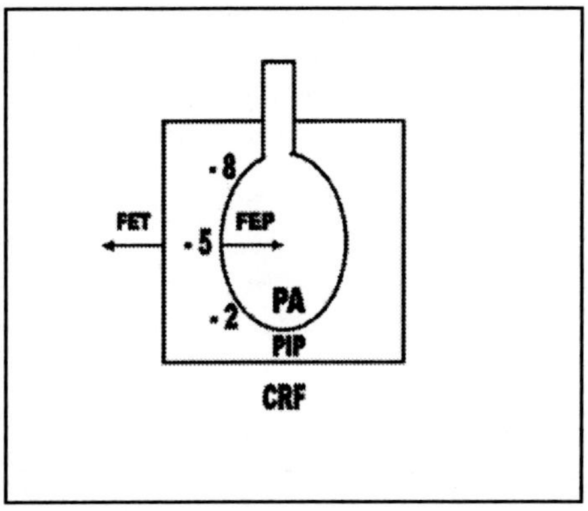

Figura 6-10: Distribución de la PIP y el volumen alveolar en un sujeto en posición vertical. La PIP más negativa del vértice distiende a dichos alvéolos con mas fuerza y los mantiene a un mayor volumen. Los valores de la PIP están expresados en cm de agua, tomando a la presión atmosférica (760 mmHg) como el valor cero de referencia.

6.5 Proyección terapéutica

Desde hace varios años se emplea el surfactante para el tratamiento del síndrome de dificultad respiratoria de niños prematuros o de recién nacidos a término con deficiencias en alguno de sus componentes (déficit hereditario de SP-B). Además se lo ha utilizado en el tratamiento del síndrome de dificultad respiratoria aguda del adulto con resultados variables según el grupo de pacientes tratados y los preparados de surfactante utilizados.

Los surfactantes disponibles para uso clínico se pueden agrupar en dos grandes grupos:

1- Los que se obtiene a partir de pulmones mamíferos (bovino o cerdo)
2- Los sintéticos.

Los primeros se extraen mediante solventes orgánicos de pulmones de mamíferos (bovinos o porcinos) y luego se suspenden en solución fisiológica para ser aplicados por vía intratraqueal. En general presentan una composición de fosfolípidos similar al surfactante natural y poseen apoproteínas B y C. Algunas de las presentaciones tienen agregados de fosfolípidos y apoproteínas (SP-B) para incrementar su acción.

Los segundos consisten en mezclas de diversos fosfolípidos con actividad tensio-activa, a los que últimamente se les ha agregado (a partir de técnicas de recombinación genética) análogos de las SP-B y SP-C.

CAPÍTULO 7

MECÁNICA VENTILATORIA

7.1 Introducción

El sistema tóraco-pulmonar (capítulo 6) se encuentra en reposo ventilatorio en CRF. Para desplazar al sistema de esa situación de equilibrio se necesita aplicar una fuerza externa. Los encargados de generar la misma son los músculos ventilatorios (capítulos 3-8) que cíclicamente desplazan al sistema tóraco-pulmonar de su estado de equilibrio. Este trabajo ventilatorio se emplea para vencer las resistencias elásticas del pulmón y del tórax (capítulo 6) y dinámicas (ver más adelante).

Desde el punto de vista físico, el trabajo (L) se puede definir como fuerza por espacio:

$$L = F \times E$$

Como el pulmón es un cuerpo tridimensional esta fórmula se transforma en:

$$W_r = P \times V$$

En donde:

W_r= trabajo respiratorio

P = presión

V = volumen

7.2 Resistencias a la ventilación

En la curva de presión-volumen que se utiliza para evaluar la distensibilidad pulmonar, (capítulo 6) el trabajo ventilatorio (necesario para superar las fuerzas elásticas y la resistencia tisular) queda representado por el área limitada por la curva inspiratoria *(fig. 7-1).*

Las resistencias que se oponen al trabajo generado por los músculos ventilatorios se pueden clasificar en:

Resistencias estáticas (elásticas)
- Pulmón
- Tórax

Resistencias dinámicas
- Flujo aéreo (resistencia al flujo)
- Tisular (resistencia viscosa)
- Inercia del sistema.

Las *resistencias estáticas* representan en situación de ventilación tranquila (con un volumen corriente cercano a los 500 ml para un sujeto de 1.7 m^2 de superficie corporal) aproximadamente las dos terceras partes del trabajo ventilatorio. La tercera parte restante está dada por las resistencias dinámicas.

Las *resistencias dinámicas* (como se observa en el cuadro anterior) tienen tres componentes. El más importante cuantitativamente es la resistencia al flujo aéreo, que representa cerca del 80 % de la totalidad de las mismas. El resto está dado por la resistencia viscosa de los tejidos (cerca del 20 %) y la inercia del sistema (1 %).

Durante la realización de esfuerzos ventilatorios las resistencias dinámicas pueden llegar a consumir hasta las dos terceras partes del trabajo respiratorio. Esto se debe principalmente al aumento de la resistencia al flujo aéreo. Los factores involucrados se detallarán más adelante.

Por lo expuesto se puede concluir que las resistencias dinámicas constituyen el principal factor que debe vencer la fuerza generada por la musculatura ventilatoria durante el ejercicio. Esto se debe a que en dichas condiciones un sujeto de hábitos sedentarios (de sexo masculino y 1.7 m^2 de superficie corporal) pasa de una ventilación pulmonar en reposo de aproximadamente 6 l/min a cerca de 100 l/min.

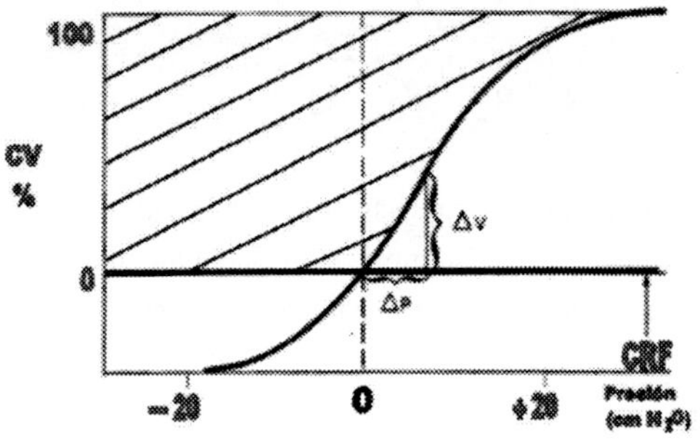

Figura 7-1: Curva presión-volumen del pulmón en la que se observa el área rayada, que representa el trabajo ventilatorio realizado para desplazar el pulmón desde la CRF hasta la CPT (100 % de la CV). El área rayada comprende a las resistencias estáticas y la resistencia tisular (resistencia dinámica).

Este aumento se debe a un incremento en el volumen corriente (de 500 ml hasta alrededor de

2.000 ml) y en la frecuencia respiratoria (de 15 hasta cerca de 50 respiraciones por minuto).

Resistencia al flujo aéreo.

Las estructuras que participan en la generación de las resistencias (R) al flujo aéreo (R = presión/flujo) comprenden las vías aéreas extrapulmonares e intrapulmonares (Capítulo 3). Por lo tanto la resistencia total está dada por la sumatoria de las resistencias correspondientes a las vías mencionadas.

R total = R vía extrapulmonar + R vía intrapulmonar

La resistencia extrapulmonar se encuentra integrada por conductos aéreos dispuestos en serie (hasta la tráquea), mientras que la resistencia intrapulmonar (desde los bronquios lobulares) está constituida por conductos organizados en paralelo.

De esta manera, la sumatoria de las resistencias en serie se calcula según se detalla *(fig. 7-2)*:

$$R_1 + R_2 + R_3 + R_4 \ldots\ldots$$

Mientras que para las en paralelo se debe emplear la siguiente ecuación *(fig. 7-3)*:

$$\frac{1}{R_1} + \frac{1}{R_2} + \frac{1}{R_3} + \frac{1}{R_4} \ldots\ldots$$

A partir de lo expuesto se pone en evidencia que mientras que siempre la resistencia total de conductos en serie será mayor, que la de los conductos individuales que componen el sistema, eso no ocurre cuando las vías que se consideran están dispuestas en paralelo *(fig. 7-2 y 7-3)*.

Cuando el flujo que circula por los conductos es laminar o linear (ver más adelante), si se emplea la ***ley de Poiseuille*** (que permite evaluar la R en tubos rectos, rígidos y lisos) se puede comprobar que la R se encuentra en relación directamente proporcional con la longitud del conducto (l), el coeficiente de viscosidad (η) y un factor de corrección (8); e inversamente proporcional con π y r^4 según se detalla:

$$R = \frac{8\,\eta\,l}{\pi r^4}$$

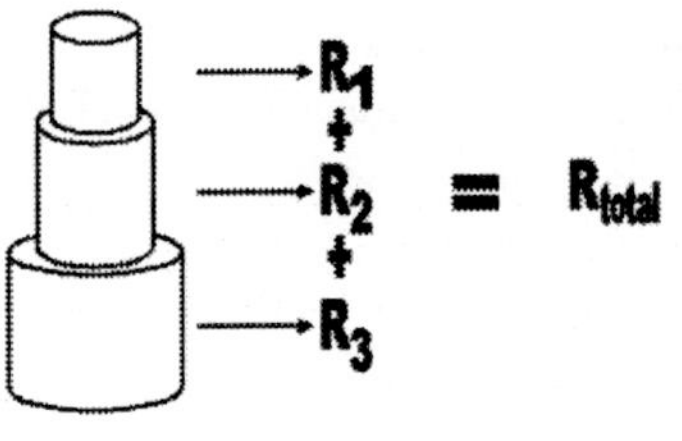

.Figura 7-2: Resistencias (R) en serie: para calcular la resistencia total se suma la resistencia de cada uno de los segmentos que integran el circuito.

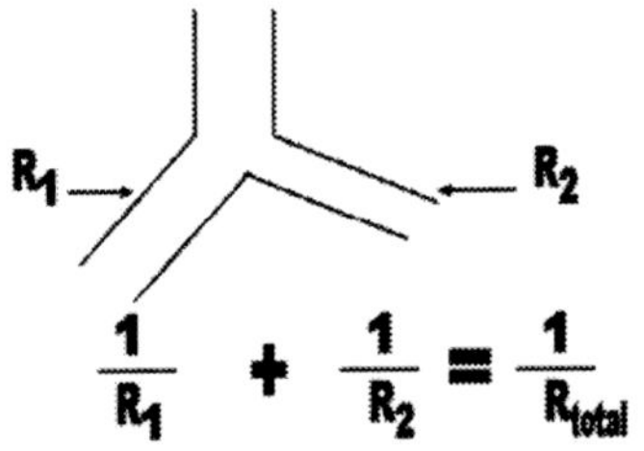

Figura 7-3: Cálculo de la resistencia total en un sistema en paralelo (bronquios fuentes). En este caso a 1/R se la denomina con el término de conductancia.

Por lo tanto si para el cálculo de la resistencia en los bronquios fuentes *(fig. 7-3)* se reemplaza la R por su equivalente de acuerdo con la ecuación detallada en el párrafo anterior, tenemos:

$$\frac{1}{R_t} = \frac{1}{R_1} + \frac{1}{R_2} = \frac{1}{\dfrac{l\,\eta\,8}{\pi r^4}} + \frac{1}{\dfrac{l\,\eta\,8}{\pi r^4}}$$

Como η y 8 son constantes (k),

$$\frac{1}{R_t} = \frac{1}{\dfrac{k\,l}{\pi r^4}} + \frac{1}{\dfrac{k\,l}{\pi r^4}}$$

Suponiendo que no existan modificaciones en la l y suprimiendo π, la ecuación queda reducida a:

$$\frac{1}{R_t} = \frac{1}{\dfrac{k}{r^4}} + \frac{1}{\dfrac{k}{r^4}}$$

Es decir que la resistencia varía en función de $1/r^4$.

De esta manera cuando el radio del tubo disminuye a la mitad, la ΔP que se debe aplicar para mantener el flujo constante aumenta 16 veces.

Como según la Ley de Fick:

$$\dot{V} = \frac{\Delta P}{R}$$

La R también se incrementa 16 veces en esas circunstancias.

Resumiendo, las vías aéreas intrapulmonares se caracterizan por ramificarse en paralelo con lo que el aumento de la resistencia es mucho menor que el que se produce en los tubos dispuestos en serie (*fig. 7-4)* pudiendo representarse la vía aérea como una campana. Además por aplicación de la ley de Poiseuille, toda variación, aunque pequeña, del radio de los conductos aéreos provoca grandes modificaciones en la resistencia.

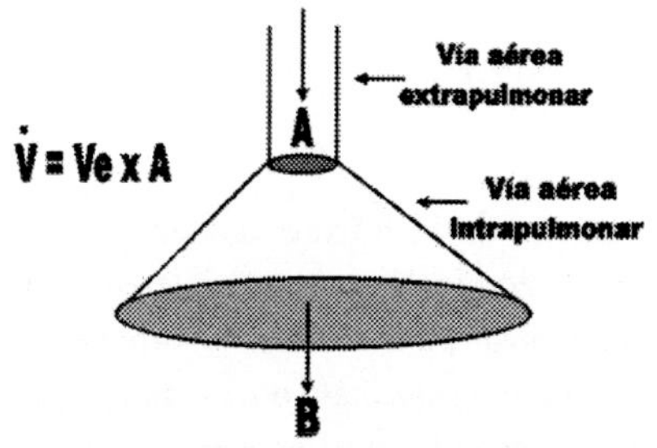

Figura 7-4: Esquema de la vía aérea en el que se representan los conductos extra e intrapulmonares como una campana. El flujo de aire en A es igual a B. Sin embargo la velocidad es diferente (mayor en A que en B). Ve = velocidad, A = área.

Modificaciones pasivas de la resistencia de las vías aéreas intrapulmonares.

Durante el ciclo respiratorio la resistencia aumenta en la espiración (ver punto 7.5) y disminuye en la inspiración por dilatación de los conductos aéreos por la presión intrapleural subatmosférica.

7.3 Características del flujo aéreo

El aire para movilizarse desde la boca hacia los alvéolos, o en sentido contrario, requiere que se genere una diferencia de presión entre esos extremos. El flujo de aire que se movilice dependerá de la diferencia de presión generada y de la resistencia que ofrezcan las vías aéreas.

A medida que se produce el desplazamiento del aire por el árbol respiratorio, se pueden describir diferentes tipos de flujo: *laminar, turbulento y transicional.* En todos estos casos se observa el desplazamiento del aire en masa (flujo convectivo).

Además existe un tipo de flujo no convectivo que se produce en la zona distal cercana al alvéolo que es el *flujo difusional.*

Flujo laminar: este tipo de flujo se caracteriza porque el líquido o el aire se desplazan formando láminas o capas superpuestas desde la zona de contacto con las paredes del tubo hacia el centro del mismo (*fig. 7-5).* Desde un punto de vista tridimensional se puede considerar que cada capa constituye un cilindro que se dispone dentro de otro con desplazamientos diferentes según se ubiquen en el centro del tubo o en contacto con las paredes. Los cilindros centrales se movilizan más rápido que los laterales.

El cálculo del flujo y de la resistencia se realiza a partir de la ley de Poiseuille para tubos cilíndricos.

El tipo de flujo laminar se localiza en la pequeña vía aérea (bronquíolos).

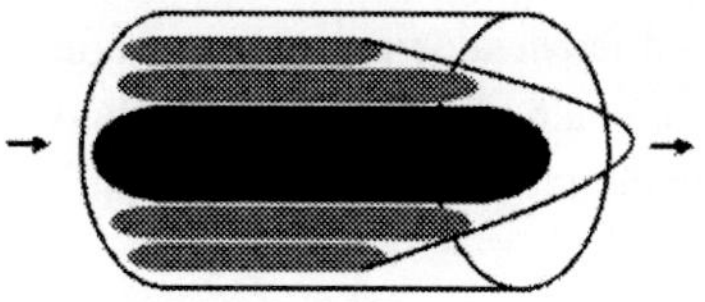

Figura 7-5: Flujo laminar. En el gráfico se observan las diferentes capas de aire que se desplazan a distintas velocidades. El cilindro central es el que alcanza la mayor velocidad de desplazamiento.

La tendencia al pasaje de flujo laminar a turbulento queda determinada por el número de Reynolds que relaciona el diámetro del conducto, la velocidad, la densidad y la viscosidad del gas.

$$Re = \frac{D\,V_e\,d}{\eta}$$

D: Diámetro (cm)
V_e: Velocidad (cm/Sec)
d: Densidad del gas (g/ml)
η: Viscosidad del gas (g/sec.cm)

Cuando el valor del número de Reynolds (Re) es inferior a 1500 el flujo es laminar.

Flujo turbulento: este tipo de flujo se caracteriza por la presencia de remolinos. Las moléculas de aire se mueven en forma completamente desorganizada, colisionando entre sí y con las paredes de las vías aéreas (*fig. 7-6*). Este hecho determina que se produzca una mayor resistencia a la movilización del aire o del líquido. Generalmente se presenta flujo turbulento cuando el número de Reynolds alcanza valores superiores a 2000.

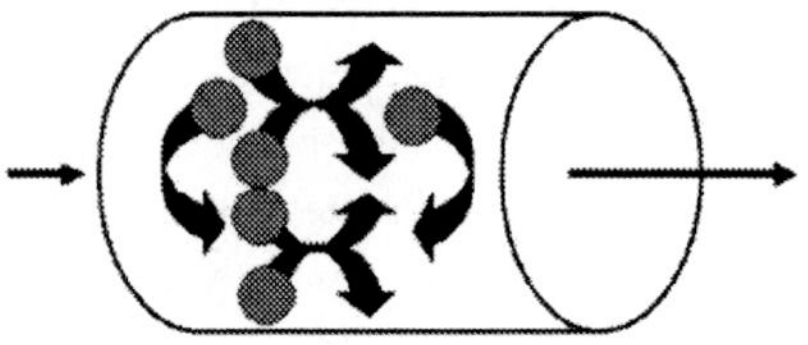

Figura 7-6: Flujo turbulento. Se observa el movimiento desordenado de las moléculas de aire chocando entre sí y contra las paredes del conducto. Las flechas horizontales marcan el sentido general del flujo.

El cálculo de la diferencia de presión necesaria para que se desplace el aire en situaciones de flujo turbulento en tubos cilíndricos requiere el empleo de la siguiente ecuación:

$$\Delta P = \frac{f \times \dot{V}^2 \times l}{4 \times \pi^2 \times r^5}$$

f = constante de fricción o rozamiento que depende de las características de la pared y de la viscosidad y densidad del fluido.

Donde:

$$R = \frac{\Delta P}{\dot{V}}$$

Si se reemplaza en esta ecuación la ΔP por sus constituyentes, se tiene que:

$$R = \frac{f \times \dot{V} \times l}{4 \times \pi^2 \times r^5}$$

En este caso, a diferencia de lo que ocurre con el flujo laminar, la resistencia se incrementa en relación directamente proporcional al flujo aéreo. El flujo turbulento se localiza en la gran vía aérea.

Flujo transicional: Se llama de esta manera debido a que constituye la transición entre el flujo laminar y el turbulento.
Se lo encuentra en las ramificaciones bronquiales (*fig. 7-7*). Generalmente se presenta cuando el número de Reynolds alcanza valores superiores a 1500 e inferiores a 2000.

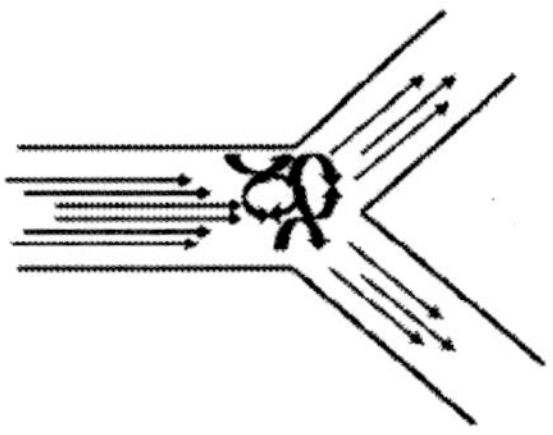

Figura 7-7: Flujo transicional. Se encuentra en las zonas de bifurcación de la vía aérea.

Difusión gaseosa. Finalmente cuando el aire alcanza el comienzo de la zona de intercambio gaseoso (bronquíolos respiratorios), la diferencia de presión que lo impulsa se ha reducido tanto que la velocidad de avance de la masa gaseosa disminuye muchísimo. En estas circunstancias la ventilación de estas zonas se realiza gracias a la *difusión del gas por diferencias de presiones parciales (flujo difusional).*

Relación entre flujo y velocidad del aire

Como se viera anteriormente (*fig. 7-4*), el flujo en la vía de gran calibre alcanza el mismo valor que al final de la pequeña vía aérea. Sin embargo lo que se modifica en esos dos sectores es la velocidad del aire (V_e) según la ecuación que se detalla a continuación:

$$V_e = \frac{\dot{V}}{A}$$

O lo que es lo mismo (*fig. 7-4*):

$$V = \dot{V}_e \ x \ A$$

Por lo tanto en zonas de la vía aérea en donde la sección transversal es pequeña como la tráquea (cerca de 5 cm^2 en un sujeto de sexo masculino) la velocidad es alta, mientras que cuando la sección transversal es grande (zona de bronquiolos respiratorios) la velocidad es baja. De esta manera en la tráquea y vía aérea alta al presentar el aire una gran velocidad de desplazamiento el flujo se torna turbulento, mientras que en la zona distal del árbol respiratorio es laminar.

La presencia de flujo turbulento en la vía aérea extrapulmonar determina que en esta zona se requiera una gran)P para movilizar el mismo flujo de aire. Por lo tanto es lógico que el 50 % de la resistencia al flujo aéreo se localice en esta parte del árbol respiratorio (ver capítulo 3).

Por otro lado la porción más distal de la vía aérea (bronquíolos) por presentar flujo laminar (dada su gran área de sección transversal) solamente es responsable del 10 al 15 % de la resistencia total al flujo de aire.

Evaluación de la resistencia de las vías aéreas.

En un paciente se puede medir la resistencia al flujo de aire a partir de la ecuación:

$$R = \frac{\Delta P}{\dot{V}}$$

Para ello se debe determinar la)P entre la boca y el alvéolo, y el flujo de aire. Reemplazando en la fórmula anterior la)P por sus componentes, se obtiene la siguiente ecuación:

$$R = \frac{P_b - PA}{\dot{V}}$$

P_b = Presión en la boca

PA = Presión alveolar

Mientras que la P_b es prácticamente igual a la atmosférica, la PA debe ser calculada (ver capítulo 6; 6.4). Para evaluar esta presión se emplea el pletismógrafo corporal (capítulo 5; 5.1 - *evaluación con el pletismógrafo corporal*-).

En los pacientes con ventilación controlada mediante respiradores (respiración a presión positiva a diferencia de lo que ocurre fisiológicamente -ver más adelante-), se puede evaluar la resistencia de las vías aéreas durante el ciclo respiratorio a partir de la curva de presión/tiempo (fig. 7-8). En ella se registra la presión en la boca (presión en la vía aérea) y se la compara con la presión existente en ese momento en el alvéolo (PA). Para estimar la PA se realizan pausas durante la inspiración (ver *fig. 7-8 puntos A, B, C y D*) hasta alcanzar la PA de fin de inspiración (presión en meseta).

Este procedimiento es de gran utilidad para controlar las resistencias al flujo en pacientes sometidos a ventilación controlada prolongada.

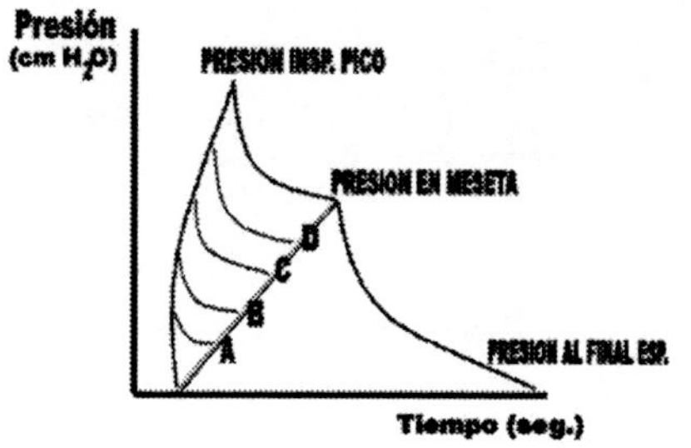

Figura 7-8: Curva presión/tiempo en la que se marca la presión pico de la vía aérea, la presión en meseta (al final de la inspiración - pausa inspiratoria-) cuyo valor se aproxima al de la PA, y la presión de fin de espiración (normalmente alrededor de 0 cm de H_2O). Los puntos A, B, C, D sirven para calcular la PA durante la inspiración. La presión que se registra en el eje de las ordenadas es positiva (respiración artificial a presión positiva intermitente).

7.4 Mecánica de la inspiración

Generación de presiones sub-atmosféricas intratorácicas

La variación de presión producida por la musculatura inspiratoria permite desplazar al sistema tóraco-pulmonar de su posición de equilibrio (capítulo 6; 6.4). Como resultado de este hecho se genera a nivel intrapleural una presión sub-atmosférica (*fig. 7-9*).

En la figura se observan las fuerzas intervinientes: PA, FEP, PIP y la fuerza generada por la musculatura inspiratoria (fundamentalmente el diafragma). En CRF la PA = 0 (punto de equilibrio del sistema tóraco-pulmonar). Al producirse la contracción del diafragma (ver figura), y su desplazamiento en sentido céfalo-caudal, aumenta el volumen del tórax con la consiguiente disminución de la presión intrapleural hasta alcanzar en este caso -20 cm de H_2O. Si en ese momento la FEP fuera de 10 cm de H_2O, la PA resultante sería de -10 cm de H_2O por aplicación de la fórmula de PA (capítulo 6; 6.4). Cuando se alcanza la igualdad de presiones entre la PIP y la FEP (se ejercen en sentido contrario) se llega al final de la inspiración.

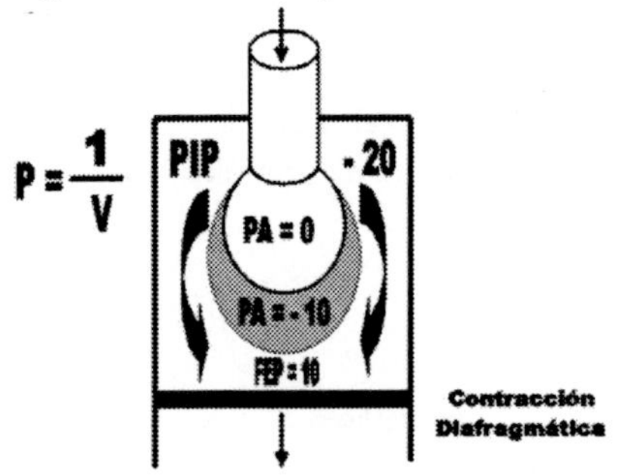

Figura 7-9: Representación gráfica de la inspiración mediante el mecanismo de generación de presión intrapleural sub-atmosférica. Al solo efecto de este gráfico se asume que no existen diferencias atribuibles a la altura para el valor de la PIP. Según la ley Boyle y Mariotte la relación entre P y V es inversamente proporcional a temperatura constante. FEP = fuerza elástica pulmonar. Los valores de presión se expresan en cm de H_2O.

Si se registra en un sistema de ejes cartesianos la modificación que experimenta la PA de una persona adulta durante el ciclo respiratorio, con una ventilación tranquila, el gráfico obtenido se asemeja al que se representa en la *fig. 7-10*. Como se comprueba en el dibujo, la PA varia poco tanto en inspiración como en espiración (- 1, + 1 cm de H_2O respectivamente) cuando se movilizan volúmenes corrientes cercanos a los de reposo.

Cerca de las dos terceras partes del volumen de aire movilizado con la inspiración se debe al mecanismo descripto de producción de presiones sub-atmosféricas. Sin embargo una pequeña, pero no despreciable, parte del volumen aéreo se desplaza gracias a un mecanismo completamente distinto que será descripto a continuación.

Generación de presiones supra-atmosféricas intraabdominales

La disposición del diafragma dentro de la caja torácica (capítulos 3-8) adopta una conformación en cúpula. Esta característica es sumamente importante desde el punto de vista de la mecánica respiratoria debido a que determina que el límite entre el tórax y el abdomen no sea plano como el que se representa esquemáticamente en la *fig. 7-9*. Por el contrario se puede afirmar que el abdomen se "introduce" en el tórax (capítulo 3; 3.4 -fig.3-8). De tal modo queda una zona en la que el abdomen hace contacto con las últimas costillas, denominada *zona de aposición*.

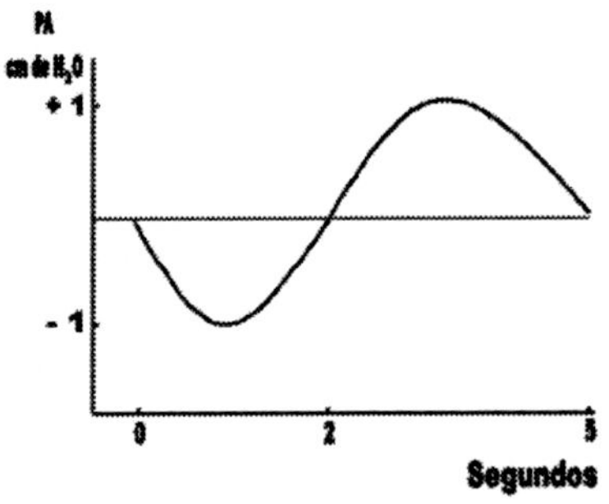

Figura 7-10: Modificaciones de la PA durante el ciclo respiratorio realizando una ventilación tranquila en un sujeto normal. La inspiración queda determinada por la parte del ciclo con presiones sub-atmosféricas.

Al contraerse el diafragma se acorta la zona de aposición y la cúpula desciende hacia sus inserciones costales. El descenso de la cúpula del diafragma provoca la expansión del tórax y en forma paralela la compresión del contenido abdominal con el consiguiente incremento de presión (presión supra-atmosférica). Este aumento de la presión del contenido del abdomen se ejerce en todas sus paredes (expansión ventral del abdomen) y en lo que respecta a la mecánica ventilatoria provoca el aumento del diámetro transversal del tórax.

Este mecanismo que se suma al descripto anteriormente es responsable de cerca del 30 % del volumen de aire que se desplaza durante la ventilación tranquila.

Resumiendo se puede afirmar que la inspiración se produce por un doble mecanismo, el primero y más importante cuantitativamente reside en el incremento de la presión subatmosférica intrapleural por el aumento de volumen que se produce en el tórax (en sentido céfalo-caudal) al descender el diafragma. El segundo, por la generación de una presión intraabdominal supra-atmosférica que se transmite a las últimas costillas (por estar el abdomen solamente separado de éstas por el diafragma y la pleura) lo que determina la expansión de la base del tórax con aumento del diámetro transversal *(fig. 7-11).*

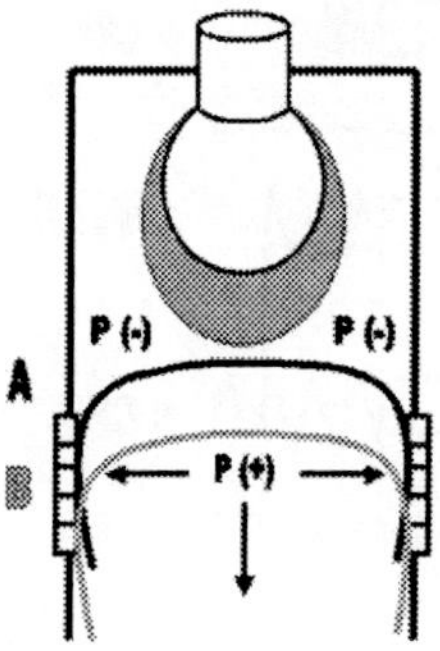

Figura 7-11: Se representa la zona de aposición y la posición del diafragma en posición de reposo ventilatorio (A) y luego de realizar un movimiento inspiratorio (B). Como se puede observar en este último caso se produce el descenso del diafragma y la disminución de la extensión de la zona de aposición. La presión intraabdominal (supra-atmosférica) se transmite a la porción de las 5 últimas costillas provocando la expansión de la base del tórax.

Este modelo que explica el mecanismo de producción de la inspiración teniendo en cuenta tanto la generación de presiones sub-atmosféricas como supra-atmosféricas, se conoce como *modelo bicameral* (por la participación tanto del tórax como del abdomen).

La bomba diafragmática

El diafragma (capítulo 3-8) al contraerse genera una diferencia de presión entre el tórax y el abdomen que se conoce con el nombre de presión trans-diafragmática o presión diafragmática inspiratoria (PDI). Cuanto más fuerza desarrolle el músculo al contraerse tanto mayor será la PDI que se alcance.

Dadas las características anatómicas del músculo (disposición en cúpula) la relación entre la tensión que desarrolla y la PDI se encuentra definida por la ley de Laplace *(fig. 7-12).*

Tensión se define como la fuerza que se ejerce por la longitud sobre la que se aplica.

La ley de Laplace establece que:

$$P = \frac{2 \times T}{R}$$

P = Presión
T = Tensión
R = Radio de curvatura

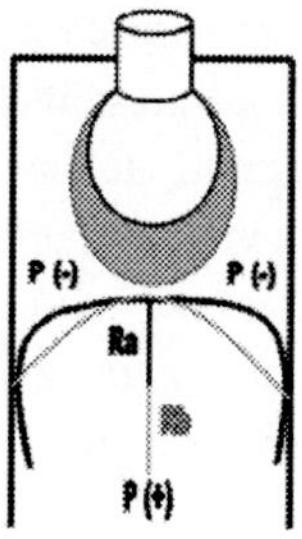

Figura 7-12: Aplicación de la ley de Laplace al funcionamiento del diafragma. En negro (Ra) se dibuja el radio de curvatura de un diafragma normal, y en gris (Rb) de otro aplanado. A mayor radio de curvatura menor presión será capaz de desarrollar el músculo mientras que se mantenga constante la tensión.

Dado el escaso espesor del músculo, este factor no es considerado en esta ecuación. La fórmula puede expresarse también de la siguiente manera

$$T = \frac{P \times R}{2}$$

Por lo tanto todo incremento del radio de curvatura (aplanamiento del diafragma) se traducirá en una menor capacidad para generar presión si se mantiene la tensión constante.

Este hecho explica la disminución en la capacidad para generar presión que se observa en sindromes obstructivos crónicos al producirse atrapamiento aéreo con incremento de la CRF y aplanamiento del diafragma.

La evaluación de la fuerza desarrollada por la bomba muscular se puede realizar mediante la medición de la presión inspiratoria máxima (PI_{max}) y la presión diafragmática inspiratoria máxima (Pdi_{max}).

La PI_{max} permite en forma relativamente simple evaluar la fuerza de la musculatura inspiratoria. La prueba consiste en medir (en la boca) tanto la PE_{max} como la PI_{max} durante la realización de un esfuerzo respiratorio estático (con vía aérea cerrada) con espiración e inspiración máximas.

Esta prueba se emplea frecuentemente para evaluar la suspensión de la ventilación mecánica (destete).

La Pdi_{max} evalúa la fuerza desarrollada por el diafragma. Es una prueba más compleja que la anterior debido a que requiere la colocación de una sonda esofágica y otra gástrica a efectos de poder evaluar la diferencia de presión entre ambos órganos durante el desarrollo de una maniobra inspiratoria máxima con la vía respiratoria cerrada.

Las dos pruebas descriptas requieren de la colaboración del paciente para efectuar las mismas. Por ello pueden presentar variaciones importantes cuando se realizan en distintos centros asistenciales.

Relación tóraco-pulmonar durante la inspiración

A medida que se produce la distensión de los pulmones (a partir de la CRF) por el incremento de la presión sub-atmosférica generada por los músculos respiratorios, el pulmón se aleja cada vez más de su punto de reposo cercano a 0 ml (capítulo 6; 6.2). Este hecho determina que la FEP sea cada vez mayor. Por otro lado, al aumentar el volumen de aire dentro del tórax, este se acerca cada vez más a su volumen de reposo (próximo a los 4.000 ml) con la disminución de la FET. Por lo tanto cuando se realizan movimientos ventilatorios amplios aumenta el trabajo realizado por los músculos inspiratorios, *(fig. 7-13).*

Este aumento importante del trabajo ventilatorio permite comprender la razón por la cual el ser humano adulto emplea en situaciones basales un volumen corriente relativamente pequeño con respecto a su capacidad vital, lo que le asegura que el trabajo muscular solo deba contrarrestar a la FEP.

Si se considera que la Vp (capítulo 5; 5.2) aproximada para un sujeto adulto de medidas estándar es de 6 l/min (con lo que su ventilación alveolar se aproxima a los 4 l/min) compuesta por 12 respiraciones de 500 ml, se podría reemplazar teóricamente este patrón respiratorio por otro integrado por un único movimiento ventilatorio de 5 litros.

Finalmente como se observa en la *fig. 7-13,* cuando se alcanza la CPT la FET posee la misma dirección y sentido que la FEP (aunque con menor intensidad) a la cual se suma. De esta manera ambas fuerzas elásticas se oponen a la fuerza generada por la musculatura respiratoria.

A partir de lo expuesto se puede afirmar que la inspiración máxima se encuentra limitada principalmente por la resistencia elástica pulmonar, mientras que la espiración máxima lo está por la fuerza elástica del tórax.

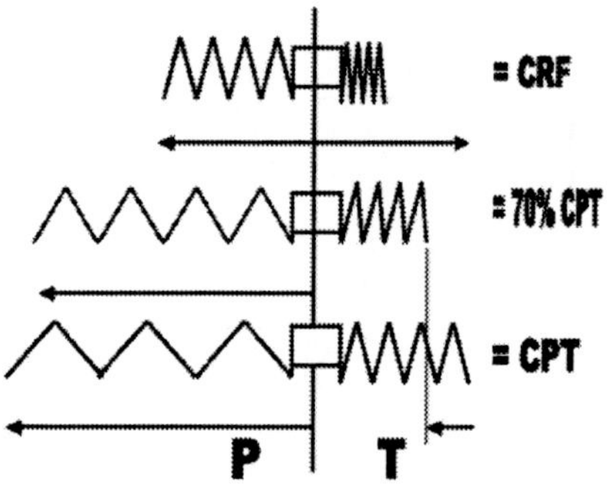

Figura 7-13: En el gráfico se muestra el comportamiento del pulmón y del tórax (representados como resortes) a medida que se inspira a partir de la CRF. Las flechas indican la magnitud y sentido de las FEP y FET. En CRF las FEP y FET poseen la misma intensidad pero sentido contrario, mientras que en CPT la FEP es mayor que la FET pero ambas poseen el mismo sentido.

7.5 Mecánica de la espiración

La espiración como proceso pasivo

Luego de finalizada la inspiración, se produce la espiración gracias al retroceso elástico del sistema tóraco-pulmonar. El pulmón es la principal fuente generadora de la fuerza (FEP) que impulsa al sistema a su posición de equilibrio estático, y es la única fuerza actuante a favor del retorno al punto de equilibrio cuando el esfuerzo inspiratorio no ha superado el volumen de reposo del tórax (70 % de la CPT). Caso contrario se suma a la FEP la fuerza de retroceso elástico del tórax *(fig. 7-13).*

Por lo expuesto queda claro que la musculatura espiratoria no actúa mientras que el sistema tóraco-pulmonar se encuentre con un volumen de aire mayor o igual al de la CRF. Este hecho es el que permite definir a la espiración como un fenómeno pasivo durante la respiración tranquila. Sin embargo, si examinamos la forma como se produce el *"rebote elástico"* hasta la posición de equilibrio, veremos que es completamente diferente al que se observa cuando se deja de aplicar una fuerza en un resorte o elástico. En ese caso el retroceso se realiza súbitamente. La diferencia de comportamiento reside en que el "rebote elástico" del pulmón es en parte "frenado" por el mantenimiento de un tono muscular inspiratorio aumentado que evita el vaciamiento brusco del aire (obviamente este fenómeno no es "pasivo").

La espiración forzada

Cuando es necesario expulsar un volumen mayor de aire se necesita emplear la musculatura espiratoria.

La contracción de los músculos que constituyen la prensa abdominal y los intercostales internos (capítulos 3-8) permite el vaciamiento de los pulmones hasta alcanzar el volumen residual. De esta manera se incrementa la capacidad de movilizar aire al sumar el volumen de reserva espiratorio a la capacidad inspiratoria (capítulo 6; 6.1).

Consecuencias mecánicas de la espiración como fenómeno forzado

Durante la espiración forzada la PIP supera la presión atmosférica existiendo en el espacio intrapleural y en el tórax una presión supra-atmosférica *(fig. 7-14)*. A su vez la PA que surge de aplicar la fórmula (capítulo 6; 6.4):

$$PA = PIP + FEP$$

Alcanza valores supra-atmosféricos pero mayores a los de la PIP dado que al valor de esta se le suma el de la FEP.

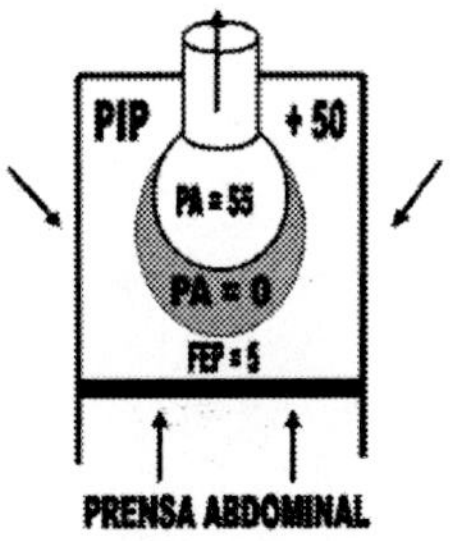

Figura 7-14: Gráfico de la espiración en el que se observa la presencia de una PIP y PA supra-atmosféricas. Las flechas representan las fuerzas generadas por los músculos espiratorios. Los valores de presión se expresan en cm de H_2O.

Del mismo modo, en el interior de la vía aérea (presión intraluminal) también se registran valores de presión supra-atmosféricos. Sin embargo en este sector se debe tener presente que debido a la resistencia friccional del aire en su camino hacia la boca, existe una caída del valor de la presión intraluminal cada vez mayor a medida que nos alejamos del alvéolo y nos acercamos a la boca *(fig. 7-15)*.

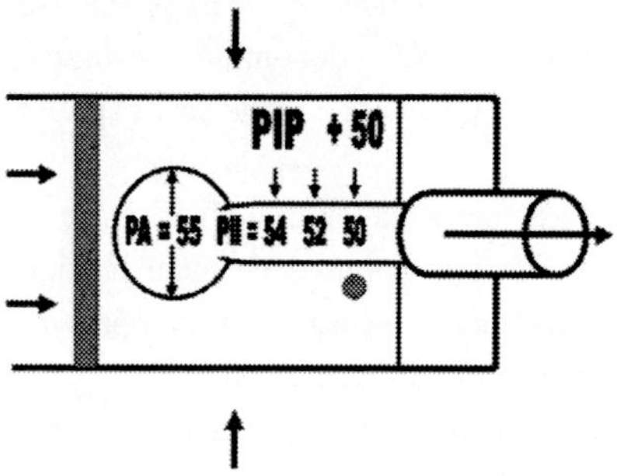

Figura 7-15: Gráfico en el que se observa la vía aérea intratorácica con el gradiente de presiones intraluminales (Pil) desde el alvéolo hasta el punto de igual presión, marcado con un punto de color gris. Los valores de presión se expresan en cm de H_2O.

Por este fenómeno, en un determinado momento del trayecto entre alvéolo-boca, se igualan las presiones intraluminal e intrapleural. El lugar donde ocurre este hecho se conoce con el nombre de *punto de igual presión (fig. 7-15)*.

Pasado este punto y hacia la boca, la PIP será siempre mayor que la presión intraluminal. Este hecho determina que, según la naturaleza anatómica del sector de la vía aérea en que se produzca, se colapse o comprima la misma (capítulo 3; 3.2), dando origen a la *compresión dinámica de la vía aérea (fig. 7-16)*.

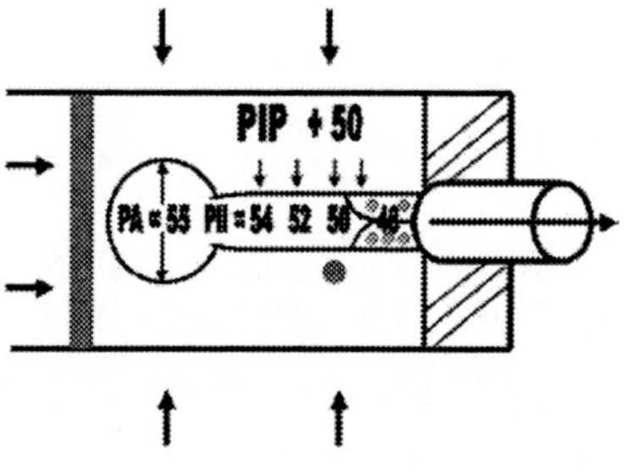

Figura 7-16: Gráfico en el que se observa la vía aérea intratorácica y extratorácica con el gradiente de presiones intraluminales (Pil) desde el alvéolo hasta el

punto de igual presión (punto gris) y la zona de compresión dinámica de la vía aérea (puntos grises pequeños). Los valores de presión se expresan en cm de H_2O.

A partir de ese momento por más que se incremente la fuerza muscular la diferencia entre la PIP y la PA siempre será la misma dado que depende en estas circunstancias en forma exclusiva del valor que alcance la FEP. Esta fase de la espiración se denomina *esfuerzo independiente* (ver curvas espirométricas, capítulo 9).

A mayor FEP tanto mayor diferencia entre la PA y la PIP por lo que el punto de igual presión tenderá a alejarse del alvéolo y la compresión dinámica se presentará más tardíamente.

Este hecho ocurre en los pacientes que presentan síndromes restrictivos (fibrosis pulmonar etc.) (capítulo 9).

Lo contrario ocurre cuando existe una disminución de la FEP.

Por lo expuesto, como se observa en la *fig. 7-16* la compresión dinámica se manifiesta en la vía aérea intratorácica pero no en la extratorácica.

Cuando se realiza una espiración máxima a partir de la CPT, *al comienzo no existe compresión dinámica dado que el punto de igual presión se encuentra lejos de los alvéolos*. De esta manera en la primera etapa de la espiración se alcanzan flujos aéreos crecientes (*fase esfuerzo dependiente*) hasta que el pulmón pierde volumen (disminuyendo la FEP) y el punto de igual presión *se traslada a una zona más próxima a los alvéolos en donde hay vías compresibles (fase esfuerzo independiente).*

Cuando el sujeto se encuentra en posición de pie, la compresión dinámica se ejerce primero en la vía aérea de la base *(fig. 7-17)* debido a que en esa zona del pulmón (por efecto de la gravedad) existe menos PIP sub-atmosférica en reposo, por lo que los alvéolos se encuentran menos distendidos (con menor FEP).

Este cierre de la vía aérea basal cuando el volumen pulmonar se aproxima al VR (capítulo 5; 5.3) explica también el hecho por el cual el aire se dirige primero hacia los alvéolos del vértice cuando se inspira a partir del VR.

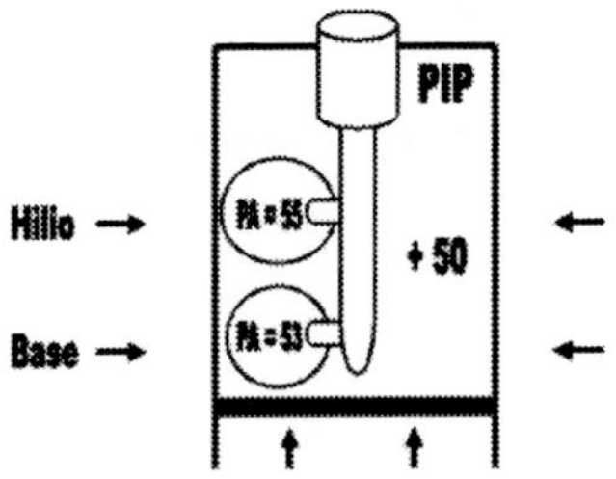

Figura 7-17: Gráfico en el que se observa la vía aérea intratorácica con la PIP y la PA correspondiente a un alvéolo basal y a otro localizado en el hilio pulmonar. Como se ve en el dibujo la diferencia de presión entre la PA y la PIP es mayor para el alvéolo localizado en el hilio que para el ubicado en la base pulmonar. Los valores de presión se expresan en cm de H_2O.

CAPÍTULO 8

MÚSCULOS RESPIRATORIOS

8.1 Diafragma

El diafragma es el principal músculo de la ventilación. Al igual que el músculo cardíaco, nuestra vida depende de su ininterrumpida y periódica contracción.

El diafragma está inervado por los nervios frénicos, los cuales se originan raíces cervicales C3 a C5. Anatómicamente tiene forma de cúpula y sus fibras se insertan en las primeras vértebras lumbares, en el apéndice xifoides y en las seis últimas costillas, ocupando el 30% de la superficie de la parrilla costal.
Su contracción determina un descenso de la cúpula diafragmática aumentando el diámetro céfalo caudal del tórax.

El adecuado funcionamiento del diafragma, no solo depende de las propiedades contráctiles de las fibras musculares que lo componen, sino también, de su posición espacial. Su capacidad de generar presión está determinada por la ley de Laplace:

$$\mathrm{P} = \frac{2T}{R}$$

P = Presión
T = Tensión
R = Radio

De modo tal que, cuanto menor sea el radio de curvatura del diafragma, para una misma tensión generada por la contracción de sus fibras musculares, mayor será la presión generada.

Hay enfermedades pulmonares que se caracterizan por el aumento del volumen residual y de la capacidad pulmonar total (por ejemplo enfisema pulmonar). En tales situaciones, al aumentar el volumen pulmonar, el diafragma se aplana aumentando su radio de curvatura. En esta condición, el aumento del radio de curvatura determinará una disminución de la capacidad de generar presión, independientemente de la capacidad de contracción de sus fibras musculares (figura 8-1).

Por supuesto, la presión que puede generar el diafragma también dependerá de la capacidad contráctil de las fibras musculares que lo componen.
Se encuentran en el diafragma tres tipos diferentes de fibras musculares:

- ✓ Tipo I
- ✓ Tipo IIa
- ✓ Tipo IIb

Las características de cada una de ellas se describen en la tabla8- 1.

	Tipo I	Tipo IIa	Tipo IIb
Velocidad de Acortamiento	+	++	++++
Resistencia a la Fatiga	++++	+++	+
Composición Porcentual	**45%**	**39%**	**16%**

Tabla 8-1. Véase texto

Como se aprecia, las fibras Tipo I y IIa, tienen una velocidad de acortamiento lenta, pero una alta resistencia a la fatiga, representando casi el 85% de todas las fibras. Es decir, el 85% de las fibras que componen el diafragma, son resistentes a la fatiga. Este hecho no es menor: es vital que el diafragma se pueda contraer a lo largo de la vida sin fatigarse, ya que si esto sucediera, la pérdida de su capacidad contráctil conduciría a insuficiencia ventilatoria que, de no ser corregida, tendría consecuencias letales.

Las fibras tipo IIb se reclutan en el ejercicio. En dicha situación se necesitan fibras que se contraigan rápidamente. El hecho de ser poco resistentes a la fatiga, explica porque no podemos mantener una situación de ejercicio indefinidamente en el tiempo.

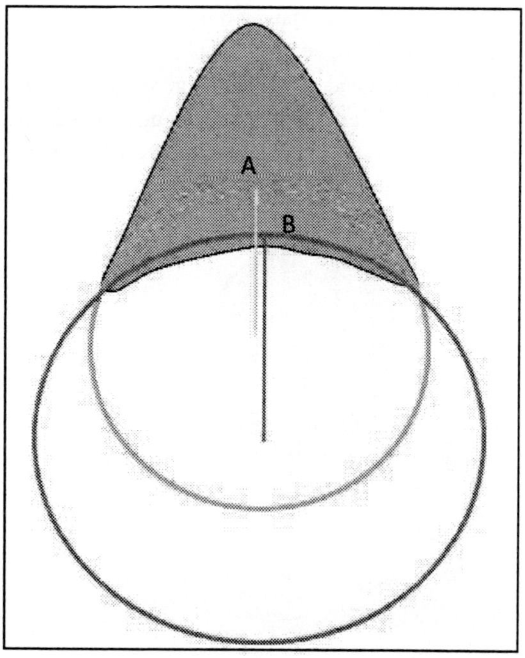

Figura 8-1: Diafragma A con menor radio de curvatura y mayor capacidad de generar presión. Diafragma B con mayor radio de curvatura y menor capacidad de generar presión

8.2 Debilidad y Fatiga Muscular

Debilidad y fatiga son dos conceptos que, por ser similares, frecuentemente se confunden.

Debilidad se define como la incapacidad para generar una determinada fuerza. Si un atleta, que es capaz de levantar una pesa de 20 kg, sufre una enfermedad que le provoca una merma en su fuerza muscular, no podrá levantar ese peso: eso es debilidad muscular.

Fatiga es la incapacidad para mantener una fuerza en el tiempo. Volviendo al ejemplo anterior, si al mismo atleta, que tiene su fuerza muscular conservada, se le pide que levante esa pesa de 20 kg repetidamente sin dejarlo reposar, llegará un momento en que no pueda moverla: eso es fatiga muscular.

El diafragma, como cualquier músculo estriado, puede debilitarse o fatigarse.

Existen varios modos de estimar la capacidad contráctil de los músculos respiratorios.

Uno de ellos es medir, con un mano-vacuómetro (Figura 8-2), la máxima capacidad de generar presión de los músculos respiratorios. Si partiendo de una inspiración máxima (desde capacidad pulmonar total) se realiza un esfuerzo espiratorio máximo y se mide la presión generada, se evaluará la Presión Espiratoria Máxima (PEMAX), que mide la fuerza de los músculos espiratorios.

Si, a partir de una espiración máxima (partiendo de volumen residual), se realiza un esfuerzo inspiratorio máximo midiéndose la presión generada con un vacuómetro, se determinará la presión que son capaces de generar los músculos inspiratorios (PIMAX = Presión Inspiratoria Máxima).

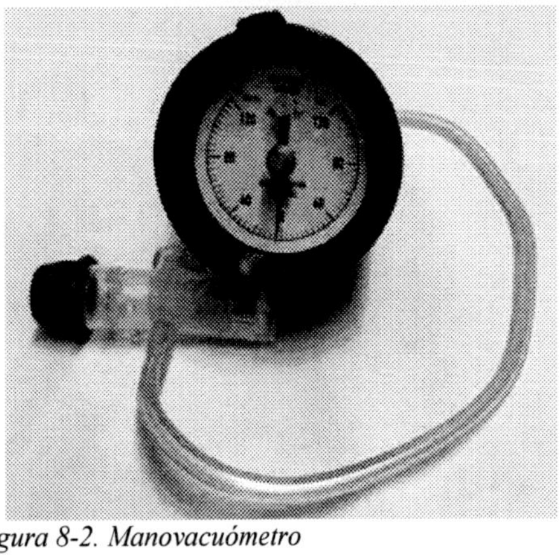

Figura 8-2. Manovacuómetro

Este método, que tiene la ventaja de no ser invasivo y que emplea un instrumento de relativo bajo costo, evalúa la fuerza de los músculos respiratorios de manera global.

Si se quisiera medir la fuerza de contracción del diafragma, independientemente del resto de los otros músculos inspiratorios, el método de elección es la determinación de la presión transdiafragmática.

8.3 Presión transdiafragmática

Durante la inspiración, el desplazamiento del diafragma determina una disminución de la presión intratorácica y un aumento de la presión abdominal (motivada por el descenso del diafragma).

Se puede medir la presión del tórax y abdomen mediante un catéter colocado en el esófago (que por ser de paredes relativamente delgadas permite evaluar la presión intra torácica) y otro colocado en estómago (que medirá la presión abdominal) verificándose el mencionado cambio en la presión de ambos compartimentos (figura 8-3)

Durante una inspiración tranquila la presión intratorácica disminuye aproximadamente 3 cm H_2O, mientras que la abdominal aumentará otros 3 cm H_2O. De modo tal que la presión transdiafragmática será, en este ejemplo, de 6 cm H_2O:

PDI = PA – PT

PDI = 3 – (-3)

PDI = 6 cm H_2O

PDI = Presión Transdiafragmática

PA = Presión Abdominal

PT = Presión Torácica

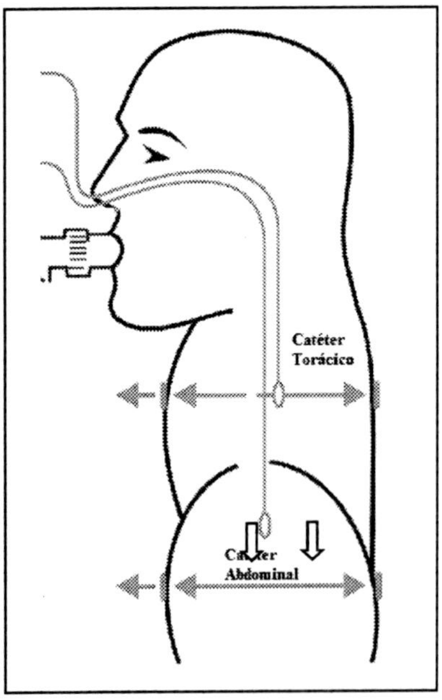

Figura 8-3. Determinación de la Presión Transdiafragmática. Véase texto.

8.4 Índice de Tensión Tiempo del Diafragma

El índice de tensión tiempo diafragmático (TTDI) es una medida que se emplea para explorar las características contráctiles del diafragma y su riesgo de desarrollar fatiga.Para su determinación es necesario medir la presión transdiafragmática y la relación existente entre el tiempo inspiratorio y el tiempo total que se emplea en un movimiento respiratorio completo (inspiración más espiración):

TTDI = PDI/PDIMax x TI/TTOT

TTDI = índice de tensión tiempo diafragmático
PDI = presión transdiafragmática (en respiración tranquila)
PDIMax = presión transdiafragmática a máximo esfuerzo
TI = tiempo inspiratorio
TTOT = tiempo total de un ciclo respiratorio

El cociente PDI/PDIMax nos indica que porcentaje de la máxima presión que puede generar el diafragma se emplea en una respiración tranquila. Su valor normal es entre 0.07 y 0.08.

PDI/PDIMax = 0.08

Es decir que el diafragma, en condiciones de respiración tranquila, emplea solo el 8% de su capacidad.

El cociente TI/TTOT evalúa que porcentaje del tiempo total que demanda un movimiento respiratorio le corresponde a la inspiración, dicho de otro modo, cuánto tiempo está contraído el diafragma y cuánto dispone de reposo. Su valor normal oscila entre 0.3 y 0.38

TI/TTOT = 0.38

Es decir que el diafragma en, condiciones normales, se contrae el 30% del tiempo que dura un ciclo respiratorio y el 70% restante reposa. Estas dos condiciones, emplear el 8% del total de la fuerza disponible y descansar el 70% del tiempo, hace que las posibilidades de fatiga del diafragma durante respiración tranquila, en condiciones normales, sean prácticamente imposibles. Resumiendo:

TTDI = PDI/PDIMax x TI/TTOT TTDI = 0.08 x 0.38 TTDI = 0.03

Si por alguna circunstancia el porcentaje de fuerza que ejerce el diafragma aumentara (PDI/PDIMax aumentado) o el tiempo de reposo disminuyera (TI/TTOT aumentado) el valor del TTDI aumenta y crea condiciones en las cuales el diafragma puede fatigarse (porque necesita generar mucha presión, tiene poco tiempo de reposo, o ambas). Si el TTDI alcanza o supera el valor de 0.15 ingresa en lo que se conoce como zona de fatiga (figura 8-4).

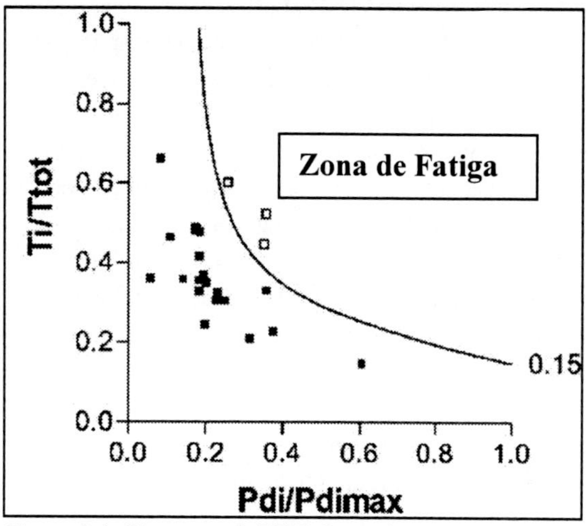

Figura 8-4. Diagrama de TTDI. Los valores superiores a 0.15 se encuentran en zona de fatiga

8.5 Músculos Intercostales y Accesorios

Como su nombre indica, los músculos intercostales se ubican entre las costillas y reciben inervación de los nervios raquídeos segmentarios. Clásicamente se adjudica a los intercostales externos función inspiratoria, y a los internos espiratoria. Si bien este concepto engloba a la mayoría de estos músculos, debe recordarse hay grupos musculares que no cumplen este enunciado. Los intercostales internos paraesternales se comportan como inspiratorios, y los intercostales externos más ventrales y caudales tienen acción espiratoria.

La contracción de los intercostales con función inspiratoria genera en las costillas superiores una acción sobre el esternón que lo desplaza hacia arriba y hacia afuera, aumentando el diámetro antero posterior del tórax; mientras que la acción en las últimas 8 costillas determina una rotación de las mismas hacia arriba (como sucede al levantar el asa de un balde) aumentando el diámetro transverso del tórax.

Durante la inspiración forzada también se contraen los llamados *Músculos Accesorios.*

Estos comprenden a los Escalenos, que elevan las primeras cotillas; los Esternocleidomastoideos,

que elevan el esternón hacia fuera; el Trapecio, el Pectoral mayor y menor, el Serrato Mayor y los músculos del cuello y la espalda, que elevan la cintura escapular (aumentando el área transversal del tórax).
Existen evidencias de que algunos de estos músculos (escaleno, esternocleidomastoideo) se activarían aún en respiración tranquila, por lo que el término "músculos accesorios" no sería del todo adecuado.

8.6 Músculos Espiratorios

Como ya se ha visto, durante la respiración tranquila, la espiración es un proceso pasivo, sin gasto energético. Los pulmones normales, al fin de la inspiración, por ser estructuras elásticas almacenan energía suficiente para que, al cesar la contracción de los músculos inspiratorios, vuelvan a su volumen inicial (capacidad residual funcionante, punto de equilibrio del sistema tóraco-pulmonar) y produzcan una espiración pasiva. En determinadas circunstancias (durante el ejercicio, al toser, al soplar, etc.), la espiración involucra la contracción de grupos musculares y se hace activa.

Los músculos espiratorios son los intercostales internos (ya se mencionó que algunos externos son espiratorios) y los músculos abdominales y el triangular del esternón. Los abdominales, por tener mayor fuerza de contracción, se consideran los principales músculos espiratorios.

Los músculos abdominales (oblicuos internos y externos, rectos del abdomen y transverso del abdomen), al contraerse aumentan, la presión intra abdominal, obligando al diafragma a ascender hacia la cavidad torácica, lo que reduce el diámetro céfalo caudal del tórax y genera un aumento de la presión intrapleural.

Músculos Respiratorios	
Inspiratorios	Espiratorios
Diafragma Intercostales Externos Escalenos Esternocleidomastoideo Trapecio Pectoral Mayor y Menor Serrato Mayor	Intercostales Internos Prensa Abdominal * Recto Mayor * Oblicuos * Tranverso Triangular del esternón

Tabla 2. Músculos Respiratorios. Véase texto

Este incremento de la presión intrapleural se puede estimar, como se explicó precedentemente, midiendo la presión espiratoria máxima (PEMAX).

Adicionalmente, la inserción de estos músculos en las últimas costillas, produce un descenso de la parrilla costal que contribuye con la espiración.

Como se mencionó, la prensa abdominal no se contrae durante la respiración tranquila y, en ejercicio, lo hace cuando la ventilación supera los 40 l/min.

CAPÍTULO 9

EVALUACIÓN DE LA RESISTENCIA DE LA VÍA AÉREA

9.1 Introducción

En condiciones normales, las vías aéreas ejercen cierta resistencia a al pasaje de aire a través de ellas. Fisiológicamente la resistencia de las vías aéreas aumenta durante la espiración tranquila y de modo más notorio durante la espiración forzada. Esta variación se produce por el aumento de la presión intratorácica y la compresión dinámica de la vía aérea (este último fenómeno durante la espiración forzada). De modo opuesto, al inspirar, disminuye la presión intratorácica y aumenta el volumen pulmonar produciéndose tracción de los bronquios y, por ambos mecanismos, hay dilatación pasiva de la vía aérea con la consecuente caída de su resistencia.

El aumento anormal de esta resistencia, constituye una alteración muy frecuente en la práctica médica y puede ser causada por diversas enfermedades (asma bronquial, enfermedad pulmonar obstructiva crónica – EPOC-, etc.). Estas se denominan genéricamente "*enfermedades obstructivas*".

Dado que la prevalencia de estos padecimientos es alta (en el caso del asma bronquial afecta alrededor del 10% de la población), resulta de enorme importancia contar con exámenes que permitan evaluar las variaciones de la resistencia de las vías aéreas.

Como se explicó capítulos previos, el flujo (F) aéreo que pasa a través de la vía aérea, dependerá de la diferencia de presión (ΔP) que se genere a ambos extremos de la misma, y de la resistencia (R) que esta ofrezca al pasaje del aire:

$$\mathrm{F} = \frac{\Delta P}{R}$$

Si despejamos R, obtendremos:

$$\mathrm{R} = \frac{\Delta P}{F}$$

De modo tal que si queremos averiguar la resistencia de la vía aérea, deberíamos generar una diferencia de presión conocida entre sus extremos y medir simultáneamente el flujo aéreo obtenido. Calculada por este medio la resistencia de la vía aérea arroja un valor normal de 1 cmH2O/l/seg (es decir, al crear una diferencia de presión de 1 cmH2O se obtendrá un flujo de 1 l/seg). Este tipo de determinación requiere (a fin de calcular la ΔP), del empleo de un pletismógrafo de cuerpo entero, equipamiento costoso y, por lo tanto, no siempre disponible.

Por lo expuesto, en la práctica habitual no se calcula la resistencia de la vía aérea a partir de la determinación de F y ΔP sino que se mide el flujo aéreo (de fácil determinación mediante el empleo de un neumotacógrafo). Si logramos que la ΔP sea constante, toda vez que caiga el flujo será porque aumentó la resistencia (ya que son relaciones inversas). Es decir que, de este modo, no necesitamos medir la resistencia de la vía aérea, sino que la inferimos a través de las variaciones del flujo aéreo (a mayor resistencia menor flujo). ¿Cómo se consigue, para que esta premisa sea cierta, que la ΔP sea constante? La ΔP se genera por la contracción de los músculos espiratorios. Si el esfuerzo espiratorio siempre es igual, la ΔP también lo será. Esa es la razón por la cual la mayoría de las pruebas funcionales destinadas a evaluar la resistencia de la vía aérea se realiza siempre a máximo esfuerzo espiratorio (ΔP constante).

Genéricamente esta prueba se conoce como *espirometría* ya que supone medir el aire espirado.

Otro grupo de enfermedades que pueden evaluarse con esta metodología son aquellas que no se definen por aumento de la resistencia de la vía aérea sino por disminución de los volúmenes pulmonares. Estas se denominan genéricamente "*enfermedades restrictivas*" y comprenden diversos trastornos tales como la fibrosis pulmonar, las alteraciones estructurales de la caja torácica (cifoescoliosis), las enfermedades neuromusculares que comprometen la fuerza de los músculos respiratorios (Guillan Barré, esclerosis lateral amiotrófica, etc.), las resecciones pulmonares, la patología pleural, etc. Si bien este grupo de padecimientos puede ser estudiado con este método, la manera más adecuada de hacerlo es por medio de la pletismografía.

Dado que con la espirometría se requiere medir el volumen de aire espirado, deberá tenerse en cuenta que dichos volúmenes se modifican en función de los cambios de presión y temperatura (Ley de Boyle-Mariotte). El aire contenido en los pulmones se encuentra a 37° y al ser espirado habitualmente se enfría (toma la temperatura ambiental) disminuyendo su volumen. Todas las mediciones de volúmenes pulmonares deben ser referidas a la temperatura corporal. Las condiciones en que se obtienen los volúmenes en los aparatos de registro a temperatura ambiental se denominan A.T.P.S. (condiciones de presión y temperatura ambientales) y deben ser corregidos a B.T.P.S. (condiciones de presión y temperatura corporal). Esta corrección habitualmente es realizada de manera automática por los equipos computarizados.

9.2 Equipamiento

El estudio de la dinámica de la espiración forzada (espirometría) puede llevarse a cabo con diversos equipos.

Los dispositivos más sencillos y económicos son los medidores de pico flujo que son de utilidad para medir el flujo espiratorio pico (ver más adelante). (*fig. 9-1*)

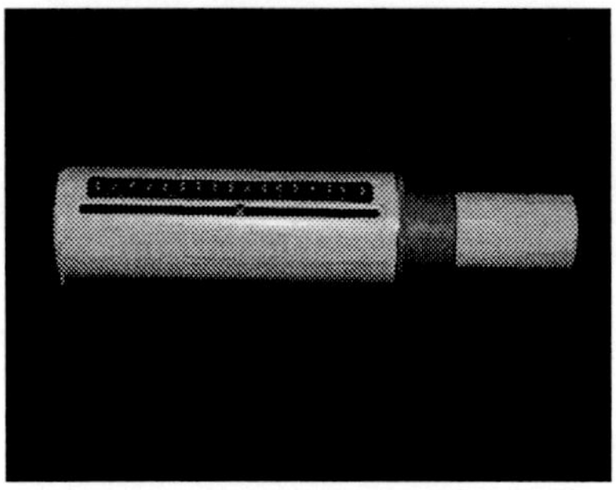

Figura 9-1: Medidor de Pico Flujo

Para la determinación de la curva volumen/tiempo se emplearon durante mucho tiempo espirómetros de fuelle (figura 9-2), hoy reemplazados por los espirómetros computarizados (figura 9-3) que posibilitan la realización de la mencionada prueba y de la curva flujo/volumen.

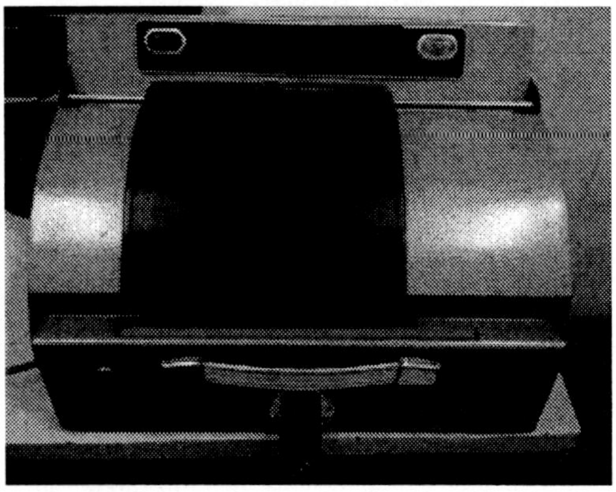

Figura 9-2. Espirómetro de fuelle

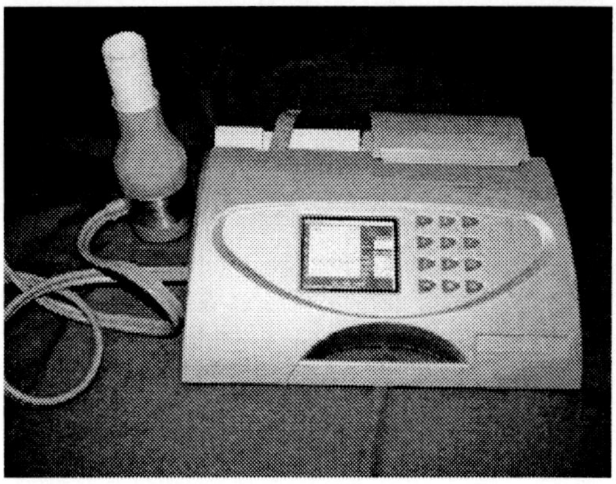

Figura 9-3. Espirómetro computarizado

9.3 Curva volumen/tiempo

Capacidad Vital Forzada, Volumen Espiratorio Forzado e Índice de Tiffeneau

Para realizar esta prueba el paciente debe realizar una inspiración máxima llegando a capacidad pulmonar total (CPT) y a continuación efectuar una espiración máxima y forzada espirando hasta llegar a volumen residual. Se mide simultáneamente el total del *volumen* de aire espirado (es decir la capacidad vital que aquí, por estar espirada de manera máxima y forzada se denomina "Capacidad Vital Forzada" – CVF-) y el *tiempo* empleado para su espiración. Se obtendrá en esta maniobra el siguiente gráfico (Figura 4)

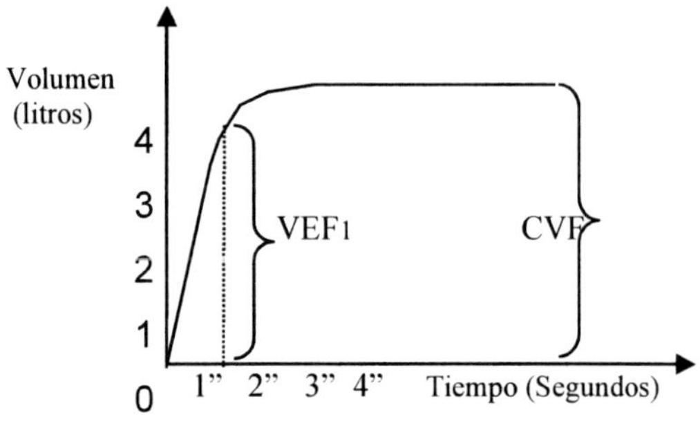

Figura 9-4: Curva volumen tiempo con la determinación de la CVF y del VEF1

De esta curva puede obtenerse, además de la CVF, el volumen de aire espirado en el primer segundo. Este parámetro se denomina "Volumen Espiratorio Forzado" en el primer segundo o VEF1. Ambos parámetros (CVF y VEF1), como el resto de los volúmenes y capacidades del aparato respiratorio, no tienen un

valor fijo sino que dependen de la edad, sexo, talla, peso y raza de cada individuo. Un parámetro que no presenta tanta variabilidad como los antes descriptos es la relación porcentual entre el VEF1 y la CVF.
Esta relación, conocida como "índice de Tiffeneau"*, es aproximadamente de 70%, es decir que una persona en condiciones normales en el primer segundo es capaz de espirar el 70% de su CVF.
*La descripción original del índice de Tiffeneau surge de la relación entre VEF y la Capacidad Vital Lenta (CVL). Dado que en condiciones normales no debería haber diferencia significativa entre CVF y CVL se suele aceptar su uso en ambas situaciones.

Índice de Tiffeneau → VEF1/CVF = 0.7 (70%)

El índice de Tiffeneau es un parámetro de suma utilidad para inferir la resistencia de la vía aérea: en la patología obstructiva disminuye el VEF1, manteniéndose relativamente estable la CVF, por lo que la relación entre ambos será menor al 70%. Una relación VEF1/CVF < 70% indica aumento de la resistencia de las vía aérea (patología obstructiva). *(Figura 9-5)*

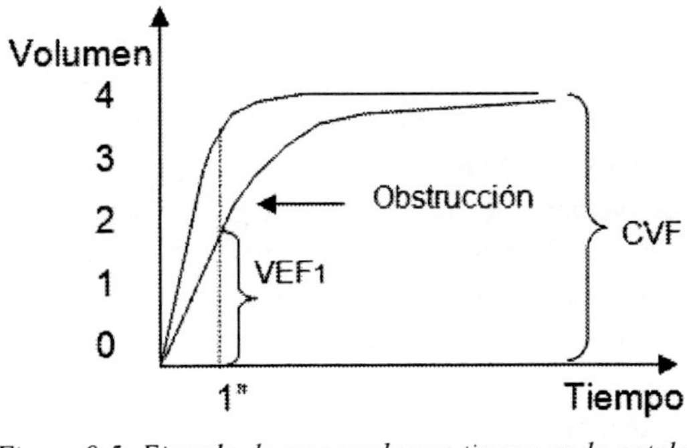

Figura 9-5: Ejemplo de curva volumen tiempo en la patología obstructiva. Nótese que mientras la CVF se mantiene sin mayores cambios, hay un descenso significativo del VEF1 con la consiguiente caída del índice de Tiffeneau.

En aquellos casos en que por alguna enfermedad (fibrosis pulmonar, resecciones pulmonares, debilidad de los músculos respiratorios, etc.) disminuyan los volúmenes pulmonares, la caída del la CVF y del VEF1 será proporcional, por lo que su relación porcentual se mantendrá normal Estos trastornos, denominados genéricamente "*restrictivos*", nunca provocan un descenso del índice de Tiffeneau (Figura 9-6)

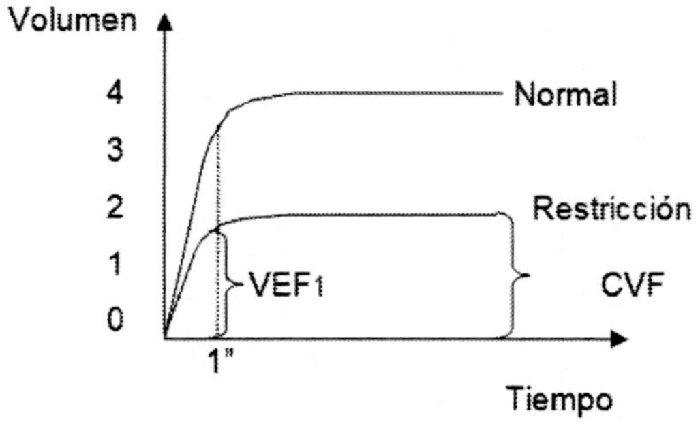

Figura 9-6: Nótese que en la curva restrictiva hay, respecto de la normal, una caída tanto de la CVF como del VEF1, de modo que la relación entre ambos se mantiene y el índice de Tiffeneau es normal.

Flujo Espiratorio Forzado 25-75%

Como se ha visto, flujo se expresa como volumen en la unidad de tiempo (l/seg, ml/min, etc.). En la curva volumen/tiempo, ambos parámetros vinculados entre sí, son una expresión de flujo. Es decir que cada uno de los puntos que dibujan la mencionada curva representa un valor de flujo determinado. De allí que, a partir de la curva, se pueden medir valores de flujo aéreo.

Si trazamos una línea que pase por dos puntos de la curva, podremos averiguar el flujo promedio que hay entre esos dos sitios.

En el Flujo Espiratorio Forzado 25-75% (FEF 25-75%) se toma un punto en la curva volumen tiempo que corresponde al 25% inicial del volumen de aire espirado y una segunda referencia correspondiente al 75% final. Se traza luego una recta entre ambos puntos y se establece una "pendiente de flujo" (que no es otra cosa que un promedio de todos los flujos contenidos entre ambos puntos). Se mide en la abscisa un segundo y se proyecta sobre la recta trazada averiguando el volumen desplazado en ese lapso, cuya lectura se efectúa en la ordenada. Ese flujo es el FEF 25-75% (Figura 9-7).

El FEF 25-75% fue considerado durante mucho tiempo como una prueba representativa de las variaciones de resistencia de la pequeña vía aérea (por ser realizada a volúmenes pulmonares medios y bajos, y por lo tanto con el punto de igual presión en mediana y pequeña vía aérea). En la actualidad se sabe que no tiene mayor utilidad que el VEF1, con la desventaja de tener una gran variabilidad (varía su considerablemente su valor aun en individuos normales).

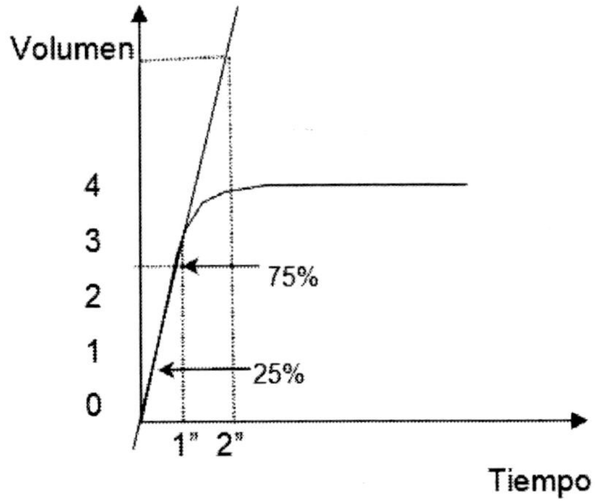

Figura 9-7: Determinación del FEF 25-75%. Para explicación véase el texto.

9.4 Flujo espiratorio pico (FEP)

Es el máximo flujo aéreo que se puede alcanzar durante una espiración forzada. Puede leerse en la curva flujo volumen (como se verá más adelante) o ser medida con dispositivos portátiles y relativamente económicos denominados "medidores de pico flujo" (figura 9-1). El flujo espiratorio pico es una prueba muy dependiente del esfuerzo y representativa, en general, de las alteraciones de la resistencias de mediana y gran vía aérea. Su principal utilidad reside en que permite su medición varias veces en el día (por emplear dispositivos portátiles) siendo ideal para el "autocontrol" de la severidad de obstrucción de la vía aérea en pacientes asmáticos. Una ventaja adicional radica en que, al inscribirse al inicio de la espiración, no es necesario que el paciente complete la maniobra espiratoria para su determinación. Esto es de especial importancia al momento de medir flujo aéreo en un paciente en crisis asmática, ya que la dificultad respiratoria suele impedir una maniobra espiratoria completa.

9.5 Ventilación voluntaria máxima

Consiste en pedirle a una persona que realice una ventilación máxima durante 12 segundos, medir la ventilación conseguida y multiplicar el valor obtenido por cinco para calcular la ventilación alcanzada en un minuto. Su valor normal oscila entre los 120 y 190 l/min y su resultado puede alterarse tanto por patología obstructiva o restrictiva. Es por lo tanto una prueba muy inespecífica, relativamente poco sensible y totalmente dependiente de la colaboración y el esfuerzo del paciente. Su principal ventaja radica en que, si se efectúa como única prueba, su normalidad permite suponer que, groseramente, no hay patología funcional respiratoria. Se empleaba como evaluación funcional respiratoria preoperatoria pero, al ser muy dependiente de la colaboración del paciente, cayó en desuso siendo reemplazada por otras pruebas más fiables (espirometría computada, difusión de monóxido de carbono, test de ejercicio cardiopulmonar, etc.). (Figura 9-9)

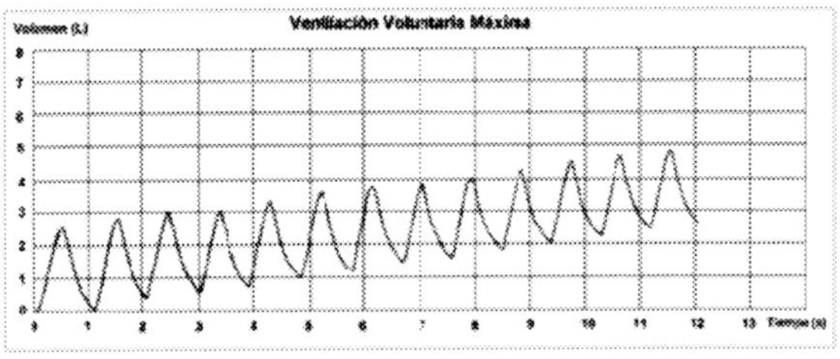

Figura 9-9 Ventilación voluntaria máxima. Para su explicación véase el texto.

9.6 Curva Flujo Volumen

Consiste, al igual que la curva volumen-tiempo, en el análisis gráfico de la espiración forzada. A diferencia de la primera, aquí examinaremos el *flujo* aéreo obtenido en función del *volumen* espirado. A diferencia de la anterior, permite graficar tanto la espiración como la inspiración forzada.

En ordenada se medirá el flujo (en litros/segundo) y en abscisa el volumen pulmonar (en litros). Al inicio de la espiración (partiendo de CPT) los músculos espiratorios se encuentran relajados y en posición óptima de generar esfuerzo máximo. Al espirar a gran volumen pulmonar, el punto de igual presión se ubica en la tráquea y en grandes vías aérea donde, dado su importante sostén cartilaginoso, el fenómeno de compresión dinámica se ve minimizado. Estas características (gran fuerza de contracción de los músculos espiratorios y relativamente poca compresión dinámica) explican porque al inicio de la espiración forzada los flujos que se obtienen son máximos (de hecho el *flujo espiratorio pico* se inscribe cuando se espiró recién el 20% inicial de la CVF). Esta porción inicial de la curva (hasta el primer 20% de la CVF) corresponde a la porción *esfuerzo dependiente* de la curva (a mayor esfuerzo espiratorio mayor flujo aéreo). Más allá de esta porción de la curva el punto de igual presión se ubica en vías aéreas más susceptibles de ser colapsadas y el fenómeno de compresión dinámica se hace evidente. Esto determina que a mayor esfuerzo espiratorio se produzca mayor compresión dinámica, y este aumento de la resistencia impida que aumente el flujo. Este fenómeno explica porque a partir del 20% del volumen espirado comience la porción *esfuerzo independiente* de la curva. (Figura 9-9)

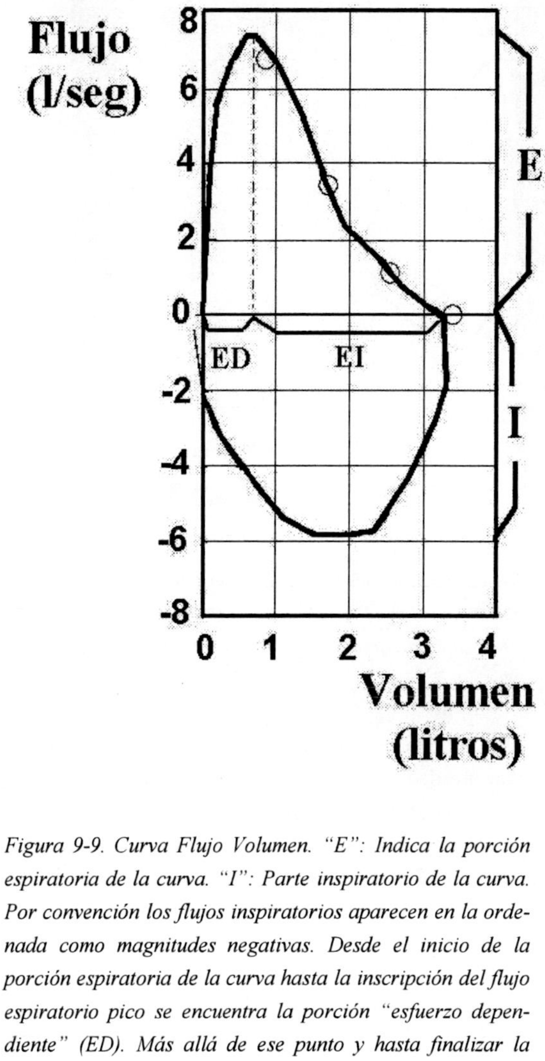

Figura 9-9. Curva Flujo Volumen. "E": Indica la porción espiratoria de la curva. "I": Parte inspiratorio de la curva. Por convención los flujos inspiratorios aparecen en la ordenada como magnitudes negativas. Desde el inicio de la porción espiratoria de la curva hasta la inscripción del flujo espiratorio pico se encuentra la porción "esfuerzo dependiente" (ED). Más allá de ese punto y hasta finalizar la espiración se encuentra la zona "esfuerzo independiente" (EI).

Si una persona realiza una prueba con bajo esfuerzo espiratorio (figura 9-10 curva B) y luego repite la maniobra a máximo esfuerzo (figura 9-10 curva A) podrá verificarse que hay una importante variación en el flujo espiratorio pico (zona esfuerzo dependiente) con una superposición de flujos espiratorios al finalizar la curva espiratoria (zona esfuerzo independiente) pese a que hubo una gran diferencia de esfuerzo espiratorio entre ambas maniobras.

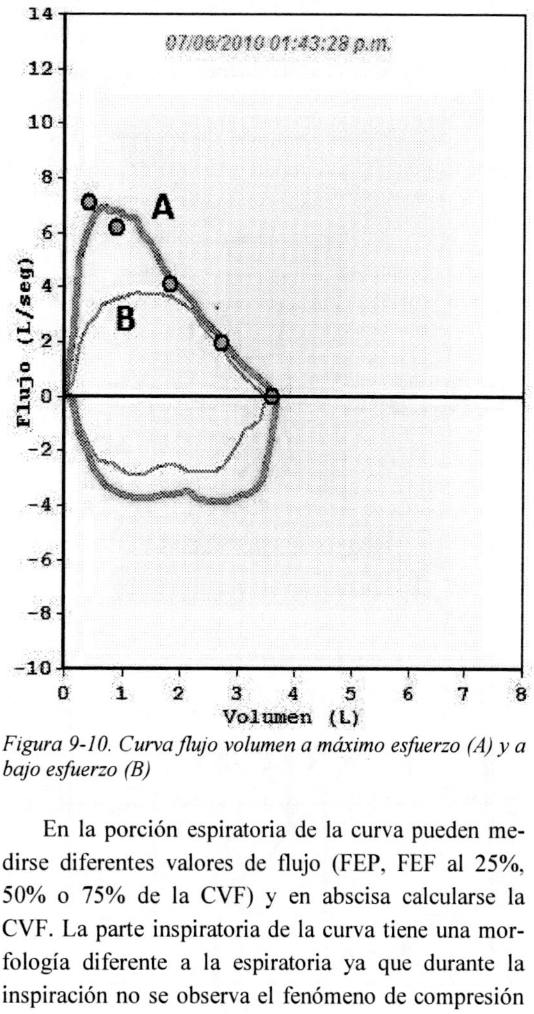

Figura 9-10. Curva flujo volumen a máximo esfuerzo (A) y a bajo esfuerzo (B)

En la porción espiratoria de la curva pueden medirse diferentes valores de flujo (FEP, FEF al 25%, 50% o 75% de la CVF) y en abscisa calcularse la CVF. La parte inspiratoria de la curva tiene una morfología diferente a la espiratoria ya que durante la inspiración no se observa el fenómeno de compresión dinámica de la vía aérea. En ella pueden medirse flujos inspira torios similares a los espiratorios (flujo inspiratorio pico –FIP- y Flujo Inspiratorio Forzado –FIF- 25%, 50% y 75%) Figura 9-11.

Al igual que con la curva volumen tiempo, tanto el cálculo de los valores de flujo y de volumen (CVF) permiten caracterizar las alteraciones obstructivas y restrictivas. En tal sentido la morfología que adopte la curva flujo volumen también será de utilidad en el diagnóstico. Así una curva con patrón *restrictivo* tendrá una "base" angosta (CVF disminuida) con valores de flujo relativamente conservados (Figura 9-12).

Una curva en la patología *obstructiva* tendrá disminución de todos los valores de flujo con CVF relativamente conservada, a menos que la severidad de la obstrucción de lugar a atrapamiento aéreo* (Figura 9-13 y 14)

* Atrapamiento aéreo: Cuando el grado de obstrucción al flujo aéreo es de gran severidad, es posible que, por el fenómeno de compresión dinámica de la vía aérea, se produzca un colapso completo de los bronquíolos de menor calibre. De este modo, al culminar la espiración, hay un volumen de aire "atrapado" por ese cierre de la vía aérea que no puede ser espirado. De este modo, este fenómeno producirá disminución de la CVF con el consiguiente aumento del volumen residual.

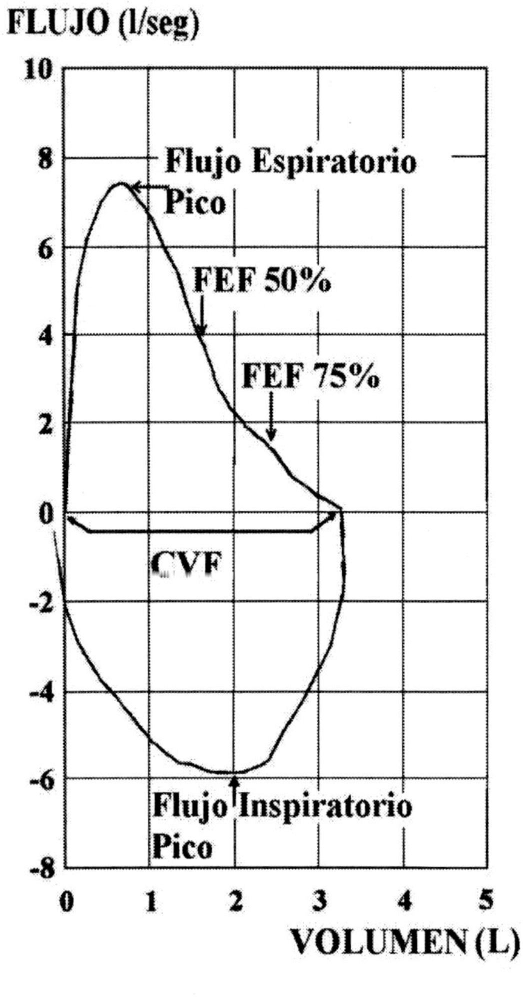

Figura 9-11: Curva Flujo Volumen normal. En abscisa (volumen) se mide la CVF. En la porción espiratoria se señalan el Flujo espiratorio pico y los flujos espiratorio al 50 y 75% de la CVF. En el segmento inspiratorio se señala el flujo inspiratorio pico.

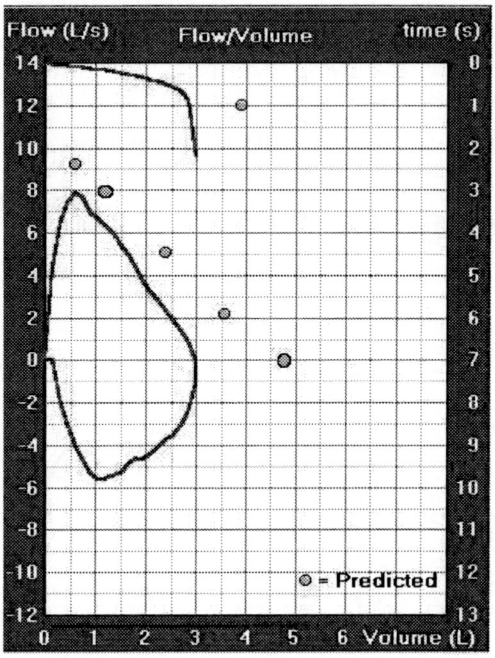

Figura 9-12. Curva Flujo Volumen en la patología restrictiva. Los círculos de referencia, indican por donde debería inscribirse una curva flujo volumen normal para ese paciente. Nótese la caída de la CVF con flujos relativamente conservados.

Una condición en la que la curva flujo volumen es de gran utilidad son las *obstrucciones variables* de la vía aérea y la *obstrucción fija.*

Por *obstrucciones variables* se entiende aquellas que son modificadas (agravadas o mejoradas) por los cambios de presión intrapleural.

En la *obstrucción variable de la vía aérea extra torácica* la lesión obstructiva no es influenciada por los cambios de presión intra torácica. Así, durante la inspiración, cae la presión en toda la vía aérea y, en el sitio de obstrucción, la presión negativa intraluminal tiende a agravar la obstrucción (recordemos que por fuera de la obstrucción la presión es la atmosférica – por convención 0- ya que se trata de vías aéreas por fuera de la cavidad torácica). (Figura 9-15). Durante la espiración la presión intraluminal es supra atmosférica y por lo tanto mejora la obstrucción. De este modo la curva flujo volumen en esta patología tendrá amputados los flujos inspiratorios con flujos espiratorios conservados.

En el caso de la *obstrucción fija* de la vía aérea, la magnitud del estrechamiento, no se ve influenciado en ningún momento del ciclo respiratorio. De modo tal que la caída del flujo aéreo persiste en inspiración y espiración. De manera que en la curva la amputación de flujos se verificará tanto en inspiración como en espiración (Figura 9-17).

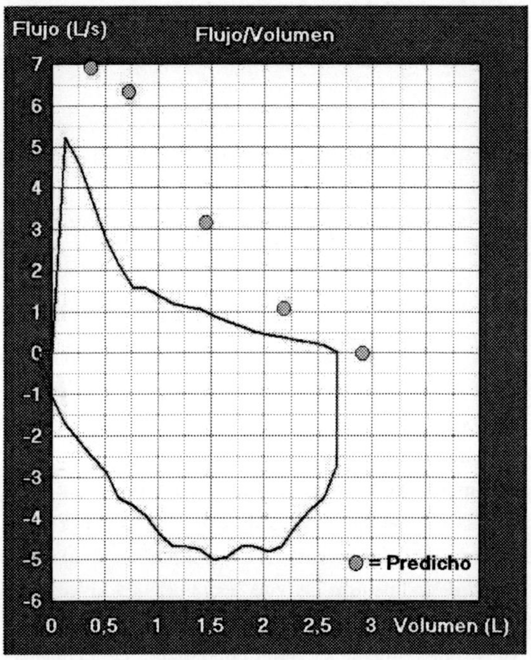

Figura 9-13. Curva Flujo Volumen en la patología obstructiva sin atrapamiento aéreo. Nótese la caída de los flujos espiratorios con CVF conservada. Los círculos indican por donde debería parar una curva normal para ese paciente.

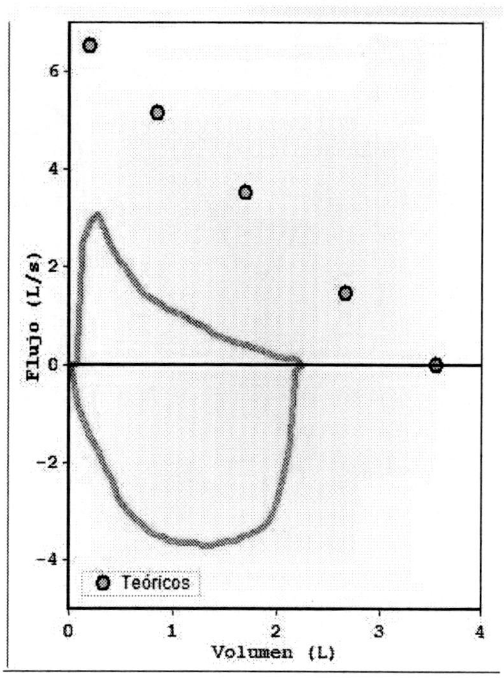

Figura 9-14. Curva Flujo Volumen en la patología obstructiva con atrapamiento aéreo. Nótese la caída de los flujos espiratorios con CVF disminuida. Los círculos indican por donde debería parar una curva normal para ese paciente.

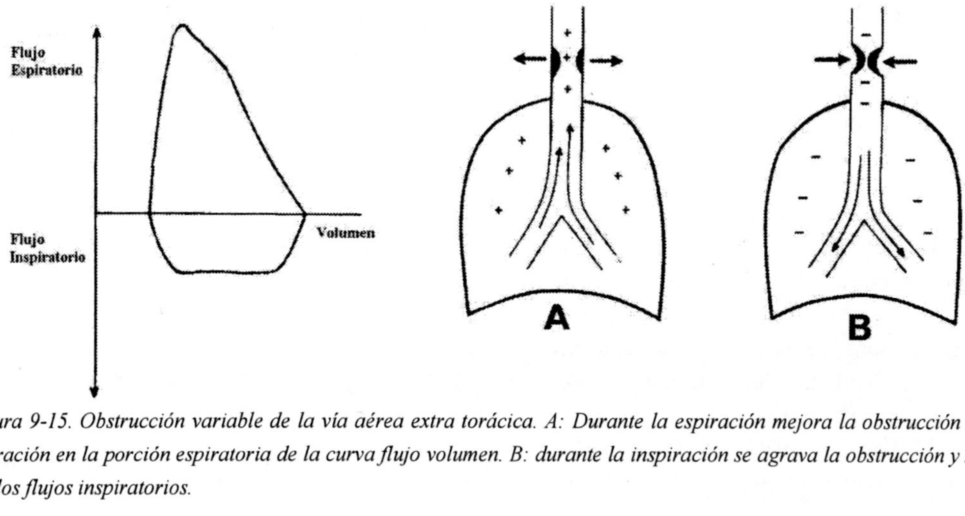

Figura 9-15. Obstrucción variable de la vía aérea extra torácica. A: Durante la espiración mejora la obstrucción y no hay alteración en la porción espiratoria de la curva flujo volumen. B: durante la inspiración se agrava la obstrucción y se amputan los flujos inspiratorios.

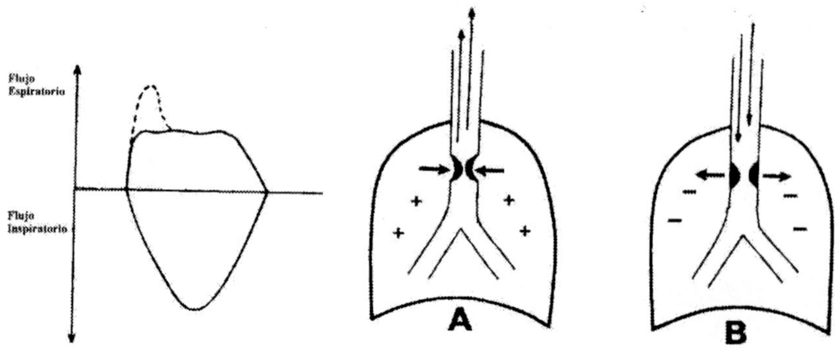

Figura 9-16. Obstrucción variable de la vía aérea intratorácica. A: Durante la espiración forzada empeora la obstrucción y hay amputación en la porción espiratoria de la curva flujo volumen. B: durante la inspiración mejora la obstrucción y los flujos inspiratorios son normales.

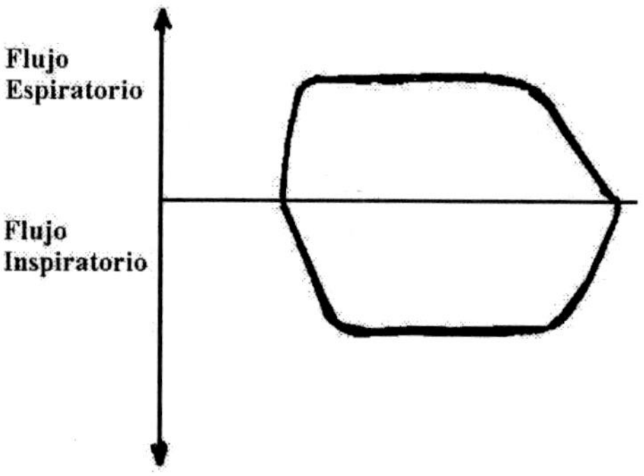

Figura 9-17. Obstrucción fija de la vía aérea. Se observa amputación tanto de los flujos inspiratorios como espiratorios

9.7 Volumen de cierre

Esta es una prueba que se ha postulado como de utilidad para determinar el aumento de resistencia de la pequeña vía aérea. Es una prueba de utilidad clínica incierta pero de interés para explicar algunos mecanismos fisiológicos.

Normalmente, en una persona en posición erecta, los alvéolos apicales están más distendidos que los basales; pero son estos últimos los que al inspirar sufren mayor cambio de volumen y por lo tanto ventilan más. Si una persona realiza una inspiración máxima de O_2 al 100% a partir de volumen residual, este se concentrará predominantemente en los alvéolos basales (que son los mayor ventilación reciben). Por lo tanto el nitrógeno contenido en dichos alvéolos se diluirá más que aquel que se encuentra en los alvéolos apicales.

Al realizar una espiración máxima (llegando a volumen residual), el punto de igual presión se ubicará más precozmente en las pequeñas vías aéreas de los alvéolos basales (la presión intrapleural alrededor de ellos es menos negativa y el punto de igual presión se ubica más rápidamente cerca de estos alvéolos). Esto determina que al acercarse al volumen residual se produzca el colapso de las vías aéreas de los alvéolos basales. Por este fenómeno, deja de salir aire de dichos alvéolos (que como se vio contienen menor concentración de N_2) y sale aire alveolar procedente de alvéolos apicales (que tienen mayor concentración de N_2).

Si medimos la concentración de N_2 en el aire espirado luego de realizar una inspiración de O_2 al 100% obtendremos un gráfico como el de la figura 9-19.

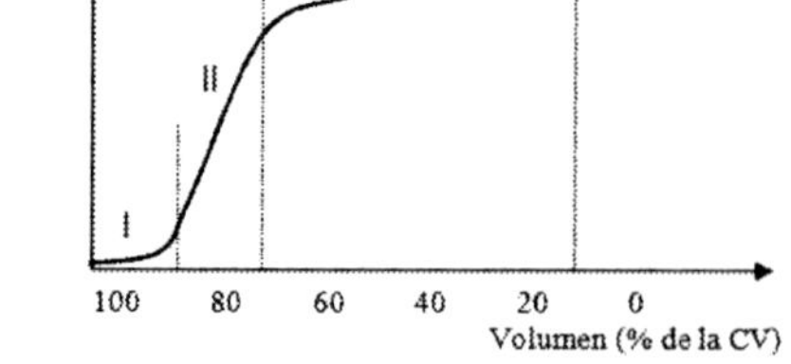

Figura 9-19. Volumen de Cierre. Para su explicación véase el texto

En ella se verifica una etapa inicial (Fase I) sin N_2 generada por el aire proveniente de las vías aéreas. Posteriormente se espira una mezcla gaseosa proveniente del espacio muerto que se mezcla progresivamente con el aire alveolar y que por lo tanto incrementa paulatinamente la concentración de nitrógeno (Fase II). Luego se establece una fase en que sale exclusivamente aire alveolar por lo que la concentración de N_2 permanece relativamente constante* (Fase III).

Cuando se produce el colapso de las vías aéreas de menor calibre de los alvéolos basales, comienza a salir aire predominantemente de los alvéolos apicales que tiene una mayor concentración de N_2. Ese brusco aumento en la concentración de dicho gas constituye la denominada Fase IV y determina el *Volumen de Cierre*. Esta fase se produce normalmente cuando resta por espirar el 15% de la capacidad vital. Si hay obstrucción de la pequeña vía aérea este colapso se producirá más precozmente y la fase IV se registrará a mayores volúmenes (cuando reste espirar más del 15% de la capacidad vital). Como en la patología obstructiva puede aumentar el volumen residual (por atrapamiento aéreo), una manera de hacer más sensible la prueba es sumar el volumen de cierre al volumen residual. La suma de ambos se conoce como *capacidad de cierre.*

* Para que se verifique una meseta en la Fase III es necesario que los alvéolos se vacíen de manera sincrónica. Si la distribución del aire inspirado no es homogénea y los alvéolos no entregan su contenido simultáneamente, el aire saldrá de unidades que no tiene una concentración uniforme de N_2 y no se verificará esta meseta. Por lo tanto el análisis de N_2 del aire espirado luego de una inhalación de O_2 al 100% sirve, no solo para determinar el volumen de cierre, sino también para evaluar la distribución del aire inspirado.

CAPÍTULO 10

DIFUSIÓN

10.1 Introducción

Se ha visto en capítulos previos que el aire alveolar se renueva con cada ciclo ventilatorio garantizándose de ese modo la constancia de su composición gasométrica. Nos ocuparemos en este capítulo de que manera los gases difunden a la sangre, desde los alvéolos hacia los capilares pulmonares, y en sentido opuesto.

La difusión consiste en la transferencia de moléculas de un gas desde una zona donde tiene una mayor presión parcial, hacia otra donde la presión parcial del mismo es menor. En un sistema donde coexisten varios gases (tal cual sucede en el aire alveolar) las moléculas de cada gas difunden a favor de su propio gradiente de presión independientemente del movimiento (difusión) de los otros gases.

En el aparato respiratorio el término difusión se refiere a la transferencia de los gases a través de la membrana alvéolo-capilar: desde el alvéolo hacia la sangre capilar en el caso de O_2 y en sentido opuesto en el caso del CO_2.

En realidad el término difusión también incluye la transferencia de los gases desde el capilar sistémico hacia la célula y viceversa, pero aquí analizaremos solo los fenómenos de difusión a nivel pulmonar.

En síntesis, la Capacidad de Difusión Pulmonar (DL del inglés "*lung*") de un gas se define como el volumen de dicho gas transferido desde los alvéolos a la sangre por minuto y por mm Hg de diferencia de presión alvéolo-capilar.

El proceso de difusión es pasivo y por lo tanto sin gasto energético (difusión pasiva) a diferencia de otros mecanismos biológicos de transporte (Transporte activo, difusión facilitada, etc.) que operan con gasto de energía. La difusión de gases a nivel pulmonar se rige por leyes físicas que posteriormente se analizarán.

La difusión no es una medida de resistencia (R) sino de conductancia (C), es decir que mide la facilidad con que se transfiere un gas a través de una membrana. Resistencia y conductancia son, por lo tanto, inversas entre sí:

$$R = 1/C \text{ ó } C = 1/R$$

10.2 Difusión de Membrana

Fundamentos físicos de la difusión

La ley de Fick define la difusión a través de una membrana (Figura 10-1) y dice que la tasa de difusión de un gas es directamente proporcional a:

1) La diferencia de presión del gas a ambos lados de la membrana (P1 - P2)
2) El área de dicha membrana (A)
3) El coeficiente de difusión (δ) que es propio para cada gas

Y es inversamente proporcional a:

1) El grosor de la membrana (G)

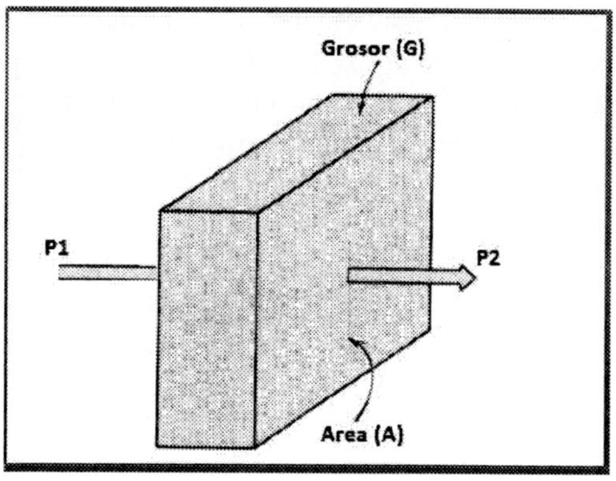

Figura 10-1: Difusión de membrana

Ecuación de Fick:

$$\text{Difusión} = \frac{A\ (P1 - P2)\,\delta}{G}$$

Los factores intervinientes en la ecuación de Fick componen la Difusión de Membrana y serán analizados a continuación.

Coeficiente de difusión (δ)

Es propio para cada gas y está determinado por la relación de dos propiedades físicas: la solubilidad y el peso molecular, enunciadas en dos leyes:

La ley de Graham, que dice que la tasa de difusión de un gas es inversamente proporcional a la raíz cuadrada de su peso molecular.

$$\text{Tasa de Difusión} = \frac{1}{\sqrt{PM}}$$

La ley de Henry describe la solución de gases en medios líquidos y dice que el numero de moléculas de un gas disueltos en un liquido es directamente proporcional a la presión parcial de dicho gas en la superficie liquida. Para una misma presión parcial cuanto mayor sea la solubilidad del gas en un medio líquido mayor será el volumen de ese gas disuelto en dicho medio.

De ambos enunciados se deduce que el coeficiente de difusión será:

$$\delta = \frac{\text{Solubilidad}}{\sqrt{PM}}$$

El O_2 tiene un peso molecular ligeramente inferior al CO_2, pero el CO_2 es 24 veces más soluble. El resultado de la combinación de las diferentes características de ambos gases determina que el CO_2 difunda 20 veces más rápidamente que el O_2.
Los diferentes coeficientes de difusión de ambos gases explican por qué las alteraciones patológicas de la difusión puedan comprometer la transferencia de O_2 sin afectar la del CO_2.

Área

El pulmón es un órgano adaptado para el intercambio gaseoso; es por eso que ofrece una amplia área de difusión: En un adulto normal la superficie alveolar es de aproximadamente 70 m2 (entre 50 y 100 m2).

Al referirnos al área de intercambio entendemos a aquellos alvéolos ventilados y adecuadamente perfundidos (superficie funcionante), de modo tal que la misma puede cambiar en diversas circunstancias: aumenta al adoptar el decúbito dorsal - al mejorar la perfusión de los vértices pulmonares - y durante el ejercicio.

Grosor

Pese a que se superponen varias estructuras histológicas, el grosor de la membrana alvéolo-capilar es extremadamente pequeño (aproximadamente 0.5 micrones). Ver detalle en Figura 10-2.

Los gases deberán atravesar sucesivamente: El epitelio alveolar, el surfactante, el intersticio pulmonar, el endotelio vascular, el plasma y la membrana del eritrocito. La solubilidad en plasma y la combinación con la hemoglobina (Hb) constituyen el factor sanguíneo que considera el volumen capilar (VC) y la tasa de reacción con la Hb (θ).

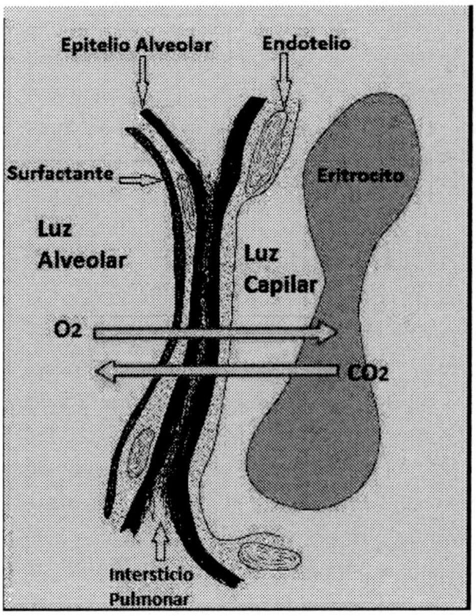

Figura 10-2: Estructuras que deben atravesarse durante el proceso de difusión

10.3 Factor sanguíneo

Hasta aquí se ha considerado al pulmón como una membrana a través de la cual difunden los gases.

Un componente esencial en el proceso de difusión es el denominado factor sanguíneo, ya que la transferencia de gases sería imposible de no existir alvéolos adecuadamente perfundidos, es decir sangre hacia donde difunda el O_2 y desde donde difunda el CO_2.

Comprende al Volumen Capilar (VC) y a la Tasa de reacción con la Hb (θ):

$$\text{Factor sanguíneo} = \theta \cdot VC$$

Volumen Capilar

Los capilares pulmonares tienen un diámetro promedio similar al tamaño de los glóbulos rojos (7 micrones) y el volumen total de sangre contenida en toda la red capilar pulmonar promedia los 70 ml (entre 60 y 100 ml). La capacidad máxima de VC es cercana a los 200 ml, valor al que puede llegarse durante el ejercicio.

Desde el punto de vista histológico dichos capilares conforman una verdadera red que prácticamente tapiza a los alvéolos configurando un verdadero lago hemático alrededor de los mismos.

Tasa de reacción con la Hb

Está representada por los ml de O_2 combinados con la Hb por minuto y por cada mm de Hg de diferencia de presión entre el plasma y el GR. El tiempo que demanda esta combinación es el principal factor limitante - en condiciones fisiológicas - de la difusión: el O_2 al llegar a la sangre tarda aproximadamente 0.2 segundos en combinarse con la Hb, es decir las 2/3 partes del tiempo total que insume el proceso de difusión (que como se verá es de 0.3 segundos).

Factor plasmático

Por último analizaremos el paso del O_2 por el plasma.

Normalmente el O_2 difunde desde el alvéolo hacia el plasma disolviéndose en él y aumentando la PO_2 en la sangre capilar (Ver Transporte e Gases). Al ser mayor la PO_2 plasmática que la intraeritrocitaria el O_2 difundirá desde el plasma hacia el GR para combinarse químicamente con la Hb. Este proceso continúa hasta que la Hb se satura, entonces deja de difundir O_2 del plasma hacia el GR, se igualan las presiones plasmática y alveolar y cesa el proceso de difusión.

El plasma virtualmente no ofrece resistencia a la transferencia de O_2. Esto se explica recordando la relación existente entre el GR y el capilar pulmonar: el tamaño de ambos es muy similar por lo que el volumen de plasma que queda entre el capilar y el eritrocito es extremadamente pequeño.

10.4 Cuantificación de los componentes que ofrecen resistencia a la difusión

Al describir las diferentes resistencias que deben vencer los gases durante la difusión se han analizado dos factores:

1) Los inherentes a la Membrana:
Difusión de membrana (DM) que se analizaron conjuntamente con la ecuación de Fick.

$$DM = \frac{A\,\delta}{G}$$

2) Los inherentes al *Factor Sanguíneo* (FS):

$$\text{Factor sanguíneo} = \theta \;.\; VC$$

Estas dos resistencias, la dependiente de la membrana y la dependiente de la sangre, sumadas en serie equivalen a la resistencia total del sistema:

$$RL = RM + RS$$

RL = Resistencia total de la difusión pulmonar (L de "*Lung*", pulmón en inglés).
RM = Resistencia de membrana.
RS = Resistencia del factor sanguíneo.

Pero como se mencionó al comienzo del capítulo la difusión debe ser considerada como una conductancia, y esta es la inversa de la resistencia concluimos que:

$$RL = RM + RS$$ o bien:

$$\frac{1}{DL} = \frac{1}{DM} + \frac{1}{FS}$$

DL = Difusión pulmonar.
DM = Difusión de membrana.
FS = Factor sanguíneo.

No hay pleno acuerdo respecto a cuál es el componente que ofrece mayor resistencia a la difusión. Para algunos autores la mayor parte de la resistencia para la difusión pulmonar estaría dada por el factor sanguíneo y para otros la resistencia de la membrana y del factor sanguíneo contribuiría por igual en la génesis de la resistencia total.

10.5 Tiempo de tránsito capilar

Se entiende por tal el tiempo que permanece en contacto el GR con la interface alvéolo-capilar y por lo tanto el tiempo disponible para realizar la difusión.

La relación existente entre el volumen minuto cardiaco y el volumen capilar pulmonar permite calcular el tiempo que tarda el GR en desplazarse a lo largo del capilar pulmonar. Este es, en reposo, de aproximadamente 0.75 seg. , si bien se describen variaciones más o menos importantes entre personas normales.

¿Cuánto tarda normalmente en completarse el proceso de difusión de O_2?

La transferencia de O_2 se completa (es decir se satura la Hb en sus posibilidades para captar O_2) en menos de la mitad del tiempo que permanece en contacto el GR con la membrana alvéolo-capilar:

se completa en 0.3 seg. aproximadamente; es decir que en ese lapso se igualan las presiones alveolar y capilar cesando la transferencia de moléculas del gas (Ver Fig. 10-3).

Esto significa que el GR de los 0.75 seg. que está en contacto con la interface hematogaseosa, transcurre 0.45 seg. sin incorporar O_2. Este lapso constituye un margen de seguridad para garantizar que la difusión se complete en diversas circunstancias (por ejemplo durante el ejercicio).

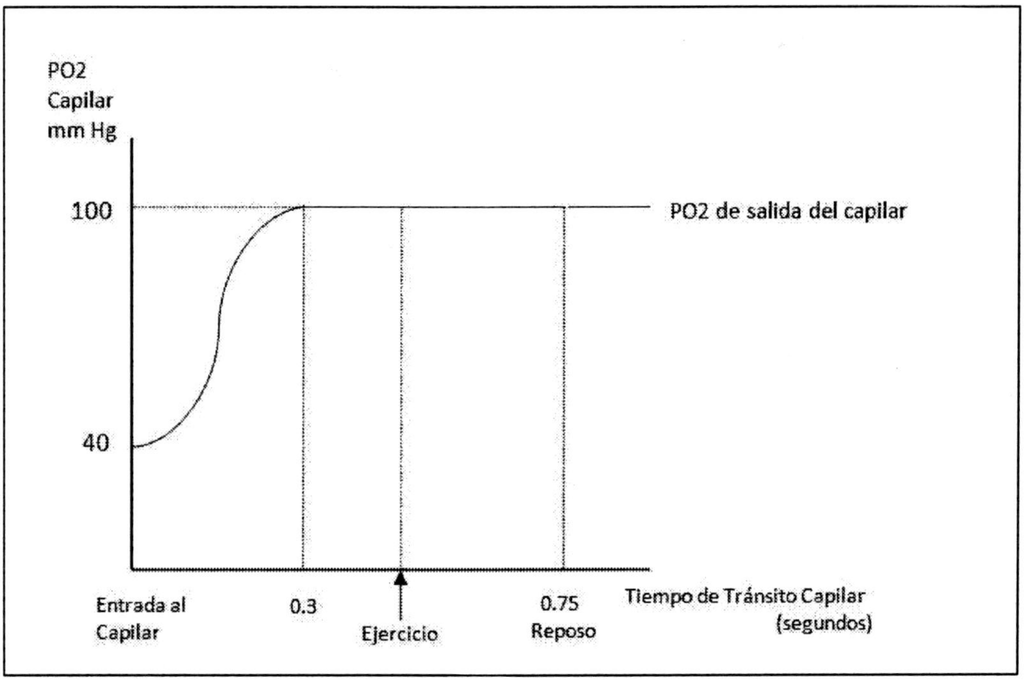

Fig. 10-3: La sangre venosa mixta tiene una PO_2 de 40 mm de Hg y se pone en contacto con la PAO_2 (100 mm de Hg). El O_2 difunde hasta que ambas presiones se igualan (el plasma capilar alcanza los 100 mm de Hg) Este proceso demanda 0.3 seg.

De modo tal que en condiciones normales la difusión no se ve limitada por la membrana sino por el flujo sanguíneo. En otras palabras, si el flujo sanguíneo aumenta, al ser mayor el número de GR que pasan por minuto, aumenta la tasa de difusión siendo de 0.75 seg. el tiempo de contacto, la difusión; y viceversa, si cae el flujo sanguíneo cae la tasa de difusión.

Por eso el O_2 es un gas predominante, aunque no exclusivamente, Flujo Dependiente.

Como la longitud capilar es relativamente constante, el tiempo de contacto alveolar dependerá solo de la velocidad de pasaje de la sangre (a mayor volumen minuto mayor velocidad de flujo y menor tiempo de contacto).

En condiciones normales, aun con marcados incrementos del volumen minuto - como ocurre en el ejercicio intenso - el tiempo de contacto nunca es menor de 0.3 seg., por lo que no se compromete significativamente la adecuada oxigenación de la sangre capilar (ver figura 10-3).

Si por alguna razón se altera la normal difusión de O_2 pueden producirse dos situaciones:

a) Que dicha alteración sea lo suficientemente grave para que no se complete la difusión en los 0.75 segundos disponibles y la sangre salga del capilar mal oxigenada (hipoxemia en reposo) (Figura 10-4 Curva B).

b) Que el trastorno afecte la transferencia de O_2 pero no lo suficiente como para generar un gradiente de O_2 a la salida del capilar (figura 10-4 Curva A). En este caso hay un trastorno en la difusión que no se hace evidente ya que la PO_2 de "salida" es normal.

Cómo se pone en evidencia este trastorno?

Si en este caso aumenta el volumen minuto con la consecuente disminución del tiempo de contacto- se producirá un gradiente de O_2 a la salida del capilar desarrollándose hipoxemia por ejercicio.

Esta determinación de gases en sangre en reposo y en ejercicio es de fácil realización y la caída de la PO_2 entre una y otra situación sugiere alteraciones en la difusión.

10.6 Difusión de otros gases

Vimos que en condiciones normales la difusión de O_2 estaba fundamentalmente limitada por el flujo sanguíneo (gas predominantemente flujo dependiente).

Cuanto más rápidamente se equilibren las presiones de un gas a uno y otro lado de la membrana, significará que menos resistencia le opone esta a la difusión de este gas, y por lo tanto la difusión estará limitada casi exclusivamente por el flujo sanguíneo.

Este es el caso del óxido nitroso (N_2O), gas que al no combinarse con la Hb solo se diluye en el plasma en el que se acumula, y rápidamente iguala la presión del aire alveolar. A partir de entonces la transferencia de N_2O cesa y la cantidad de gas que difunde hacia la sangre dependerá exclusivamente del flujo sanguíneo. Por esta razón se considera a N_2O un gas típicamente flujo dependiente (Figura 10-5).

Lo opuesto lo constituye el monóxido de carbono (CO). Este gas tiene una afinidad por la Hb 210 veces mayor a la del O_2, de modo tal que al ser captado por ésta, prácticamente no se acumula en el plasma y por lo tanto no genera presión parcial.

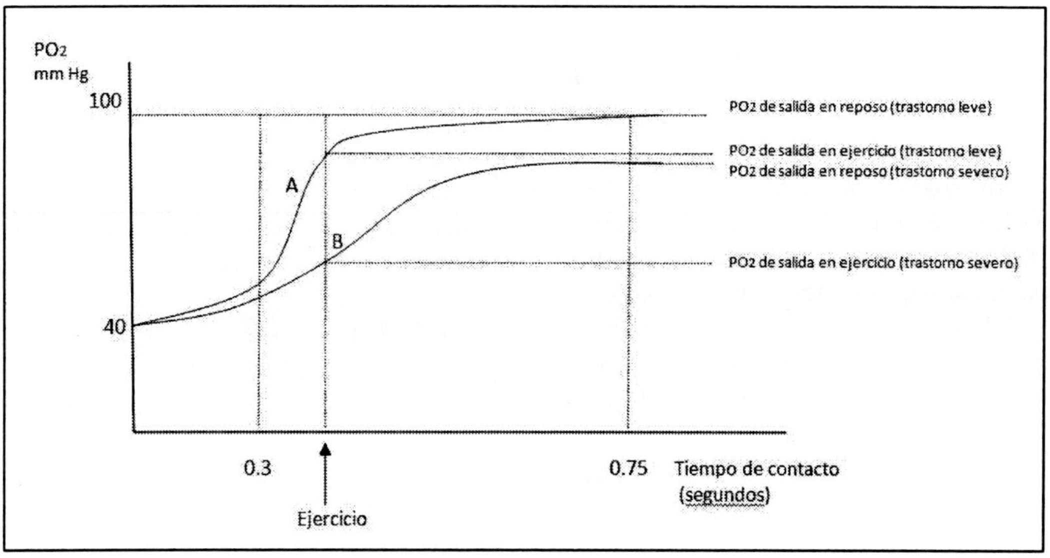

Figura 10-4: Curvas patológicas de Difusión. Curva A: trastorno leve; en reposo la PO_2 de "salida" es normal, disminuyendo al caer el tiempo de contacto (ejercicio). Curva B: Trastorno grave; hay hipoxemia en reposo que se agrava durante el ejercicio.

De esta manera, durante todo el tiempo de contacto capilar hay gradiente para la difusión de este gas. Por lo dicho se concluye que el factor limitante para la difusión del CO es la membrana (nunca llegan a igualarse las presiones a ambos lados de la misma). Es por eso que al CO se lo considera un gas típicamente membrano dependiente (Fig. 10-5).

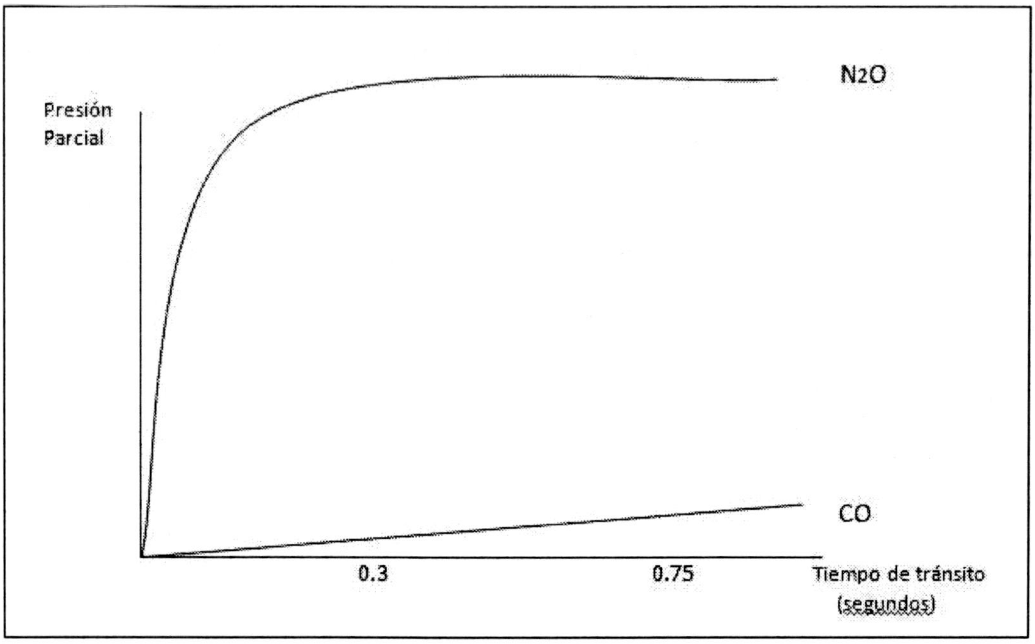

Fig.10-5: Curvas de difusión de CO y N_2O. La presión parcial en sangre del N_2O se iguala rápidamente con la del aire alveolar de modo que la transferencia de dicho gas se ve limitada por el flujo sanguíneo y no por la membrana (gas flujo dependiente). La presión parcial del CO en la sangre aumenta muy poco de modo que su transferencia es limitada por la membrana (gas membrano dependiente).

10.7 Determinación de la capacidad de difusión

La determinación de la capacidad de difusión tiene la importancia de ser un método no invasivo, factible de ser repetido varias veces en el curso de una enfermedad, que brinda valiosa información acerca de las alteraciones del intercambio gaseoso y que no es reemplazable por otros métodos: a menudo, en ciertas enfermedades, la capacidad de difusión está alterada cuando otras determinaciones (espirometría, volúmenes pulmonares, radiografías, tomografía computada etc.) son enteramente normales.

Dos gases pueden usarse para determinarla: el O_2 y el CO.

Si bien el uso del primero se supone más fisiológico, desde el punto de vista metodológico su empleo es más complicado y, además, el CO ofrece la ventaja de no estar presente en el organismo. Por estos motivos universalmente se usa el CO y se habla de Capacidad de Difusión Pulmonar de CO (DLCO: L de "*lung*", pulmón, en inglés).

Algunos autores prefieren cambiar esta denominación por la de Factor de Transferencia del Pulmón (Transfer Factor o TLCO). Esto se basa en el hecho de que la determinación es afectada por varios factores diferentes a la difusión de membrana del pulmón (tales como el volumen capilar, la tasa de reacción con la Hb y los desequilibrios de la relación V/Q) y a que normalmente se mide la difusión en condiciones basales (o sea en condiciones submáximas) por lo cual no debería emplearse el término capacidad para referirse a esta prueba.

Difusión Pulmonar de CO (DLCO)

La difusión de CO desde el alvéolo hacia el capilar depende de la diferencia de presión a ambos lados de la membrana y de la resistencia que ésta oponga a la transferencia de dicho gas. Dado que, según se ha señalado, para este gas la resistencia sanguínea no es significativa, es posible utilizar la siguiente ecuación:

$$F = \frac{\Delta P}{R} \quad \text{de donde} \quad R = \frac{\Delta P}{F}$$

F= Flujo R = Resistencia Δ P = Diferencia de presión

Pero, tal como se ha visto, la capacidad de difusión es una medida de la conductancia (C) y esta es la recíproca de la resistencia (R):

$$\text{Si } R = \frac{\Delta P}{F} \quad \text{y} \quad C = \frac{1}{R} \qquad C = \frac{F}{\Delta P}$$

Esta fórmula aplicada al estudio de difusión:

C = DLCO
F = ml de CO transferidos por minuto
ΔP = Diferencia de presión de CO entre alvéolo y capilar pulmonar

$$DLCO = \frac{ml/min\ de\ CO}{PA - PC}$$

PA = Presión alveolar de CO
PC = Presión capilar de CO

Como el CO no se encuentra normalmente en el organismo y dada la enorme afinidad de este gas por la Hb, se puede asumir que la presión capilar de CO es prácticamente 0 mm de Hg, eliminándose la necesidad de medir su presión capilar:

$$DLCO = \frac{ml/min\ CO}{PA}$$

DLCO = ml de CO transferidos por minuto por cada mm de Hg de presión parcial de CO en el alvéolo

En la actualidad método de elección para medir la DLCO es el de la *respiración única,* existiendo otro método (método del estado estacionario) que ha dejado de utilizarse.

Método de la respiración única

Consiste en efectuar una espiración máxima (llegado a volumen residual), para luego realizar una inspiración máxima (llegando a CPT) respirando una mezcla de gases compuesta por 0.3% de CO, 10% de Helio, 21% de oxígeno y el resto de N_2.

El paciente retiene el gas inspirado durante 10 segundos para realizar luego una espiración máxima. Del volumen espirado se desechan los primeros 600 cc (por estar mezclados con aire proveniente del espacio muerto el cual no ha hecho intercambio gaseoso), midiéndose la concentración de CO en el resto del gas espirado.

La diferencia de concentración de CO entre el gas inspirado y el espirado permite calcular los ml de dicho gas trasferidos y, a partir de la fórmula analizada precedentemente, calcular la DLCO (La presión alveolar de CO se mide con un analizador de CO recolectándose una muestra de aire al final de la espiración - presión tele espiratoria - ya que dicha muestra se considera representativa del aire alveolar).

En rigor de verdad, la diferencia de concentración de CO entre el aire inspirado y espirado se produce en parte porque el gas difunde y en parte porque se diluye al mezclarse con el aire alveolar que no contiene CO. Es por eso que la mezcla gaseosa contiene Helio. Este gas se diluye en el aire alveolar pero no difunde.

De modo que la concentración de ambos gases disminuye (por dilución en el caso del Helio y por dilución más difusión en el caso del CO). La mayor caída de concentración del CO permite distinguir cuanto difundió y cuanto se diluyó.

10.8 Cambios en la capacidad de difusión

Cambios fisiológicos

1. Tamaño corporal: La DLCO aumenta en proporción directa al tamaño corporal.
2. Edad: La DLCO disminuye con la edad al igual que lo hacen otras variables fisiológicas (Talla, volúmenes pulmonares, etc.).
3. Ejercicio: Aumenta la DLCO por aumento de la superficie de intercambio (secundaria a la mejor perfusión pulmonar), por el aumento del volumen minuto cardiaco y por aumento del volumen capilar.
4. Postura: La DLCO aumenta al adoptar el decúbito dorsal por redistribución del flujo sanguíneo hacia los vértices pulmonares (aumento del área de intercambio) y por aumento del volumen capilar.
5. Volumen pulmonar: La DLCO disminuye de modo no lineal a medida que cae el volumen pulmonar. Una merma del 50% de la capacidad pulmonar total determina una caída del 40% en la DLCO.

Cambios patológicos

a) Por alteraciones en la membrana (DM)

1) Cualitativas:
   Engrosamiento de la membrana
2) Cuantitativas:
   Disminución del volumen pulmonar
   Disminución del área de intercambio

<u>Engrosamiento de la membrana</u>

Si bien inicialmente se pensó que esta era la razón por la cual las enfermedades del intersticio pulmonar (fibrosis pulmonar, etc.) alteraban la difusión, en la actualidad se acepta que la caída de la DLCO en este grupo de enfermedades es motivada por destrucción de unidades alvéolo-capilares funcionantes (por consiguiente estaría relacionada con disminución del área) y fundamentalmente por alteraciones de la relación V/Q.

Los neumonocitos (tanto I como II) se apoyan en una membrana basal que se encuentra en íntima aposición con la membrana basal del endotelio vascular pulmonar con muy escasa cantidad de tejido conectivo intersticial entre ambas. Esto es lo que se conoce como *intersticio pulmonar*. Hay un grupo de enfermedades conocidas genéricamente como enfermedades del intersticio pulmonar que se caracterizan por alterarlo (si bien también pueden comprometer alvéolos, bronquiolos terminales y vasos sanguíneos). Así, en la sarcoidosis por ejemplo el intersticio se ve invadido por acúmulos celulares denominados "granulomas" y en la fibrosis pulmonar idiopática* se pueden observar distintos tipos de células (macrófagos alveolares, linfocitos, neutrófilos) y fibras de colágena y elásticas. Cabe destacar que la lista de enfermedades que pueden comprometer al intersticio pulmonar es muy larga (toxicidad pulmonar por drogas, enfermedades por inhalación de polvos - neumoconiosis y neumonitis por hipersensibilidad-, enfermedades del tejido conectivo, infecciones, etc.).

*Idiopática: Enfermedad de origen desconocido.

Disminución del volumen pulmonar

La caída patológica del volumen pulmonar determina una disminución de la DLCO aunque el parénquima pulmonar sea completamente normal.
Este es el caso de las enfermedades neuromusculares que, al originar una caída en los volúmenes pulmonares (capacidad vital, capacidad pulmonar total), afectan la difusión aunque las unidades alvéolo-capilares sean histológicamente normales.

Para obviar este factor de error debe medirse la Capacidad de Difusión Específica ó DLCO/VA (difusión ajustada a volumen pulmonar):

$$DLCO/VA = DP/VA$$

DLCO/VA = Capacidad de difusión corregida al volumen pulmonar
DP = Difusión pulmonar
VA = Volumen alveolar (Capacidad pulmonar total medido por respiración única)*

La DLCO/VA, al tomar en cuenta el volumen pulmonar del paciente, refleja con más precisión las alteraciones de la membrana alvéolo-capilar (si la DLCO cae y la DLCO/VA es normal no hay daño en el parénquima pulmonar; si ambas disminuyen hay lesión parenquimatosa).

*El volumen alveolar se mide simultáneamente con la difusión. Como se vio, la mezcla de gases que se inhala contiene no sólo CO sino también 10 % de helio. Este gas no difunde, y su concentración en el aire espirado luego del tiempo de apnea que requiere la prueba habrá disminuido porque se diluyó con el aire contenido en los pulmones que naturalmente no contenía ese gas. El porcentaje de disminución en la concentración de dicho gas permiten averiguar el volumen pulmonar (a mayor volumen pulmonar mayor caída en la concentración del helio espirado y viceversa). Este método de determinación de la capacidad pulmonar total se denomina "de respiración única" o SB (del inglés "*single breath*").

Disminución del área de intercambio

Puede estar dada por alteraciones en la superficie alveolar o daño en el lecho capilar. Muchas enfermedades actúan por este mecanismo: enfermedades del intersticio pulmonar, enfisema, hipertensión pulmonar primaria, vasculitis pulmonares, tromboembolismo de pulmón, resecciones pulmonares (esta última con DLCO/VA conservada)

Por alteraciones en el factor sanguíneo

Volumen capilar:

Toda vez que aumente el volumen capilar aumentará la difusión. Esto es lo que se observa en los estadios iniciales de la estenosis mitral, en la cual se produce un aumento de presión en el circuito pulmonar con el consiguiente aumento del volumen capilar.

Tasa de reacción con la Hb:

Los cambios en la concentración de Hb - por afectar secundariamente a Θ - determinan cambios en la difusión.
Así, la anemia disminuye la DLCO y la policitemia la aumenta. Existen fórmulas que permiten eliminar la influencia de la concentración de Hb en la difusión (DLCO corregida para la concentración de Hb).

Hay que tener en cuenta que un gramo de variación en la concentración de Hb causará un cambio de un 7% en la DLCO.

Tabla 10-1. Comportamiento de la DLCO en algunas enfermedades

NORMAL	Bronquitis Crónica Enfermedades Neuromusculares (1) (Debe medirse la DLCO/VA) Asma Bronquial (puede elevarse por aumento del volumen capilar)
DISMINUIDA	Enfermedades Pulmonares → Obstructivas → Enfisema (2) Enfermedades Pulmonares → Restrictivas → Enfermedad Intersticial Pulmonar (3) Enfermedades Pulmonares → Restrictivas → Resección Pulmonar (con DLCO/VA normal)
	Enfermedades Cardiovasculares → Estenosis Mitral en etapas avanzadas (4) Enfermedades Cardiovasculares → Hipertensión Pulmonar (5) Enfermedades Cardiovasculares → Tromboembolismo de Pulmón (6) Enfermedades Cardiovasculares → Edema Pulmonar (7)
	Otras: Anemia
AUMENTADA	Policitemia (8) Estenosis Mitral (etapas iniciales por aumento del volumen capilar) Hemorragia alveolar (10)

Terminología empleada en Tabla 10-1

1. *Enfermedades Neuromusculares*: Grupo de enfermedades que por diferentes mecanismos (compromiso de nervios motores, placa neuromuscular o afectación directa del músculo) determinan una disminución de la fuerza muscular que al afectar la expansión torácica disminuyen los volúmenes pulmonares sin afectar el parénquima pulmonar. En estos casos la DLCO cae secundariamente a la caída del volumen manteniéndose normal la DLCO/VA. Ejemplos: esclerosis lateral amiotrófica, Guillan Barré, botulismo, Duchenne, etc.
2. *Enfisema Pulmonar*: Enfermedad caracterizada por destrucción de septos alveolares con la consecuente disminución de la superficie de intercambio. El compromiso de la vasculatura pulmonar, que también acompaña a esta enfermedad, también interviene en la disminución de la DLCO.
3. *Enfermedades del intersticio pulmonar*: grupo de enfermedades que se caracterizan por provocar engrosamiento en el intersticio pulmonar. Ejemplos sarcoidosis, fibrosis pulmonar idiopática, toxicidad pulmonar por drogas, enfermedades por inhalación de polvos – neumoconiosis-, etc.
4. *Estenosis mitral*: la disminución del área de la válvula mitral determina un aumento patológico de las presiones en en circuito pulmonar. Este aumento a nivel capilar pulmonar puede ocasionar salida de líquido el cual al alojarse en intersticio o alvéolos compromete la difusión. Cabe destacar que estadíos iniciales de la enfermedad, antes de la salida del líquido, el aumento del volumen capilar provocará un aumento de la DLCO.
5. *Hipertensión pulmonar*: el aumento sostenido de la presión en el circuito pulmonar puede de causa desconocida (idiopática) o por gran cantidad de factores (drogas, cardiopatías congénitas, enfermedades respiratorias que causen hipoxia alveolar, enfermedades del tejido conectivo, etc). Esta causa alteración y destrucción del lecho vascular con la consecuente disminución de la difusión.
6. *Tromboembolismo de pulmón*: enfermedad causada por la impactación de un coágulo intravascular (denominado émbolo o tromboémbolo) con la consiguiente oclusión de un sector del lecho vascular.
7. *Edema pulmonar*: en esta entidad, por diferentes causas, se produce una acumulación de líquido (proveniente de los capilares pulmonares) dentro de los alvéolos, con la consecuente disminución de la DLCO.
8. *Policitemia*: Aumento anormal del recuento de glóbulos rojos y concentración de hemoglobina. Por aumento de Θ aumenta la difusión.
9. *Hemorragia alveolar*: en esta entidad se produce pasaje de sangre desde los capilares pulmonares al espacio alveolar. Si se realiza una DLCO esta se encontrará aumentada porque el monóxido de carbono queda retenido por los glóbulos rojos extravasados en los alvéolos.

CAPÍTULO 11

TRANSPORTE DE GASES POR LA SANGRE

11.1 Introducción

Un correcto aporte de O_2 y remoción de CO_2 tisular requiere del normal funcionamiento de tres aparatos:

1. El aparato respiratorio, realizando una correcta hematosis.
2. La sangre, garantizando una normal concentración de hemoglobina (Hb) apta para el transporte de gases.
3. El aparato cardiovascular, aportando un volumen minuto suficiente como para adecuar el flujo sanguíneo tisular a los requerimientos del organismo.

Si bien el transporte de O_2 y CO_2 están íntimamente relacionados y se influencian entre sí, por razones didácticas se analizará el transporte de cada uno de ellos por separado.

11.2 Transporte de oxígeno

El O_2 puede transportarse en la sangre de dos maneras:

a) Disuelto en el plasma.
b) Combinado con la Hb.

a) Disuelto en plasma

Esta forma es cuantitativamente poco importante: del total de O_2 transportado solo el 1.5% lo hace de ese modo.

Sin embargo, la presión parcial de oxígeno está dada por esta fracción, ya que el O_2 combinado con la Hb no genera presión parcial.

Es decir, la presión arterial de O_2 (PaO_2) dependerá de la presión alveolar de O_2 (PAO_2) y de un adecuado intercambio gaseoso independientemente de la concentración de Hb.

La cantidad de O_2 transportada de esta manera depende de dos factores:

- La Presión parcial de O_2 y
- El coeficiente de solubilidad del O_2 (expresado por la ley de Henry).

El O_2 es relativamente poco soluble en plasma (lo que explica porque de esta forma se transporta un volumen pequeño) y la cantidad disuelta es directamente proporcional a la PO_2: por cada mm de Hg de PO_2 se disuelven 0.003 ml de O_2 por cada 110 ml de plasma (esto se suele expresar como volúmenes % -vol %). Siendo que la PaO_2 promedio es cercana a los 110 mm Hg, se transportarán 0.3 vol% de O_2 disuelto en sangre arterial.

En condiciones basales (es decir en reposo) se consumen entre 250 y 300 ml por minuto de O_2 (Consumo de Oxígeno = VO_2).

El volumen de oxígeno que se ofrece por minuto a todos los tejidos del organismo para asegurar el normal metabolismo aeróbico se denomina oferta distal de oxígeno y depende del volumen minuto cardiaco (VM) y del contenido de O_2 en sangre arterial (CaO_2):

$$\text{Oferta Distal de } O_2 = \text{V. M.} \times CaO_2$$

Si el O_2 se transportara solo disuelto en plasma, la oferta distal de O_2 sería:

$$\underset{\text{(V.M. basal)}}{5000 \text{ ml/min}} \times \underset{(O_2 \text{ disuelto})}{0.3 \text{ vol\%}} = 15 \text{ ml/min}$$

Es decir que, para brindar un aporte de O_2 que satisfaga el VO_2 basal utilizando solamente el O_2 disuelto el V.M. cardiaco debería incrementarse 20 veces (a 110 l/min o 110.000 ml/min):

$$110.000 \text{ ml/min} \times 0.3 \text{ vol\%} = 300 \text{ ml/min}$$

Obviamente es necesaria otra forma de transporte.

b) Combinado con la hemoglobina

Representa la mayor parte de O_2 que se transporta por la sangre.

11.3 Estructura de la Hemoglobina

La Hb es una molécula compleja constituida por una fracción proteica (la Globina) y una fracción no proteica (el Hem).

La globina está formada por cuatro cadenas polipeptídicas cuyas secuencias de aminoácidos permiten distinguir dos tipos: Dos cadenas Alfa (alfa 1 y alfa 2) de 141 aminoácidos cada una, y dos cadenas Beta (beta 1 y beta 2) de 146 aminoácidos cada una.

Estas cadenas se agrupan dentro de la molécula de Hb de a pares (dímeros): alfa 1 con beta 1 y alfa 2 con beta 2. Cada una de las cuatro cadenas tiene conjugado un grupo Hem.

Cada grupo así formado (un grupo Hem mas una cadena polipeptídica) se denomina monómero. El conjunto de cuatro monómeros que configuran la molécula de Hb se llama tetrámero.

Cada una de las cadenas α (α 1y α 2) tienen conjugado un grupo Hem. Esta unión se realiza con el aminoácido Histidina que ocupa dentro de estas cadenas la posición 87 (Fig. 11-1). Las dos cadenas β (β 1 y β 2) también tienen conjugados sendos grupos Hem los cuales se unen al aminoácido histidina que en este caso ocupa la posición 92.

El grupo Hem también se conjuga por uniones más débiles con otros aminoácidos de las cadenas polipeptídicas. En el caso de las cadenas α estas uniones se hacen con los aminoácidos Histidina que ocupan la posición 58 (Fig. 11-1) existiendo también vínculos no polares a muchos otros aminoácidos (no representados en la figura de referencia). Estas uniones son las que determinan la estructura espacial de la molécula de Hemoglobina (estructura cuaternaria).

El Hem es una porfirina que tiene en el centro un átomo de hierro en estado ferroso (Fe^{++}). El Fe^{++} combina sus valencias con el grupo porfirínico (hem) y con los aminoácidos ya mencionados de la globina, conjugando ambas estructuras que formaran la molécula de Hb. Así, cada molécula de Hb estará constituida por 4 grupos Hem, 4 cadenas polipeptídicas y 4 átomos de Fe^{++}. El Fe^{++} dispone de una valencia más para combinarse con el O_2.

En algunas ocasiones en ion ferroso se oxida a su forma férrica (Fe^{+++}) por acción de diversas sustancias (nitritos, sulfamidas, etc.). Esta forma se conoce como metahemoglobina y no es apta para el transporte de O_2. En el eritrocito existe una enzima - la Metahemoglobina reductasa - capaz de llevar el ion férrico a ferroso. El déficit congénito de esta enzima también es causa de metahemoglobinemia.

Estructuras de la Hb

En la molécula de Hb se describen cuatro estructuras:

La *Estructura Primaria* dada por la secuencia de aminoácidos de las cadenas polipeptídicas (comparable al ordenamiento de las diferentes cuentas de un collar).

La *Estructura Secundaria* se refiere a la disposición helicoidal de las cadenas (en las cadenas alfa se forman siete segmentos helicoidales y ocho en las beta).

La *Estructura Terciaria* está dada por la disposición globular de las cadenas (volviendo al ejemplo anterior es como si el collar se dispusiera amontonado sobre sí mismo formando una estructura globular). La estructura terciaria de las cadenas alfa y beta es casi la misma. Cada monómero está definido por una estructura primaria, secundaria y terciaria.

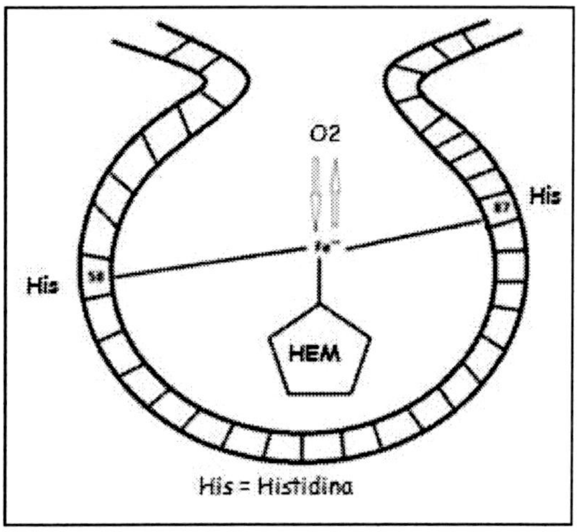

Figura 11-1: Sitios de conjugación entre el Hemo y la Globina. A través de las valencias del Fe^{++} el Hemos se conjuga con diferentes aminoácidos de la cadena polipeptídica (Globina). Estas uniones con la Globina crean un "bolsillo" en el cual se aloja en Hemo. El Fe^{++}dispone de una valencia más para combinarse con el O_2.

La *Estructura Cuaternaria* es la disposición espacial de los cuatro monómeros que conformarán el tetrámero de Hb. De esta estructura depende la afinidad del O_2 con la Hb que, como veremos, varía de acuerdo al grado de saturación de la misma.

La configuración de la Hb descripta corresponde a la denominada Hb del adulto (Hb A). En la vida fetal hay normalmente una Hb diferente cuya afinidad por el O_2 es mayor, la Hb Fetal (Hb F), la cual difiere ligeramente en su estructura primaria. La Hb F es reemplazada paulatinamente después del nacimiento por la Hb A (un adulto normal tiene un 1% de Hb F).

Diversas variaciones en la secuencia de aminoácidos de las cadenas polipeptídicas dan lugar a diferentes tipos de Hb patológicas cuya descripción excede el propósito de este texto.

11.4 Cinética de combinación del O2 con la Hb

Como ya se dijo la afinidad del O_2 con la Hb no es constante y depende de la configuración cuaternaria de la molécula.

Existen múltiples posibilidades de combinación de los cuatro monómeros que darán lugar a diferentes estructuras cuaternarias. De todas ellas solo dos son estables: La deoxiHb -la Hb sin oxigenar- y la oxiHb que corresponde a la Hb oxigenada.

La forma deoxi tiene poca afinidad por el O_2 siendo más afín a otras moléculas (H^+, CO_2, 2,3 DPG) denominadas moléculas ligantes. La forma oxi tiene, en cambio, una mayor afinidad por el O_2. Esta característica por la cual la Hb varía la afinidad por el O_2 en función del cambio de su estructura cuaternaria se denomina propiedad alostérica de la Hb.

Como se vio, los monómeros de Hb se unen entre sí formando dos dímeros: uno por la unión de las cadenas alfa 1 beta 1 y otro por las de alfa 2 beta 2.

Las uniones de cada uno de estos dímeros se originan en residuos de aminoácidos de las cadenas polipeptídicas y son enlaces muy estables que no se rompen con la oxigenación.

Los dos dímeros se unen entre sí por enlaces más débiles que los anteriores, y estos sí son modificados durante el proceso de oxigenación permitiendo que la estructura cuaternaria de la Hb sea más abierta a medida que capta O_2. (Fig. 11-2)

La oxigenación comienza por las cadenas alfa.

La combinación de una molécula de O_2 al abrir la estructura cuaternaria de la Hb hace que la captación de una segunda molécula sea 200 veces más fácil que la primera.

Este cambio en la afinidad explica la forma de la curva de disociación de la Hb.

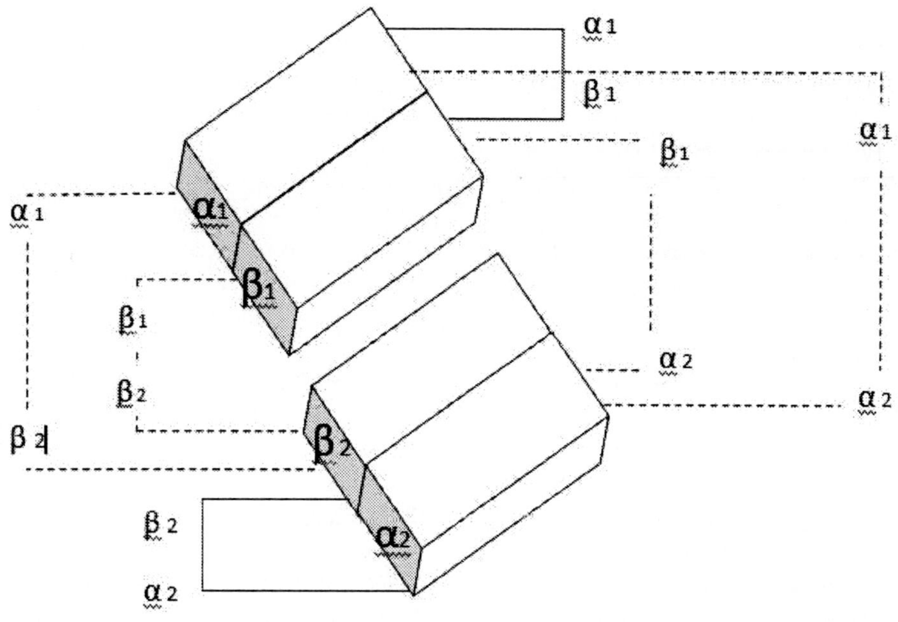

Fig. 11-2.: Esquema del tetrámero de Hb. Las uniones entre las cadenas alfa 1 beta 1 y alfa 2 beta 2 (representadas por líneas continuas) son más estables y no se modifican con la oxigenación. Las demás uniones (representadas por líneas de puntos) son más débiles y se modifican durante la captación de O_2. Así se originan dos estructuras de Hb: la Oxi más afín por el O_2 y la Deoxi menos afín por el O_2 y más afín por las moléculas ligantes.

11.5 Contenido, capacidad y porcentaje de saturación de la Hemoglobina

Vimos que la principal forma de transporte del O_2 está dada por aquel combinado con la Hb.

En el caso que todas las moléculas de Hb existentes se encuentren combinadas con O_2 diremos que la Hb está saturada en un 110% y que se ha cubierto la capacidad de oxígeno de la sangre. La capacidad de oxígeno se alcanza pues cuando toda la Hb disponible esta combinada con O_2 y depende por lo tanto de la concentración de Hb activa (es decir químicamente capaz de combinarse con la Hb).

Conociendo el peso molecular de la Hb y del O_2 se puede calcular cuánto puede transportar un gramo de Hb.

Este cálculo teórico indica que un gr de Hb podrá transportar 1.39 ml de O_2. No obstante, mediciones in vitro han demostrado que esta cifra es de 1.34 ml de O_2 por gr de Hb, e incluso algunos autores mencionan valores menores.

Sabiendo que la concentración de Hb normal es de 14 a 15 gr % se deduce:

1 gr % de Hb ⟶ 1.34 vol% de O_2

15 gr % de Hb ⟶ 20.1 vol % de O_2

Una persona normal podría transportar 20 ml de O_2 cada 110 ml de sangre. Esto se suele expresar como 20 volúmenes % (vol %).

En síntesis: la capacidad de la sangre para el transporte de O_2 se define como la cantidad máxima de oxígeno que podría transportar la Hb contenida en 110 ml de sangre. Nótese que para el caso de la capacidad no se tiene en cuenta el O_2 disuelto.

El contenido de oxígeno de la sangre es la cantidad total de O_2 que se encuentra en la sangre tanto combinada con la Hb como disuelta en el plasma.

Este valor en la sangre arterial es cercano a la capacidad de O_2 pero algo inferior ya que la Hb normalmente no está completamente saturada (a 110 mm de Hg de PO_2 se satura en un 97%).

La relación entre la capacidad de O_2 de la sangre (es decir todo lo que puede transportar) y el contenido de O_2 (es decir lo que transporta en una determinada situación) expresa el porcentaje de saturación (SO_2 %):

$$SO2\% = \frac{Contenido\ de\ O2}{Capacidad\ de\ O2} \text{ x } 110$$

A partir de esta ecuación puede deducirse el contenido:

Cont. O_2 = SO_2 % x Capacidad de O_2 + O_2 disuelto

En distintas circunstancias la capacidad de O_2 en una persona normal permanece relativamente constante (en la medida que la concentración de Hb no sufra alteraciones significativas) y el contenido de O_2 variará de acuerdo a la a la PaO_2 y a el SO_2 %.

En sangre arterial la PaO_2 es de 95 mm de Hg y el porcentaje de saturación de 97%. La capacidad dependerá de la concentración de Hb y -si esta es de 15 gr % - será de 20.1 vol %:

CaO_2 = 97% x 20.1 vol % + O_2 disuelto
CaO_2 = 19.5 vol % + 0.3 vol%
CaO_2 = 19.8 vol%

CaO_2 = Contenido arterial de O_2

En la sangre venosa mixta* (v) en condiciones basales la PO_2 es de 40 mm de Hg y el SO_2 % de 75%. El contenido venoso mixto de O_2 (CvO_2) será:

CvO_2 = 75% x 20.1 vol % + O_2 disuelto
CvO_2 = 15 vol % + 0.12 vol%
CvO_2 = 15,12 vol%

CvO_2 = Contenido venoso mixto de O_2

*La PO_2 o SO_2% de la sangre venosa mixta se refiere al promedio de PO_2 o SO_2% de toda la sangre venosa del organismo. La PO_2 venosa de un tejido metabólicamente muy activo (por ejemplo el músculo estriado durante el ejercicio) será mucho más baja que la PO_2 venosa de un órgano que no tenga un consumo de O_2 tan alto (por ej.: el riñón). La sangre venosa proveniente de todos los tejidos del organismo conflu-

ye y se mezcla en la aurícula derecha y el ventrículo derecho. Por lo tanto si se desea conocer la PO_2 o la $SO_2\%$ venosa promedio de todo el organismo se debe tomar una muestra de sangre de cavidades cardiacas derechas. Esta muestra así obtenida se conoce como sangre venosa mixta. Se considera que la muestra más adecuada para determinarla corresponde a aquella tomada del ventrículo derecho o de la arteria pulmonar.

La diferencia entre el CaO_2 y el CvO_2 de se denomina diferencia arterio-venosa de O_2 -D(a-v) O_2- y su valor normal es de 4.5 a 5 vol%:

$$\begin{aligned} D(a\text{-}v)O_2 &= CaO_2 - CvO_2 \\ &= 20\ vol\% - 15\ vol\% \\ &= 5\ vol\% \end{aligned}$$

Las variaciones en la concentración de Hb determinan cambios en la capacidad y en el contenido de O_2 de la sangre. El $SO_2\%$ depende de la PO_2 y esta del O_2 disuelto.

Por lo tanto una disminución en la concentración de Hb no determinará cambios en la PO_2 ni en el $SO_2\%$ (habrá una menor cantidad de Hb pero correctamente saturada).

Supongamos que la concentración de Hb cae a 11 gr %, en sangre arterial tendremos que:

Capacidad de O_2 = Concentración de Hb x 1.34
Capacidad de O_2 = 11 gr% x 1.34
Capacidad de O_2 = 13.4 vol% (valor normal 20.1 vol%)

Contenido de O_2 = Capacidad de O_2 x $SO_2\%$
Contenido de O_2 = 13.4 vol% x 97%
Contenido de O_2 = 12.99 vol% (valor normal 19.5 vol%)

Lo inverso ocurre si aumenta la concentración de Hb (como se ve en la policitemia secundaria a la adaptación a la hipobaria)

11.6 Curva de disociación de la Hemoglobina

La relación entre la PO_2 y el porcentaje de saturación de la Hb no es lineal, ya que la afinidad de la Hb por el O_2 se incrementa a medida que aumenta la cantidad de O_2 combinado con la Hb. La estructura de la Hb se transforma de deoxi en oxi y por su propiedad alostérica su afinidad por el O_2 es mayor a medida que aumenta su saturación.

Las variaciones de la saturación que ocurren en la Hb a medida que aumenta la PO_2 se grafican en la curva de disociación de la Hb.(Fig. 11-3)

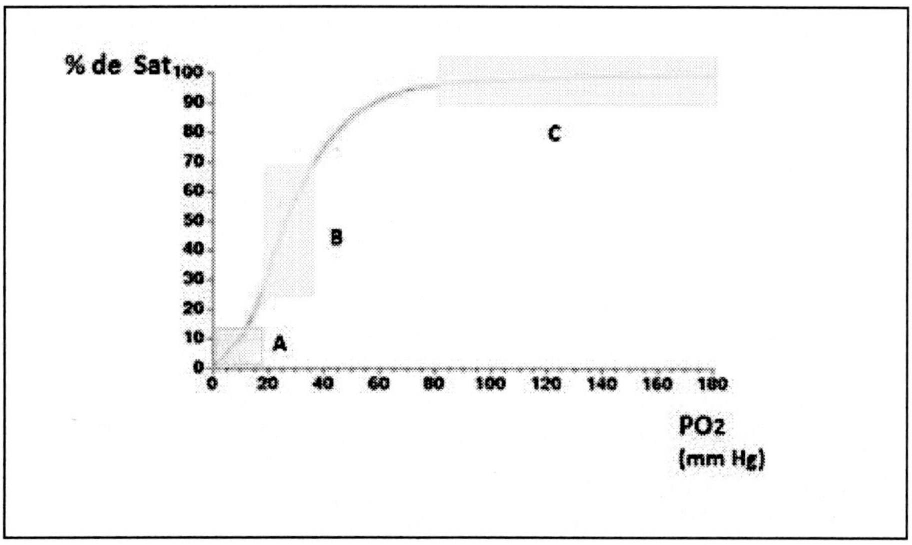

Fig. 11-3 Curva de disociación de la Hb: Las tres zonas grisadas (A, B y C) están dadas por las variaciones de la afinidad

(alosterismo) a medida que varía su porcentaje de saturación. (Véase texto).

La parte inicial de la curva (región A) es ligeramente plana y se observa que un aumento en la PO_2 trae aparejado un incremento muy pequeño en el % de Saturación. Esto se debe a que en ese sitio de la curva la Hb esta insaturada (deoxiHb) y su afinidad por el O_2 es muy baja.

A medida que la Hb se satura aumenta rápidamente su afinidad por el O_2, lo que se traduce en un aumento en la pendiente de la curva (región B): pequeños incrementos en la PO2 determinan grandes cambios en el % de saturación.

Finalmente (región C), al estar la Hb casi totalmente saturada, la curva se hace horizontal de modo que cambios grandes en la PO_2 significan mínimas variaciones en % de saturación.

La forma sigmoidea de la curva tiene una enorme importancia fisiológica:

La región "C" se encuentra a regímenes de presión de O_2 que normalmente se encuentran en el alvéolo. Esta porción horizontal de la curva garantiza que aun con grandes oscilaciones de la PAO_2 la Hb logre altos grados de saturación: si la PAO_2 cae 30 mm de Hg (de 110 a 70 mm de Hg) el % de saturación de la Hb solo disminuirá 5% (de 97% a 92%) y la sangre "saldrá" del pulmón con un adecuado contenido de O_2.

El segmento inclinado de la curva (región B) se encuentra en rangos de PO_2 que habitualmente tienen los tejidos metabólicamente activos. En este segmento se ve que pequeños cambios en la PO_2 originan grandes variaciones en el % de saturación, es decir que la Hb al desaturarse entrega grandes cantidades de O_2 a los tejidos. En este caso si la PO_2 cae 30 mm de Hg (de 40 a 11 mm Hg) el porcentaje de saturación disminuirá más del 60% (de 75% a 14%). Ver Tabla 1.

Tabla 1. SO2 % a diferentes valores de PO_2 en condiciones normales de pH y temperatura (pH 7.40 y T 37 C)

SO2%	PO_2 (mm Hg)	O_2 Disuelto (Vol%)	Contenido de O_2 (Hb 15 gr%) (Vol%)
11	11	0.030	2.04
20	15.5	0.046	4.06
30	19	0.057	6.08
40	23	0.069	8.11
50	26.5	0.075	11.12
60	31	0.093	12.15
70	37	0.111	14.18
80	44.5	0.133	16.21
90	58	0.174	18.26
95	74	0.222	19.32
97.5	99.5	0.298	20.30
99.95	700	2.1	22.19

La mioglobina es otra molécula que tiene conjugado Fe^{++} y es capaz de unirse reversiblemente con el O_2. A diferencia de la Hb su afinidad por el O_2 es mayor y su curva de disociación es una hipérbole. La importancia de esta mayor afinidad radica en que la mioglobina - que normalmente se encuentra en el músculo - trabaja a bajos tenores de PO_2 (del orden de los 15 a 30 mm Hg). Fig 11-4

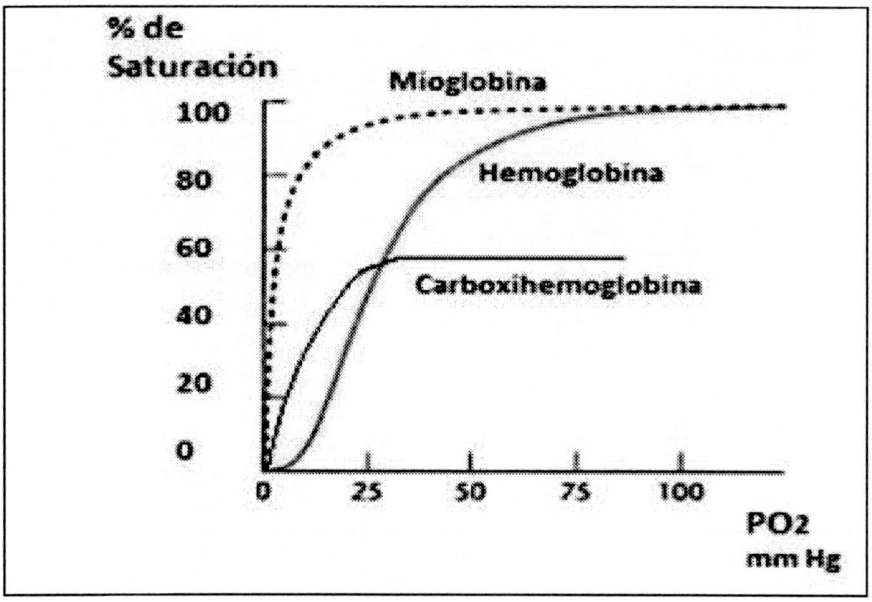

Fig.11-4. Comparación entre las curvas de disociación de la HbA, mioglobina y carboxiHb: La mioglobina tiene una afinidad por el O_2 mucho mayor que la HbA ya que trabaja en tejidos con baja PO_2. La COHb tiene una afinidad 200 veces mayor por el O_2 que la HbA y, al desplazar la curva hacia la izquierda, no libera O_2 hasta que la PO_2 es extremadamente baja. Por otra parte, como ocupa parte de los sitios de transporte de O_2, el porcentaje de saturación y en consecuencia el contenido de oxígeno disminuyen en proporción al porcentaje de Hb intoxicada.

11.7 Afinidad de la Hb por el oxígeno (P 50)

La relación entre la PO_2 existente y el % de saturación de la Hb que se obtiene define la afinidad de la Hb por el O_2.

Una Hb muy afín por el O_2 será aquella que con valores relativamente menores de PO_2 alcance un mayor % de saturación.

Como ya se vio, la afinidad de la Hb varía: La Hb reducida tiene una menor afinidad por el O_2 que la oxiHb.

Toda vez que la curva de disociación de la Hb se desplace hacia la derecha disminuirá su afinidad por el O_2 (para alcanzar una saturación determinada necesitará una PO_2 mayor); y viceversa un desplazamiento hacia la izquierda implica un aumento de su afinidad por el O_2.

Se ha buscado un valor que permita conocer la posición de la curva de disociación de la Hb (o, lo que es lo mismo, su afinidad). Este dato es la denominada P50; o sea la presión parcial de O_2 necesaria para saturar la Hb en un 50%. Un aumento de la P50 significa una Hb menos afín por el O_2 (o sea una curva desplazada hacia la derecha) ya que se necesita una mayor PO_2 para saturarla. Una P50 menor significa una Hb más afín por el O_2. (Fig. 11-5)

El valor normal de la P50 es aproximadamente de 26.5 mm Hg.

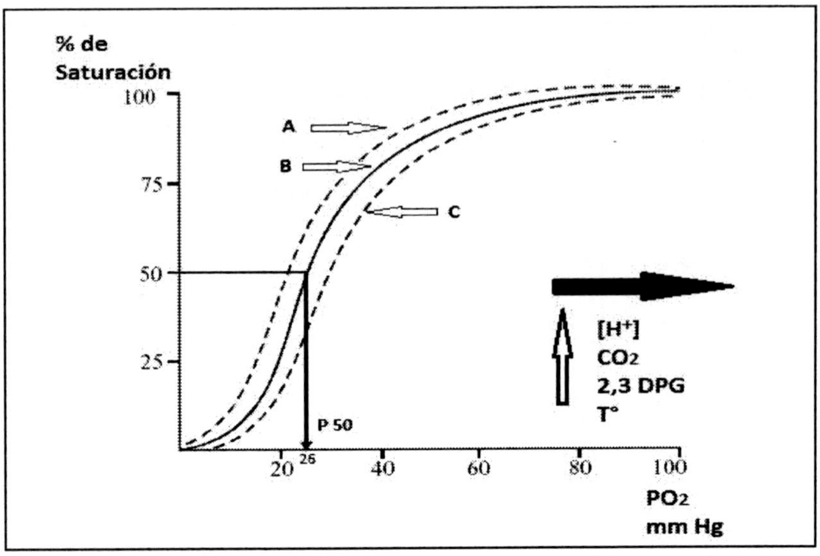

Fig.11-5. Ejemplo de tres curvas de disociación de la Hb con diferentes afinidades por el O2. Curva A P50 20 mmHg, desplazada hacia la izquierda respecto a la normal. Curva B: afinidad normal: P50 26 mmHg. Curva C: P50 30 mm Hg, desplazada hacia la derecha (con menor afinidad por el O2). Tanto el aumento de la concentración de hidrogeniones, CO2, 2,3 DPG y temperatura provocan desplazamientos de la curva hacia la derecha.

Factores que varían la afinidad del O_2 por la Hb

Existen tres moléculas que al aumentar su concentración desplazan la curva hacia la derecha disminuyendo la afinidad de la Hb por el O_2 (fig. 11-5):

1) El CO_2
2) Los protones (H^+)
3) Los fosfatos orgánicos (fundamentalmente el 2.3 DPG - difosfoglicerato)

La acción de los dos primeros se conoce como efecto Bohr.

Toda vez que aumenten la PCO_2 y la concentración de hidrogeniones - o sea que disminuya el pH - la Hb será menos afín por el O_2.

Este efecto tiene importancia para garantizar una adecuada descarga de O_2 en los tejidos metabólicamente activos: como consecuencia de dicha actividad metabólica habrá una mayor producción de CO_2 y un menor pH local y en esas condiciones la curva de disociación se desplaza hacia la derecha liberando mayor cantidad de O_2. La contribución del CO_2 al efecto Bohr está dada por la liberación de H^+ que ocurre cuando dicha molécula se hidrata:

$$CO_2 + H_2O \rightarrow CO_3H_2 \rightarrow CO_3H^- + H$$

Es lícito decir, por lo tanto, que el efecto Bohr está fundamentalmente dado por el aumento de la concentración de hidrogeniones.

El 2.3 DPG es un metabolito que se origina en un ciclo derivado de la glucólisis intraeritrocitaria conocido como ciclo de "Rapaport-Luebering" (Fig. 11-6).

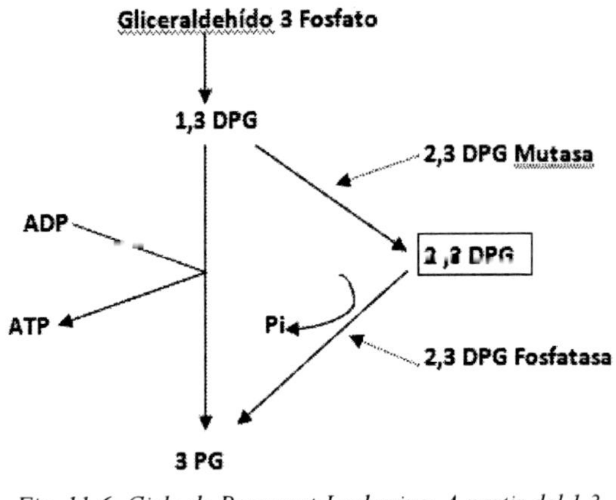

Fig. 11-6: Ciclo de Rapaport-Luebering. A partir del 1.3 DPG y por acción de la enzima 2.3 DPG Mutasa se obtiene el 2.3 DPG. Dicha molécula, por acción de otra enzima - la 2.3 DPG fosfatasa - vuelve al ciclo de la glucólisis como 3PG.

Todas las células que hacen glucólisis realizan el paso del 1.3 DPG a 3 fosfoglicerato (3 PG) con la producción de una molécula de ATP.

Solo el GR posee la enzima 2.3 DPG Mutasa necesaria para la formación de 2.3 DPG.

El 2.3 DPG es capaz de unirse a las cadenas beta del tetrámero de Hb determinando un cambio en su estructura cuaternaria que provoca una disminución de su afinidad por el O_2.

La síntesis de 2.3 DPG es estimulada por la alcalosis intraeritrocitaria (por estímulo de la enzima 2.3 DPG Mutasa).

La producción de 2.3 DPG es autolimitada ya que su acumulación - por ser esta una molécula ácida - disminuye el pH dentro del eritrocito e inhibe a la 2.3 DPG Mutasa.

La síntesis de esta molécula es relativamente lenta (alrededor de 7 hs) y su actividad compensa desviaciones de la curva de disociación debidas a cambios crónicos en el pH o la PCO_2.

Por ejemplo: En una situación de alcalosis respiratoria sostenida (como se observa en la hiperventilación por hipobaria), la curva se desplaza hacia la izquierda (por el efecto de la caída de la PCO_2 y el aumento del pH sobre la posición de la curva). La alcalosis intraeritrocitaria estimula la enzima 2.3 DPG Mutasa y aumenta la síntesis de 2.3.DPG.

La acción de esta molécula determina una desviación de la curva hacia la derecha que "compensa" el desplazamiento ocasionado inicialmente por la alcalosis.

Otros factores que desplazan la curva

El aumento de la temperatura desplaza la curva hacia la derecha disminuyendo su afinidad (Fig 11-5).

La hormona tiroidea también desplaza la curva hacia la derecha por aumento en la síntesis de 2.3 DPG.

Monóxido de carbono

Este gas se produce como consecuencia de combustiones incompletas. Tiene la particularidad de tener una afinidad por la Hb 211 veces mayor que el O_2 desplazando al O_2 y disminuyendo la Hb utilizable. Además, produce en la Hb remanente un importante desplazamiento de la curva hacia la izquierda que determina un gran incremento en su afinidad por el O_2 (ver Fig 11-4). Este efecto es parcialmente dado por una disminución de los niveles de 2.3 DPG.

De modo tal que la carboxiHb tiene disminuida su capacidad de transporte de O_2 (hay sitios de transporte ocupados por el CO) y el O_2 que lleva lo libera con mayor dificultad ya que la afinidad por el mismo se encuentra muy aumentada.

Anemia

Determina un aumento de la concentración de 2.3 DPG con el consiguiente aumento de la P50. Esto facilita la descarga de O_2 tisular que tiende a compensar la disminución del número de transportadores.

11.8 Transporte de CO_2

La $PaCO_2$ depende del balance entre la producción de CO_2 (dada por el metabolismo celular) y la ventilación alveolar:

$$PaCO2 = \frac{Producción\ de\ CO2}{Ventilación\ Alveolar}$$

El transporte de CO_2 puede realizarse de las siguientes maneras:

* En disolución física
* Combinado como bicarbonato/ácido carbónico
* Combinado como compuestos carbamínicos

En disolución física (disuelto en plasma)

La proporción de CO_2 transportado de este es proporcional a la presión parcial del gas y de su coeficiente de solubilidad (ley de Henry):

CO_2 disuelto = PCO_2 x coeficiente de solubilidad

Como el CO_2 es 24 veces más soluble que el O_2, esta forma de transporte en disolución simple es cuantitativamente más importante para el CO_2 (5%) que para el O_2 (1.5%).

CO_2 disuelto
- En sangre arterial: 2.6 vol%
- En sangre venosa: 3.1 vol%
- Diferencia (a-v) de CO_2 disuelto = 0.5 vol%

En forma de bicarbonato

Es la principal forma de transporte de CO_2. El 90% se transporta de este modo.

La mayor parte de CO_2 que es producido por las células difunde a los capilares tisulares e inmediatamente penetra en los eritrocitos.

Una vez dentro de los mismos la mayor parte del CO_2 se hidrata para formar ácido carbónico, el cual se disocia en anión bicarbonato e hidrogenión:

$$CO_2 + H_2O \rightleftarrows CO_3H_2 \rightleftarrows CO_3H + H^+$$

La primera reacción (hidratación del CO_2) se produce lentamente. La velocidad de esta reacción es aumentada 200 veces por la acción de la enzima anhidrasa carbónica que se encuentra dentro de los glóbulos rojos.

La disociación del ácido carbónico en anión bicarbonato e hidrogenión ocurre rápidamente sin intervención de enzima alguna. En condiciones fisiológicas el 95% del ácido carbónico formado se disocia en anión bicarbonato.

Cerca del 80% del anión bicarbonato formado en el G.R. difunde hacia el plasma. Para conservar la electroneutralidad es necesario que difunda otro anión en sentido opuesto para balancear la salida del anión bicarbonato. El anión implicado en este intercambio es el cloro. Este movimiento se conoce como shift del cloro. Los procesos relacionados con la captación de CO_2 por el glóbulo rojo hacen que aumente la osmolaridad del mismo y por consiguiente entre agua dentro del eritrocito. Esto explica porque el glóbulo rojo de la sangre venosa es ligeramente mayor al de la sangre arterial.

El H^+ formado durante la formación del anión bicarbonato no puede difundir hacia el plasma ya que la membrana del eritrocito es relativamente impermeable a los cationes. A fin de evitar que disminuya el pH intraeritrocitario estos protones son amortiguados por las proteínas de la Hb. (Fig. 11-7).

CO_2 transportado como bicarbonato:
- En sangre arterial: 44 vol%
- En sangre venosa: 47 vol%
- Diferencia a-v de CO_2 (como bicarbonato): 3 vol%

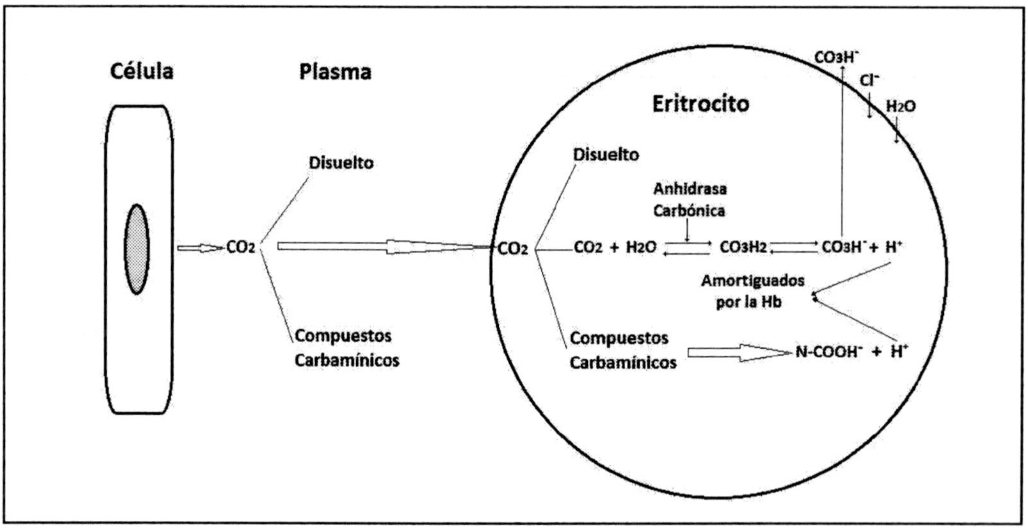

Fig. 11-7: Formas de transporte de CO_2 (véase texto).

Como compuestos carbamínicos

Una pequeña parte (6%) del CO_2 se transporta de este modo. Los compuestos carbamínicos (CC) se forman por la combinación del CO_2 con grupos amino terminales de las proteínas según la siguiente ecuación:

$$R\text{-}NH_2 + CO_2 \longrightarrow R\text{-}NH\text{-}COOH \longrightarrow R\text{-}NH\text{-}COO^- + H^+$$

Si bien en este proceso intervienen las proteínas plasmáticas, la mayoría de los compuestos carbamínicos se forman con la parte proteica de la Hb (residuos amino terminales de las cadenas polipeptídicas - globina -).

CO_2 transportado como Compuestos Carbamínicos →
- En sangre arterial: 3 vol%
- En sangre venosa: 4 vol%
- Diferencia a-v de CO_2 (como C. C.) = 1 vol%

Resumiendo:

CO_2 total →
- En sangre arterial: 50 vol%
- En sangre venosa: 54.5 vol%
- Diferencia a-v: 4.5 vol%

De los 4.5 vol% de diferencia entre el CO_2 arterial y el CO_2 venoso:

✓ 3 vol% se transportan como Bicarbonato (60%)

✓ 1 vol% se transporta como C. Carbamínicos (30%)

✓ 0.5 vol% se transportan disueltos (11%)

11.9 Interrelación entre el transporte de CO_2 y O_2

Tanto la formación de anión bicarbonato a partir del ácido carbónico como la de compuestos carbamínicos generan la liberación de protones (H+). La acumulación de estos hidrogeniones determinaría una caída del pH y dificultaría el transporte de CO_2.

La mayoría de estos protones son amortiguados por la Hb. La deoxiHb es menos ácida que la forma oxi, de modo que es más apta para captar los H+ facilitando de este modo el transporte de CO_2.

La formación de compuestos carbamínicos es muy pH dependiente (a menor pH los grupos amino terminales son menos efectivos para combinarse con el CO_2). En consecuencia, la deoxiHb es 3.5 veces más eficaz que la oxiHb para la formación de compuestos carbamínicos.

Siendo la deoxiHb menos ácida que la oxiHb se comprende que al llegar el G.R. a los tejidos y ceder el O_2, la Hb se hace más apta para el transporte de CO_2.

El aumento de la aptitud de la Hb para transportar CO_2 al desoxigenarse se conoce como *efecto Haldane*.

Si no se produjeran los fenómenos de facilitación para el transporte de CO_2 expuestos, la PCO_2 de sangre venosa mixta debería aumentar a más de 60 mm de Hg para transportar los 4.5 vol% de CO_2 que en condiciones basales produce el metabolismo celular (normalmente en condiciones basales la $PvCO_2$ es de 46 mm de Hg). Véase fig. 11-8

Como ya se vio anteriormente, el aumento de la PCO_2 al llegar la sangre a los tejidos metabólicamente activos, produce un desplazamiento de la curva de disociación de la Hb hacia la derecha (efecto Bohr) que facilita la descarga de O_2 hacia los tejidos.

11.11 Curva de disociación del CO_2

Dentro de los rangos fisiológicos de PCO_2 (35 a 45 mm de Hg) la relación entre la PCO_2 y el contenido de CO_2 es lineal (fig. 11-8). Esto significa que, a diferencia de la curva de disociación de Hb, todo aumento en la PCO2 determinará un aumento proporcional en el contenido de CO_2 y viceversa. Esto permite explicar por que en las alteraciones de la relación V/Q los mecanismos de compensación permiten normalizar la PCO_2 y no la PO_2: las regiones del pulmón donde se produce hiperventilación compensadora permiten disminuir el contenido de CO_2 pero no aumentan significativamente el contenido de O_2 por encontrarse la Hb cerca del límite de saturación.

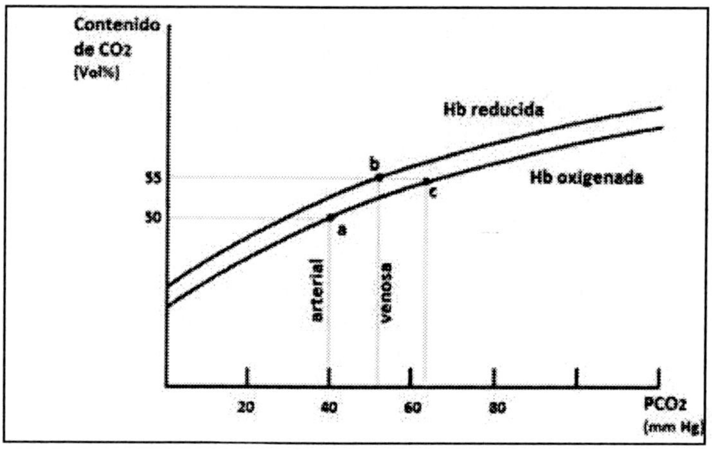

Fig. 11-8.: Curva de disociación del CO_2. Efecto Haldane. La relación entre la PCO_2 y el contenido de CO_2 varían cuando la Hb está parcialmente oxigenada. El trazado correspondiente a la Hb oxigenada muestra la curva de disociación del CO_2 en sangre arterial: a 40mm de Hg se transportan 50 vol%. (punto "a"). La línea venosa (Hb reducida) se observa cuando la saturación de la Hb cae a 75%: a 46 mm de Hg se transportan 55 vol% (punto "b"). Nótese que si la Hb no se desaturase, para transportar 55 vol% la PCO2 debería aumentar a más de 60 mm de Hg (punto "c").

11.11 Oferta distal de O_2

La función más importante del aparato respiratorio y circulatorio es el aporte de O_2 a los tejidos y la remoción de CO_2 de los mismos.

La cantidad de O_2 disponible que se ofrece a los tejidos en un minuto se conoce como oferta distal de O_2 (DO_2).

La DO_2 es igual al volumen minuto cardiaco (VM) multiplicado por el contenido arterial de O_2 (CaO_2). En reposo dicho valor es:

VM	x	CaO_2	=	DO_2
5000 ml/min	x	20 ml O_2/110 ml	=	1100 ml O_2/min

De estos 1100 ml de O_2 ofrecidos por minuto, en reposo solo se utiliza el 25% ya que el consumo de O_2 (VO_2) basal es de 250 ml/min.

Siendo el % de saturación de la Hb de aproximadamente 95% y la fracción de extracción tisular del 25%, esto resultará en un % de saturación de la Hb en sangre venosa mixta de 70%:

SO_2% a	-	% ET	=	SO_2% v
95%	-	25%	=	70%

SO_2% a = % de saturación de Hb en sangre arterial

SO_2% v = % de saturación de Hb en sangre venosa mixta

%ET = Extracción tisular o índice de extracción

Esta ecuación también se puede expresar del siguiente modo:

CaO_2	-	Extracción tisular de O_2 (25% del CaO_2)	=	CvO_2
20 vol%	-	5 vol%	=	15 vol%

Este 75% de O_2 no utilizado (equivalente a 15 vol%) representa el contenido venoso mixto de O_2 (CvO_2) y constituye una importante forma de reserva que puede ser utilizada en diferentes circunstancias (ejercicio, situaciones de stress, etc.).

Durante el ejercicio hay un aumento de la DO_2 en respuesta al incremento del VO_2.

Pero la posibilidad de aumentar la DO_2 se limita al aumento del VM (ya que el CaO_2 no se modifica en estas circunstancias). El VM en el ejercicio puede aumentar entre 5 y 6 veces y en esta proporción lo hará la DO_2.

VM	x	CaO_2	=	DO_2
25 l/min	x	20 vol%	=	5000 ml/min

Ejercicio

En un ejercicio intenso (correr a 12 km/h) el VO_2 puede aumentar 12 veces (de 250 a 3000 ml/min) mientras que la DO_2 solo aumente 5 veces (de 1100 a 5000 ml/min). Como se compensa esta situación?

En primer lugar aumenta el % de extracción tisular: si en reposo la diferencia arterio-venosa de O_2 - D(a-v) O_2 - es de 5 vol% durante el ejercicio puede aumentar hasta cerca de los 15 vol%.

En segundo lugar hay redistribución de flujo hacia los tejidos metabólicamente más activos (por ejemplo el músculo estriado). Si bien es cierto que el VM globalmente aumenta 5 veces, el flujo regional hacia el músculo aumentará mucho más, en detrimento de otros órganos menos activos (por ejemplo el tubo digestivo).

11.12 Cambios patológicos de la DO_2

La DO_2 puede, en situaciones patológicas, disminuir por tres causas:

a) Disminución del % de Saturación de Hb
b) Disminución de la concentración de Hb
c) Disminución de VM

La disminución de las dos primeras implica una caída en el CaO_2.

En condiciones normales el VO_2 es independiente de la DO_2. Es decir que si por alguna razón la DO_2 cae (sea por una disminución en el VM, en el CaO_2 o ambos) esta situación es compensada con un aumento en el % de extracción tisular de O_2, con la consecuente caída de la PvO_2.

Por ejemplo, si el VM disminuye de 5000 ml/min a 4000 ml/min:

CaO_2	x	VM	=	DO_2
20 vol%	x	4000 ml/min	=	800 ml/min

Si el VO_2 es de 250 ml/min el % de extracción tisular aumentara a 32%. Es decir, la oferta distal es, en este ejemplo, de 800 ml/min y los tejidos continúan consumiendo 250 ml/min (el 32% de lo ofrecido). Esta situación determinara una caída en el % de saturación de sangre venosa mixta:

CaO_2 - Ext. Tisular (32%) = CvO_2

20 vol% - 6.4 vol% = 13.6 vol% (valor normal 15 vol%)

D(a-v) O2 = 6.4 vol%

% SO2 art.	-	Ext. Tisular	=	% SO2 venosa
95%	-	32%	=	63% (valor normal: 70%)

Se compensó la caída de la DO_2 aumentando la D(a-v)O_2 de 5 vol% a 6.4 vol%, es decir aumentando el % de extracción tisular.

En el caso de la anemia la situación es similar solo que como compensación no solo aumenta el % de extracción tisular sino que también puede aumentar el VM.

Ejemplo: Si la Hb cae de 15 a 11 gr% el CaO_2 será de 13.4 vol% (recordar que un gr de Hb puede transportar 1.34 vol% de O_2).

CaO2	x	VM	=	DO_2
13.4 vol%	x	6000 ml/min	=	804 ml/min

En este caso la extracción tisular de O_2 también aumentará a 32% (se extraen 250 ml/min de O_2 del total ofrecido, o sea el 32%)

CaO2	-	Ext. tisular (32%)	=	CvO_2
13.4 vol%	-	4.28 vol%	=	9.12 vol%

(valor normal 15 vol%)

SO2% art.	-	Ext. tisular	=	SO2% venosa
95%	-	32%	=	63%

Se compensó la caída en la DO_2 con un aumento en el VM y un incremento en el % de extracción tisular. El incremento de la extracción tisular es relativo - aumentó, en este ejemplo, de 25 a 32% - ya que en valores absolutos se observa una ligera disminución en la D(a-v)O2 - de 5 a 4.28 vol% - secundaria al aumento del VM.

Si por alguna razón la DO_2 cae por debajo de 500 ml/min. (8 ml//kg/min) el VO_2 comienza a disminuir proporcionalmente al descenso de la DO2*. En esta circunstancias se dice que el VO_2 es dependiente de la DO_2 (dependencia fisiológica)**. (fig. 11-9 línea completa). Esta es una situación anormal que se puede ver en pacientes críticamente enfermos y que de no ser corregida rápidamente conduce a la muerte por hipoxia tisular y acidosis láctica.

* Estudios recientes realizados en humanos gravemente enfermos han arrojado valores de DO_2 crítica (es decir aquella a partir de la cual el consumo se hace dependiente de la oferta) mucho más bajos que el citado: se encontraron determinaciones de DO_2 crítica del orden de 4.5 ml/kg/min (aproximadamente 300 ml/min).

** En modelos animales de sepsis se ha descripto una relación DO_2/VO_2 lineal, es decir variación proporcional de la VO_2 en respuesta a los cambios de la DO_2 (fig. 11-9 línea punteada). Esta relación se ha denominado dependencia patológica para diferenciarla de la descripta precedentemente (dependencia fisiológica)

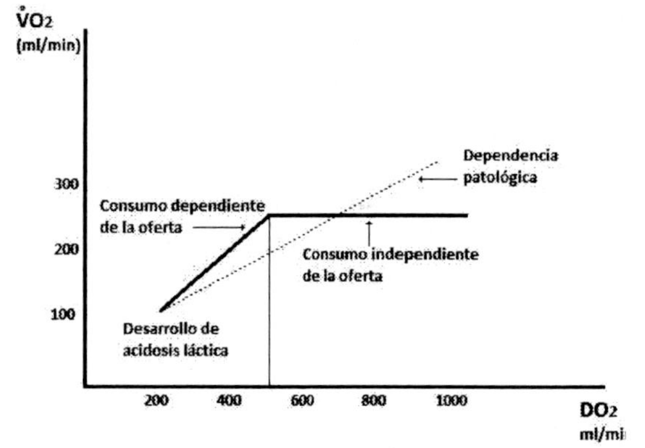

Fig. 11-9.: Relación entre el DO_2 y el VO_2. El VO_2 es normalmente independiente de la DO_2. Si la oferta de O_2 cae por debajo de un punto crítico el consumo de O_2 se hace "oferta dependiente".

11.13 Hipoxia e hipoxemia

Se entiende por hipoxia la disminución de la oxigenación tisular.

Como se vio previamente esta alteración puede estar dada por trastornos en el volumen minuto cardíaco o alteraciones en el contenido arterial de O_2 (sea por caída en la PaO_2, en la concentración de Hb o ambas), es decir, por disminución de la oferta arterial de O_2.

La PO_2 a nivel mitocondrial es cercana a los 2 mm Hg. Por debajo de 1 mm Hg cesa la glucólisis aerobia.

Se entiende por hipoxemia la disminución de la PO_2 en sangre arterial. Cabe destacar que hipoxia e hipoxemia no son necesariamente situaciones concurrentes. Por ejemplo en la anemia, si el intercambio gaseoso en normal, la PO_2 también lo será. Sin embargo la caída en la concentración de Hb determinará una disminución en el CaO_2 con la consecuente hipoxia tisular: este es un ejemplo de hipoxia sin hipoxemia.

A diferencia de la PCO_2, que se mantiene estable a lo largo de la vida, la PaO_2 dependerá de la edad del individuo. La PaO2 normal se calcula de la siguiente manera:

$$PaO2 = 114 - \text{edad en años}/3$$

Es decir que la PaO2 esperada de una persona de 90 años será:

$$PaO2 = 114 - 90/3$$
$$PaO2 = 114 - 30$$
$$PaO2 = 74 \text{ mm Hg}$$

CAPÍTULO 12

CIRCULACIÓN PULMONAR

12.1 Introducción

12.2 Presiones y resistencias del circuito pulmonar

12.3 Medición de las presiones en el circuito pulmonar

12.4 Distribución de la perfusión pulmonar

12.5 Geometría de fractales y circulación pulmonar

12.6 Regulación de la resistencia vascular pulmonar
- **Regulación pasiva**
- **Regulación activa**

12.7 Filtración capilar y circulación pulmonar

12.8 Aplicación clínica: hipertensión pulmonar

12.1 Introducción

La circulación pulmonar presenta características estructurales y funcionales que la distinguen de la circulación sistémica. A diferencia de esta última, se trata de un circuito de baja presión. En el adulto en reposo, la presión media de la arteria pulmonar es de 15 mmHg, variando entre 25 mmHg en la sístole y 10 mmHg en la diástole. Esto se debe, fundamentalmente, a que se trata de un circuito de baja resistencia.

Se encarga de irrigar los sectores del parénquima pulmonar que intervienen en la hematosis (bronquiolos respiratorios, conductos alveolares y alvéolos). Los bronquios y los bronquíolos, hasta los bronquíolos terminales, son irrigados por las arterias bronquiales, ramas de la aorta torácica. Las ramas de la arteria pulmonar se ramifican junto con las divisiones bronquiales hasta la última generación de bronquíolos respiratorios. A ese nivel, emiten ramas para los conductos alveolares y, a partir de dichas ramificaciones, se origina la red capilar pulmonar, que irriga a los alvéolos correspondientes. Las vénulas post capilares recogen la sangre proveniente de los capilares alveolares y la vuelcan en venas de pequeño calibre, las cuales reciben sangre de diversos grupos de alvéolos. Finalmente, la sangre desemboca en la aurícula izquierda a través de dos venas pulmonares derechas y dos venas pulmonares izquierdas.

El flujo de sangre que atraviesa la circulación pulmonar por minuto (Q) es aproximadamente el mismo que el de la circulación sistémica, tanto en reposo (5 l/min) como durante la realización de un ejercicio de alta intensidad (25 a 30 l/min). Por lo tanto, el volumen minuto cardíaco (VM) de ambos ventrículos es prácticamente idéntico. Sin embargo, el cortocircuito anatómico de derecha a izquierda (del 1% al 3% del VM) justifica que el VM del ventrículo izquierdo (VI) sea, de hecho, ligeramente mayor que el del ventrículo derecho (VD). Este cortocircuito se encuentra constituido por sangre venosa que elude los alvéolos y se mezcla con sangre oxigenada proveniente de la circulación pulmonar. Normalmente ocurre en una fracción de la circulación bronquial, en la que las venas bronquiales drenan su contenido en las venas pulmonares (la fracción restante lo hace en la vena ácigos) y en una pequeña fracción de la circulación coronaria, en la que las venitas intramurales de Tebesio desembocan directamente en la aurícula y ventrículo izquierdos. Este cortocircuito fisiológico, junto con la sangre proveniente de las bases pulmonares (alvéolos con baja relación V/Q) contribuye a la generación de la admisión venosa y sustenta la diferencia alvéolo-arterial de O_2 (ver punto 12.2). Además, explica la sutil diferencia entre el VM del VI y del VD.

La cantidad de sangre contenida en un momento dado en la circulación pulmonar es de aproximadamente 500 ml (cerca de un 10% del volumen sanguíneo del adulto). De estos, 250 ml se encuentran en el sector venoso, 150 ml en el arterial y los 100 ml restantes en el lecho capilar pulmonar.

La función principal de la circulación pulmonar es participar de la hematosis. A su vez, actúa como filtro y almacenamiento de sangre, y metaboliza diferentes sustancias, tanto endógenas (prostaglandinas, angiotensina I, endotelinas, bradiquinina, serotonina, noradrenalina, etc.) como exógenas (propranolol, lidocaína, etc.).

12.2 Presiones y resistencias del circuito pulmonar

Como fue mencionado, el régimen de presión en el circuito pulmonar es muy inferior al presente en el circuito sistémico (tabla 1). En reposo oscila entre 25 mmHg en sístole y 10 mmHg en diástole. A nivel capilar, por lo general fluctúa entre 8 y 10 mmHg. Estos bajos valores de presión se justifican por la menor resistencia del circuito. Esta puede ser calculada a través de la ley de Poiseuille, que se corresponde con la ley de Ohm para los circuitos eléctricos:

$$\mathrm{Q} = \frac{\Delta P}{R}$$

Q = Flujo.
ΔP = Diferencia de presión entre la presión media de la arteria pulmonar y la aurícula izquierda.
R = Resistencia vascular pulmonar.

$$\mathrm{R} = \frac{\Delta P}{Q}$$

$$\mathrm{R} = \frac{15\ mmHg - 5\ mmHg}{5\ l/min}$$

$$R = \mathbf{2\ mmHg/l/min}$$

Para el circuito sistémico, este valor es de 20 mmHg/l/min, lo que señala que el circuito pulmonar posee una resistencia 10 veces menor. La mayor parte de esta resistencia (aproximadamente 2/3 partes) se encuentra en la red capilar pulmonar. La pared de estos capilares se encuentra constituida por una fina capa de endotelio, por lo que no son capaces de modular la resistencia modificando su calibre, como sí lo hacen las arteriolas del circuito sistémico.

Normalmente, la resistencia está principalmente relacionada con el número de capilares abiertos, lo cual se encuentra determinado por la presión (P) transmural:

$$P\ transmural = P\ interna - P\ externa$$

La presión externa, también llamada presión extravascular o perivascular, depende fundamentalmente de la presión alveolar y del volumen pulmonar, el cual se encuentra relacionado con los ciclos respiratorios. A mayor P transmural, mayor número de capilares abiertos (reclutamiento capilar) y mayor diámetro luminal de cada uno de ellos (distensión capilar), lo que genera una disminución significativa de la resistencia vascular.

Durante la inspiración la presión transmural aumenta, por lo que se produce distensión capilar y disminución de la resistencia. Mientras que durante la espiración ocurre lo contrario, dado que la presión perivascular supera a la intravascular. Sin embargo, estos cambios son mínimos cuando se movilizan volúmenes pulmonares cercanos a la CRF.

Segmento vascular	Circulación sistémica	Circulación pulmonar
Grandes arterias	**100**	**17**
Arterias medianas	**90**	**15**
Arteriolas	**35**	**13**
Capilares (ingreso-egreso)	**32-15**	**10-8**
Venas	**10**	**6**
Aurículas	**2-4 (derecha)**	**4-6 (izquierda)**

Tabla 12-1. Valores de presión media (mmHg) en las circulaciones sistémica y pulmonar.

Gracias al mecanismo pasivo de reclutamiento y distensión capilar, es posible amortiguar (y aun anular) el aumento de la P en la arteria pulmonar que resultaría del incremento del VM, por ejemplo, durante el ejercicio físico o luego de una neumonectomia unilateral (en el pulmón remanente). Otra característica exclusiva del lecho vascular pulmonar se relaciona con sus arteriolas, cuya capa de músculo liso es muy deficiente. En los vasos pre capilares (arteriolas pre capilares) se observa únicamente un revestimiento colágeno-elástico que rodea al endotelio, característica que las diferencia de los capilares propiamente dichos. Esta morfología vascular, junto con las bajas presiones del circuito, justifican el sustancial efecto que la gravedad ejerce sobre el mismo (ver punto 12.4).

Se considera normal una presión media de la arteria pulmonar de hasta 20 mmHg en reposo. Cuando este valor supera los 25 mmHg en reposo o los 30 mmHg en ejercicio, se habla de hipertensión pulmonar.

La regulación normal de la resistencia vascular pulmonar puede verse modificada en diversos escenarios clínicos. Por ejemplo, el aumento retrógrado y sostenido de la P capilar pulmonar secundario al aumento de la P en la aurícula izquierda (por ejemplo, debido a estenosis de la válvula mitral) produce a largo plazo que el tejido conjuntivo perivascular (fibroblastos) genere por metaplasia células musculares lisas que se hipertrofian e hiperplasian. Esto incrementa progresivamente el tono arteriolar y, consecuentemente, la P en la arteria pulmonar. Este "traslado" de la mayor *proporción* de la resistencia vascular del sector capilar al sector arteriolar, está presente en la hipertensión primaria de la arteria pulmonar (en la cual la P sistólica pulmonar puede elevarse hasta 100 mmHg o más) y en la citada hipertensión pulmonar secundaria a la estenosis mitral.

12.3 Medición de las presiones en el circuito pulmonar

Las presiones del circuito pulmonar pueden registrarse mediante la introducción de un catéter de Swan-Ganz, que además permite extraer muestras de sangre, evaluar el volumen minuto e inyectar diversas sustancias. Dicho catéter se introduce a través de una vena del antebrazo, progresa hasta la vena cava superior para luego ingresar en la aurícula derecha. Desde allí atraviesa la válvula tricúspide para ingresar en el VD y luego en la arteria pulmonar. Una vez dentro de estas cavidades, se procede a llenar con solución salina un balón presente en su extremo distal, lo que permite realizar un registro de P a medida que el catéter progresa (fig.12-1).

Cuando el catéter se encuentra en el tronco de la arteria pulmonar, puede realizarse una extracción de sangre para medir la presión venosa mixta de O_2. En esa ubicación, y con el balón completamente inflado, se progresa el catéter hasta que se enclava en una pequeña rama de la arteria pulmonar. En ese punto se realiza la medición de la presión de enclavamiento (*wedge* en inglés) que permite evaluar en forma aproximada la presión capilar pulmonar (normalmente 8 a 10 mmHg) (figura 12-1). Esto se debe a que el balón completamente inflado ocluye la totalidad del vaso, y por lo tanto la presión que mide es la correspondiente al árbol vascular pulmonar distal al balón.

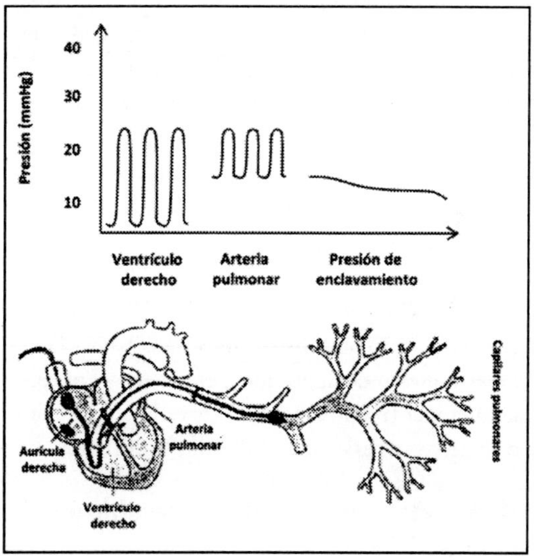

Figura 12-1. Cateterismo derecho (catéter de Swan-Ganz de 2mm de diámetro), para el registro de la presión intravascular. La luz está llena con solución salina y transmite la presión sanguínea que registra el extremo del catéter. Este avanza desde la vena cava atravesando sucesivamente la aurícula, el ventrículo derecho y el tronco y ramas principales de la arteria pulmonar. Cercano a su extremo existe un pequeño balón que se enclava en una ramita arterial. A partir del enclavamiento el flujo se interrumpe; en este punto el extremo del catéter registra una presión aproximada a la existente en la aurícula izquierda (presión "wedge"o de enclavamiento o presión capilar). El registro gráfico de las curvas de presión a medida que el catéter avanza permite identificar la cavidad en la cual está ubicado.

12.4 Distribución de la perfusión pulmonar

En situaciones normales, con el individuo en reposo y en posición de pie, el lecho capilar del vértice pulmonar se encuentra prácticamente colapsado, con la mayoría de sus vasos cerrados, mientras que lo contrario sucede a nivel de las bases pulmonares en donde la mayoría de los capilares se encuentran abiertos. Estas diferencias sectoriales se deben a la interrelación existente entre la presión alveolar (P_A), la presión del circuito arterial (Pa) y la presión del circuito venoso (P_V) en los distintos niveles del parénquima pulmonar. Se genera por la influencia de la gravedad sobre la presión hidrostática (Ph):

$$Ph = h.d.g$$

h = altura de la columna líquida.
d = densidad.
g = aceleración de la gravedad.

La altura de la columna líquida en un determinado punto del parénquima pulmonar representa la variable de mayor relevancia, y junto con la presión media pulmonar y la presión extravascular o perivascular (P externa) regulan la presión transmural y el fenómeno de reclutamiento capilar.

En el vértice pulmonar (*zona I*) la mayoría de los capilares se encuentran colapsados. Si estimamos la altura media del pulmón en 20 cm, la distancia desde el hilio o la aurícula derecha (nivel hidrostático 0) hasta el vértice o la base es de 10 cm (figura 12-2).

Cada cm de la columna líquida de sangre ejerce una presión de 1,3 mmHg, de modo tal que en los vasos del vértice, a la presión media pulmonar (15 mmHg) se le debe restar la presión que ejerce la columna líquida de sangre desde el vértice hasta la aurícula derecha (10 cm = 13 mmHg). La presión media efectiva en esta zona es, por lo tanto, muy baja:

$$15\ mmHg - 13\ mmHg = 2\ mmHg$$

Este hecho determina que la presión transmural también sea baja y explica que la mayoría de los capilares se encuentren cerrados. La presión extravascular se encuentra representada principalmente por la presión alveolar (P_A), la cual en reposo ventilatorio o movilizando volúmenes cercanos a la CRF tiende a ser la misma en todas las regiones del parénquima pulmonar. En la *zona I* es mayor que la presión del circuito arterial (Pa) y que la del circuido venoso (P_V) pulmonar (P_A > Pa > P_V). Por esta razón la *zona I* participa poco de la hematosis en reposo, representando el *espacio muerto alveolar*.

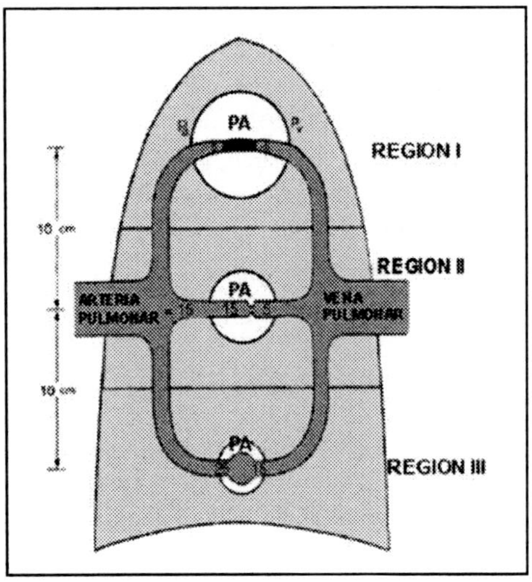

Figura 12-2. Diferencias en la distribución de la circulación pulmonar en un pulmón de un sujeto en posición de pie. El punto 0 hidrostático es la aurícula derecha. Para elevar la sangre hacia la zona del ápice pulmonar es necesario vencer el peso de la columna líquida que se encuentra por encima de la aurícula (zona I). Por el contrario cuando la sangre se dirige hacia las bases pulmonares, a la presión generada por el VD se le agrega el peso de la columna líquida que se extiende desde la aurícula hacia la base (zona III).

En la *zona II* la Pa es mayor que la P_A que la rodea y ambas son mayores que la P_V (Pa > P_A > P_V). En esta zona el flujo aumenta de manera lineal a medida que la presión de perfusión aumenta en dirección a la base, hasta que la P_V iguala a la P_A (figura 12-2). La importancia funcional de esta zona reside en que en situaciones normales la P_V no tiene ningún efecto sobre el flujo, dado que la diferencia de presión se establece entre la Pa y la P_A.

En la base pulmonar (*zona III*) la presión intravascular resulta de la sumatoria de la presión media pulmonar y la presión hidrostática, la cual depende de la altura de la columna líquida. Asumiendo que la base pulmonar se encuentra a 10 cm del nivel hidrostático 0 (aurícula derecha), la presión intravascular resultante en la base sería:

$$15\ mmHg + 13\ mmHg = 28\ mmHg$$

Gracias a esta elevada presión transmural los vasos de la base se encuentren mayoritariamente abiertos. Esta zona se caracteriza por un flujo continuo, dado que tanto la Pa como la P_V son mayores que la P_A (Pa > P_V > P_A) (figura 12-2). De este modo, la diferencia de presión que regula el flujo es la que existe entre la Pa y la P_V. Si bien el gradiente de presión se mantiene constante en esta zona, el flujo tiende a aumentar hacia las regiones más cercanas a la base dado que en la misma la Pa y la P_V son mayores. Esto distiende la red capilar pulmonar ofreciendo menor resistencia al paso del flujo. Por esta razón las bases, además de recibir la mayor proporción del aire inspirado, son las que reciben la mayor proporción del flujo sanguíneo. Tal es así, que la relación entre la ventilación y la perfusión (V/Q) es menor a 1, es decir, el flujo sanguíneo supera a la ventilación alveolar, contribuyendo a la admisión venosa (ver punto 12.2).

La figura 12-2 no incluye las zonas más declives del pulmón (*zona IV*). En esta zona el flujo disminuye a medida que se aproxima los sectores más bajos. Esto se debe al aumento de la presión ejercida por el parénquima pulmonar (P extravascular) sobre la red capilar, lo que aumenta su resistencia y disminuye el flujo.

12.5 Geometría de fractales y circulación pulmonar

Las diferencias en la distribución regional del flujo sanguíneo pulmonar por efecto de la gravedad descriptas en el punto anterior (punto 12.4) responden a los estudios de West y colaboradores de la década de 1960 que constituyeron la interpretación dominante en los últimos 50 años.

A partir de 1970, sin embargo, observaciones cada vez más numerosas han identificado la heterogeneidad del flujo entre porciones pulmonares con igual influencia gravitatoria (zonas isogravitacionales en las que coexisten zonas de elevado flujo contiguas a otras con escaso flujo). Esta heterogeneidad es tanto más manifiesta a medida que se consideran fracciones pulmonares más pequeñas (figura. 12-3). En experimentos realizados en monos (cuya anatomía del lecho vascular pulmonar y el grado del componente muscular a nivel arteriolar y venoso muestran gran semejanza con los humanos) han demostrado que la contribución de la gravedad en las diferencias verticales de la perfusión no es mayor de un 25 a 30%.

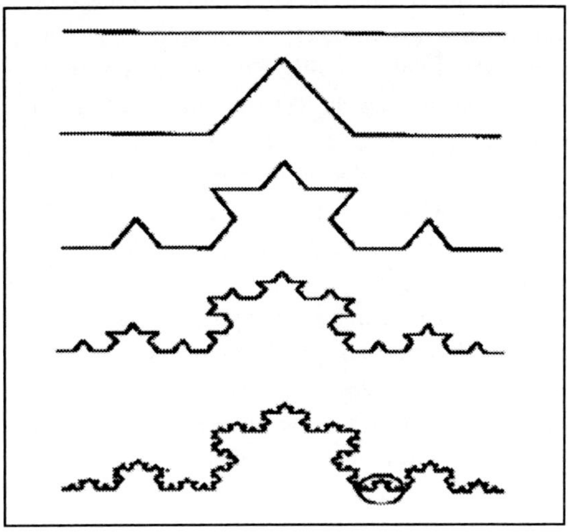

Figura. 12-3: Generación de una estructura fractal por la simple transformación iterativa a partir de una línea recta (línea superior). A cada paso, el tercio medio de cada segmento es reemplazado por dos segmentos que constituyen un triángulo. La repetición del fenómeno completa la imagen inferior de la figura en la cual se aprecia cómo cada parte de la misma es en todo semejante a la estructura total con diferente escala.

El árbol vascular pulmonar debe en síntesis considerarse desde dos aspectos: 1) la estructura anatómica fija, determinante principal de los flujos regionales; 2) un componente variable, sobreimpuesto al anatómico, modificable por factores generales (humorales y nerviosos) y locales, que son tratados a continuación (punto 12.6).

Una nueva aproximación matemática a la estructura fija vascular, la geometría de fractales, permite hoy describir más adecuadamente los "objetos naturales" y así entender la heterogeneidad de los flujos regionales en el pulmón, mucho más independientes del efecto gravedad de lo anteriormente sospechado.

De modo simple, una estructura fractal es aquella cuya característica consiste en una forma primaria que permanece constante y se repite infinidad de veces de manera que el total terminado reproduce la misma silueta inicial en gran escala, permaneciendo los constituyentes unitarios iguales entre sí (como los ladrillos en una construcción). En el lenguaje del análisis fractal, a esta cualidad se la define como de "autosemejanza" o "escala-independiente" (en ingles: "self-similarity" o "scale-independence"). La figura 12-3 ilustra la secuencia a partir de una línea recta (la línea recta superior) que deriva en un contorno con estructura fractal. En forma sucesiva, el tercio medio de cada segmento es reemplazado con dos segmentos que forman un triángulo equilátero. Después de un sinnúmero de interacciones, independientemente de la magnitud de la escala, cada fracción de la curva es similar al conjunto total (en la Figura 12-3, contorno de la estructura inferior).

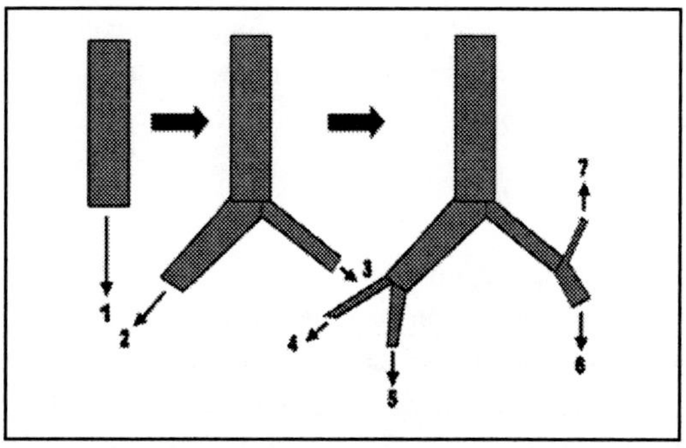

Figura. 12-4: El elemento inicial (izquierda) representa el vaso primigenio con un flujo determinado (1). Su división es asimétrica, en dos fracciones con flujos (2 y 3), respectivamente distribuidos en las dos ramas. El hecho se repite hasta que después de varias generaciones resulta un árbol vascular complejo con terminales conductoras de diferentes flujos no obstante situarse en el mismo plano horizontal gravitacional. El esquema de la derecha muestra que considerando menores áreas, la heterogeneidad del flujo entre ellas es manifiesta (4, 5, 6, 7).

Un ejemplo de la naturaleza donde se cumple la "self-similarity" la constituye la estructura de una árbol en la cual los ángulos y las magnitudes relativas de las reducciones progresivas del diámetro con el avance de las ramificaciones suelen mantenerse en buena medida constantes, ya se trate del tronco principal o de las ramas terminales. La figura 12-4 ilustra sobre el comportamiento de un modelo fractal de división dicotómica; la misma permite obsevar cómo en regiones contiguas de un mismo plano gravitatorio (circunscriptas entre rectas) se entrelazan terminales de distinto diámetro y por lo tanto distinto flujo.

12.6 Regulación de la resistencia vascular pulmonar

Regulación pasiva

Como fue comentado previamente, el aumento del flujo pulmonar por un aumento del volumen minuto cardíaco no determina un cambio significativo en P de la arteria pulmonar. Lo mismo ocurre después de la neumonectomia unilateral, en la cual prácticamente se duplica el flujo en el pulmón remanente. Este hecho ocurre por el reclutamiento de nuevos capilares (anteriormente colapsados) y la distensión de toda la microcirculación pulmonar por incremento de la P transmural; como resultado el factor resistencia disminuye y la P arterial no cambia o cambia muy poco.

Regulación activa

a) Efecto de la PO_2 alveolar

Es el mecanimso de mayor relevancia fisiológica. La disminución de la P_AO_2 genera vasoconstricción en los vasos sanguíneos que preceden al lecho capilar pulmonar. La respuesta es pulmonar intrínseca, ya que se observa en el pulmón trasplantado y aun en el pulmón aislado perfundido. Se trata de una respuesta tanto global (como en el ascenso a la altura) como sectorial, cuando el trastorno ventilatorio obedece a alguna patología localizada (ocupación alveolar por infiltrado inflamatorio). La vasoconstricción hipóxica deriva la sangre del sector involucrado hacia zonas mejor ventiladas.

Cabe notar que esta respuesta es opuesta a la observada en la circulación sistémica, en la cual la hipoxia determina vasodilatación del territorio vascular afectado. El incremento del CO_2, por su parte, también produce efectos contrarios en ambos territorios: vasocontrae en el pulmonar y vasodilata en el sistémico.

La vasoconstricción hipóxica ha sido observada incluso en células aisladas del músculo liso vascular. Si bien el mecanismo que justifica este tipo de respuesta no está completamente dilucidado, se considera que el efecto directo del oxígeno se relaciona en gran medida con su influencia sobre la dinámica de ciertos canales iónicos, principalmente de K^+ y Ca^{2+}.

Se han identificado varias moléculas capaces de actuar como sensores de O_2. Dentro de éstas cabe destacar a la enzima nicotinamida adenina dinucleótido fosfato (NADPH) oxidasa, que a partir de la reducción incompleta del O_2, forma el anión superóxido que luego es reducido a peróxido de hidrógeno (agua oxigenada) por la superóxido dismutasa (SOD). Finalmente el peróxido de hidrógeno, por la acción de la catalasa, es transformado en agua.

Normalmente, los fibroblastos y las células musculares lisas de las paredes vasculares son los princiaples responsables en la producción de anión superóxido. Algunos mediadores, como la angiotensina II y la trombina, estimulan su producción. En las células endoteliales, la actividad de la NADPH oxidasa es estimulada por factores mecánicos dependientes del flujo sanguíneo. El anión superóxido y el peróxido de hidrógeno, a través de diversos mecanismos, activan la formación de GMPc, el cual ejerce efectos relajantes sobre la musculatura lista vascular. Esta acción es mediada por una proteina-kinasa que activa, por fosforilación, un canal de K^+ sensible al Ca^+. Además, inactiva los canales de Ca^{2+} del sarcolema y del retículo sarcoplasmático, y activa la bomba que transporta Ca^{2+} al interior del retículo (Ca^{2+}-ATPasa). La salida de K^+ de la célula evita su despolarización así como la entrada de Ca^{2+} por canales voltaje dependientes. En consecuencia, se produce la disminución del tono vascular.

En situaciones de hipoxia existe menor formación de anión superóxido (por menor disponibilidad de O_2), con lo cual la producción de GMPc es menor y, por lo tanto, no se activa el canal de K^+ sensible al Ca^{2+} ni los otros mecanismos asociados. De esta manera el K^+ no abandona la célula, aumenta el potencial de membrana (despolarización) y se activan los canales de Ca^{2+} voltaje dependiente, con incremento en la concentración intracelular de este ión y la consecuente vasoconstricción. Este mecanismo parece ser el principal responsable del fenómeno de vasoconstricción hipóxica que sucede en la circulación pulmonar.

b) Control nervioso

La circulación pulmonar posee un control simpático (noradrenalina y adrenalina) de menor potencia relativa que el control simpático de la circulación sistémica. Los receptores son de tipo α (vasoconstrictores) y β (vasodilatadores) para el músculo liso de pequeñas arterias y arteriolas. El efecto simpático es poco manifiesto en reposo, pero cobra importancia en condiciones de estrés. El parasimpático también participa en el control del tono vascular pulmonar; su acción se ejerce mediante la liberación de acetilcolina que provoca vasodilatación, si bien no es claro el papel regulador de este sistema.

Desde el punto de vista anatómico, la inervación de los vasos pulmonares es menor que la presente en las arterias sistémicas y los bronquios. Su distribución corresponde preferentemente a las grandes arterias elásticas, decrece en las musculares y está ausente en los vasos menores de 30 μ. Además, las venas y vénulas aparentan carecer de inervación autónomica. De esta manera, la inervación autonómica tiene poca relevancia en la regulación de la resistencia vascular pulmonar.

c) *Control humoral y local*

Además de los neurotransmisores propios del control autonómico ya tratado, otra serie de sustancias naturales circulantes y de producción local (con acción paracrina) ejercen un control activo sobre la resistencia vascular pulmonar. La lista incluye vasoconstrictores, tales como: tromboxano A_2 (TxA_2), histamina (vía receptores H1), angiotensina II, serotonina y endotelina. Entre los vasodilatadores se encuentran: prostaciclina (PGI_2), histamina (vía receptores H2), factor relajante derivado de endotelio (EDRF), bradiquinina, el péptido relacionado con el gen de calcitonina (CGRP), la adrenomedulina y el péptido natriurético auricular.

12.7 Filtración capilar y circulación pulmonar

La dirección y la magnitud de la transferencia de líquido a través de la pared capilar resulta del equilibrio entre las presiones hidrostática (P_H) y oncótica (π). La P_H depende de la presión capilar pulmonar. Mientras que la π depende de la concentración plasmática de proteinas y se opone a la fuga transcapilar de líquido.

En el capilar pulmonar, la π es igual a la presente en el capilar sistémico (25 mmHg), pero la P_H es notoriamente menor (entre 8 y 10 mmHg, en lugar de los 32 mmHg). De modo tal que la fuerza predominante es la ejercida por la π. Si bien los capilares pulmonares son más permeables que los sistémicos y la π del intersticio pulmonar es mayor, en condiciones fisiológicas existe un menor gradiente de transferencia líquida desde el capilar hacia el intersticio y los alvéolos, gracias al amplio margen de seguridad (entre 12 y 15 mmHg). Esto representa un mecanismo fisiológico de protección frente al edema pulmonar.

En condiciones patológicas puede alterarse este equilibrio de fuerzas por aumento de la P_H intravascular, como sucede en la claudicación del VI (que retrogradamente eleva la P en aurícula izquierda, venas pulmonares y área capilar) favoreciendo el desarrollo de edema alveolar. *Si la claudicación es abrupta (por ejemplo por un infarto agudo de miocardio que disminuye la masa cardíaca funcionante) puede desencadenarse un edema agudo de pulmón grave y potencialmentes mortal.*

12.8 Aplicación clínica: hipertensión pulmonar

La hipertensión pulmonar se define como un aumento de la presión la presión media de la arteria pulmonar, en reposos, superior a los 20 mmHg. Algunos autores incluyen en esta definición el hallazgo de una presión media de la arteria pulmonar mayor a 30 mmHg durante el ejercicio.

Los valores que se consideran normales en sujetos en reposo son de hasta 30 mmHg para la presión sistólica, hasta 20 mmHg para la presión media y hasta 12 mmHg para la presión de enclavamiento.

La hipertensión pulmonar se puede clasificar desde un punto de vista fisiopatológico en:

- Hipertensión pulmonar precapilar

Este cuadro se caracteriza por la presencia de una presión capilar normal cuando se la mide mediante el catéter de Swan-Ganz (presión de enclavamiento inferior a los 15 mmHg).

- Hipertensión pulmonar postcapilar

Se identifica por presentar una presión de enclavamiento superior a los 15 mmHg.

- Cuadros mixtos (pre y postcapilares)

Las principales enfermedades que componen cada uno de los grupos mencionados se presentan a continuación:

Hipertensión pulmonar precapilar

Enfermedad vascular

- Flujo pulmonar aumentado (cardiopatías congénitas con cortocircuitos de izquierda a derecha: comunicación interventricular y conducto arterioso permeable).

-Hipertensión pulmonar primaria: enfermedad poco frecuente.

-Enfermedad tromboembólica: generalmente a partir de trombosis de las venas de los miembros inferiores que producen una reducción del lecho vascular pulmonar junto con la liberación de sustancias vasoactivas.

Enfermedad pulmonar

-Enfermedad pulmonar obstructiva crónica: secundaria a la hipoxemia y destrucción de la microvasculatura.

-Enfermedad intersticial pulmonar

-Síndromes de hipoventilación alveolar (apneas del sueño, hipertensión pulmonar de la altura)

Hipertensión pulmonar postcapilar

-Insuficiencia ventricular izquierda.

-Enfermedad mitral (estenosis).

-Enfermedad venosa obstructiva primaria: poco frecuente.

Un factor muy importante en el desarrollo de la hipertensión pulmonar es la hipoxia crónica, ya sea permanente o intermitente.

Sin embargo se debe destacar que mientras que la hipoxia aguda provoca una respuesta vasoconstrictora que forma parte del mecanismo de redistribución del flujo sanguíneo pulmonar (como se ha visto anteriormente), solamente la existencia de hipoxia en forma crónica desencadena hipertensión pulmonar.

Los cuadros que se relacionan con la presencia de hipoxia prolongada se caracterizan por provocar inicialmente una importante proliferación de los fibroblastos, que se localizan en la adventicia de los vasos, junto con un aumento en la producción de los componentes de la matriz intercelular (remodelación de la pared vascular). Este efecto supera incluso al que se observa a nivel de la capa de las células musculares y endoteliales. Como consecuencia de los cambios mencionados se produce un estrechamiento de la luz vascular y una menor capacidad de vasodilatación.

Si bien los cambios proliferativos en la capa adventicia se observan a lo largo de todo el lecho arterial pulmonar, son mucho más marcados a nivel de las pequeñas arterias musculares, que desarrollan además un engrosamiento de la capa media a partir de células fibroblásticas menos diferenciadas.

A su vez los fibroblastos (figura 12-5) producen una gran cantidad de citoquinas, factores de crecimiento y mediadores de la respuesta inflamatoria que intervienen en la regulación autocrina de los propios fibroblastos y paracrina de los otros tipos celulares que componen la pared vascular, principalmente las células musculares lisas y las células endoteliales.

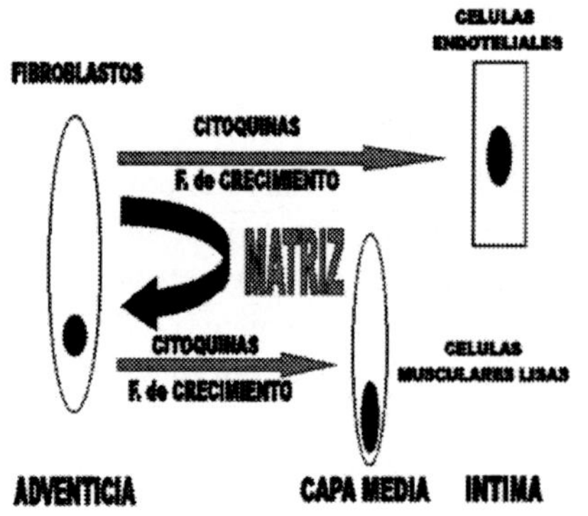

Figura 12-5: Papel de los fibroblastos en la remodelación de la pared vascular. Como se observa en la figura, los fibroblastos producen una serie de sustancias humorales que regulan la proliferación y el crecimiento de ellos mismos (regulación autocrina) y de las células musculares lisas y endoteliales (regulación paracrina).

Finalmente la capa adventicia (rica en fibroblastos) constituye una importante fuente de las especies reactivas del O_2, dentro de las que se destaca el anión superóxido (producido gracias a la acción de la enzima NAPH oxidasa). Este anión es capaz de inactivar al óxido nítrico producido por el endotelio y al mismo tiempo al interaccionar con este puede formar peroxinitritos que incrementan el tono vascular.

CAPÍTULO 13

RELACIÓN VENTILACIÓN/PERFUSIÓN

13.1 Conceptos básicos

13.2 La admisión venosa

13.3 Evaluación del cortocircuito

13.4 Causas de hipoxemia

13.5 Diagnóstico diferencial de las hipoxemias

13.1 Conceptos básicos

Para lograr una correcta hematosis no es suficiente que ventilación alveolar y perfusión se encuentren dentro de parámetros normales, sino que es imprescindible que ambas se acoplen de manera adecuada. Sería inapropiado, por ejemplo, que la ventilación se dirigiera a unidades alveolares mal perfundidas o que el flujo sanguíneo transitara por alvéolos mal ventilados. Es necesario, por lo tanto, una correcta concordancia entre la ventilación alveolar (V) y la perfusión pulmonar (Q).

Considerada globalmente la relación V/Q es de 0.8. Dicho número surge del cociente entre la *ventilación alveolar* –VA- (volumen corriente menos espacio muerto por frecuencia respiratoria) y la *perfusión pulmonar –QP-*.

V/Q = VA/QP
= 4000 m/min / 5000 ml/min

Con dicho valor promedio de relación V/Q de ambos pulmones se logran los valores de PaO2 y PaCO2 fisiológicos.

Es fácil comprender que cualquier alteración en la mencionada relación alterará la composición gaseosa tanto alveolar como arterial. Un aumento de la relación V/Q supondrá alvéolos relativamente hiperventilados con el consiguiente aumento de la PAO2 y descenso de la PACO2. Viceversa, si disminuye la relación V/Q se producirá un descenso en la PAO2 y un aumento de la PACO2.

Como y se ha mencionado, tanto la ventilación como la perfusión pulmonar son heterogéneas y ambas se incrementan progresivamente desde los vértices hacia las bases del pulmón. Este fenómeno se debe a la acción de la gravedad y se hace más evidente al adoptar la posición erecta. En dicha situación la presión intrapleural es más negativa a nivel del vértice pulmonar (-8 cm H2O) aumentando hacia la base (-2 cm H2O). Esto determina que los alvéolos apicales, ubicados en una zona con presión más negativa, estén más distendidos que los basales, de modo tal que al tener mayor volumen tienen menor capacidad de distenderse durante la inspiración, por lo que ventilan menos que los basales. Como se puede apreciar en la figura 13-1 los alvéolos apicales (A), al tener mayor volumen, se ubican en el segmento superior de la curva volumen presión (curva de distensibilidad pulmonar). En dicho sector de la curva, para un mismo cambio de presión se produce un cambio de volumen menor que en los alvéolos basales (B), que al tener menor volumen se ubican en la región de mayor pendiente de la mencionada curva.

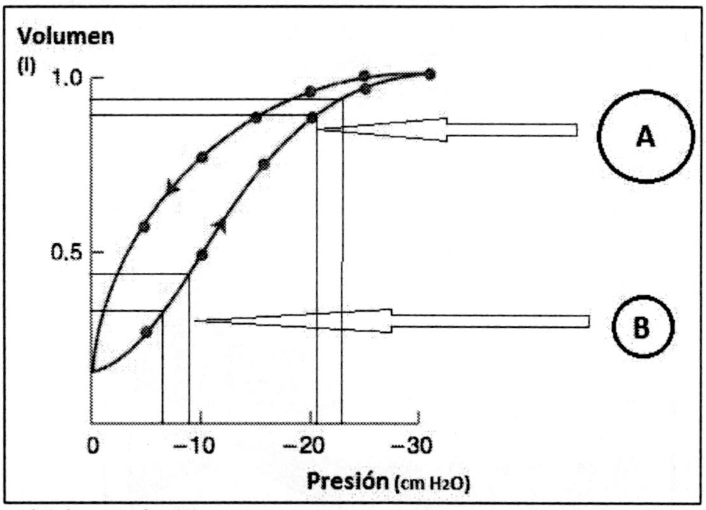

Figura 13-1: Los alvéolos apicales (A) en una persona en posición erecta están más distendidos que los basales (B). Al tener mayor volumen se encuentran en la porción superior de la curva volumen tempo. Como se aprecia en el gráfico, para una misma variación de presión experimentarán un menor un menor cambio de volumen respecto a los basales (B).

La perfusión pulmonar también aumenta desde el vértice hacia la base por acción de la gravedad sobre las presiones en el circuito pulmonar (véase capítulo 12, circulación pulmonar).

Si bien, en una persona de pié, tanto ventilación como perfusión aumentan desde el vértice a base la perfusión lo hace de manera más pronunciada, de modo que la ventilación supera a la perfusión en el vértice (relación V/Q mayor a 3) y esta situación se invierte al llegar a la base (relación V/Q 0.5). Nótese que en el vértice, si bien en valores absolutos la ventilación es menor que en la base, la misma triplica a la perfusión (alvéolos hiperventilados) y en la base los alvéolos reciben el doble de perfusión respecto a la ventilación (alvéolos hipoventilados). Figura 13-2.

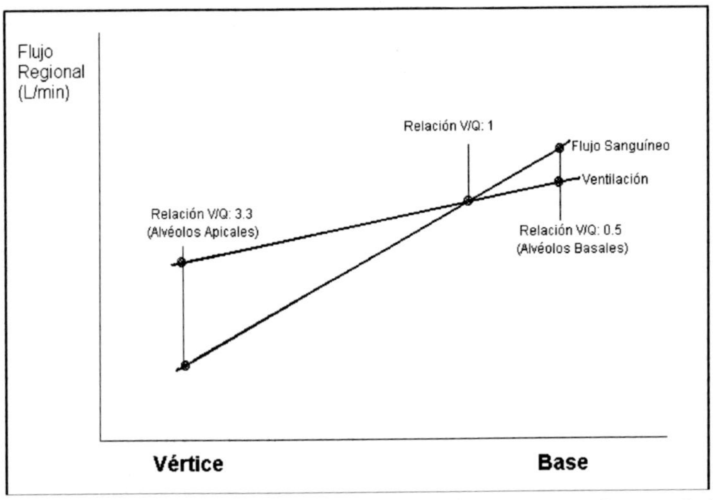

Figura 13-2: Relación V/Q. En ordenada se grafica el flujo (aéreo – ventilación – y sanguíneo –perfusión -) correspondiente a cada segmento del pulmón. Nótese que ambas magnitudes –ventilación y perfusión- se incrementan desde los alvéolos apicales hacia los basales. Como la pendiente de aumento del flujo sanguíneo es más pronunciada la relación V/Q es mayor en los alvéolos apicales disminuyendo hacia los basales.

Si el sujeto está acostado en posición supina la relación V/Q decrece desde la cara anterior del tórax hacia la región posterior.

Esta desigualdad fisiológica de la relación V/Q determina que la composición del aire alveolar varíe dependiendo del área de pulmón en que se tome.

Los alvéolos apicales con relación V/Q alta tendrán mayor PAO2 y menor PACO2 la cual se irá modificando a medida que se analicen unidades en zonas más basales con relaciones V/Q cada vez menores. Figura 13-3

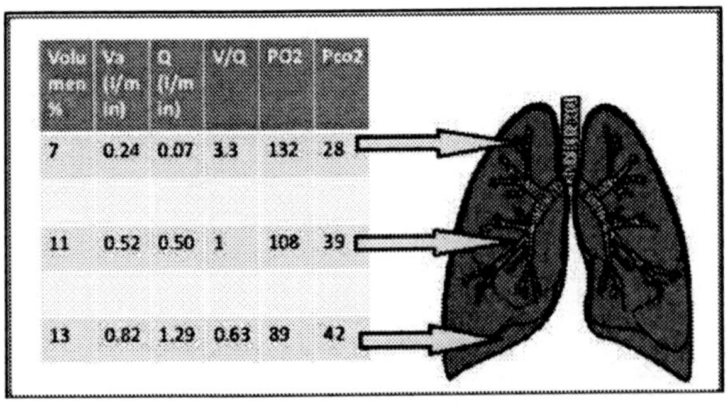

Volumen %	Va (l/min)	Q (l/min)	V/Q	PO2	Pco2
7	0.24	0.07	3.3	132	28
11	0.52	0.50	1	108	39
13	0.82	1.29	0.63	89	42

Figura 13-3. Variación de la composición alveolar a diferentes relaciones V/Q. Los alvéolos apicales (V/Q 3.3) tienen mayor PAO2 y menor PACO2 que los de zona media (V/Q 1) y que la de los basales (V/Q 0.63).

La sangre proveniente de las bases (57% del total) aporta sangre con PO2 relativamente baja y constituye parte de lo que se conoce como *"admisión venosa"*. El otro componente de la admisión venosa lo constituye el cortocircuito o shunt fisiológico (que representa el 5% del volumen minuto). Esta sangre proveniente de las área con baja relación V/Q sumada a la del cortocircuito se mezclan con la sangre proveniente de aéreas de mayor relación V/Q (con mayor PaO_2) determinando una disminución en la PaO_2 de la sangre que llega a la aurícula izquierda, contribuyendo a generar la diferencia alvéolo arterial de oxígeno, cuyo valor normal oscila entre 5 y 10 mm Hg.

Existen, entonces, un cúmulo de diferentes relaciones V/Q a las que corresponderán diferentes posibilidades de composición gaseosa alveolar, siendo los extremos fisiológicos los ya mencionados (3.3 y 0.5) y los patológicos una relación V/Q 0 (ausencia de ventilación) siendo la composición resultante igual a la de la sangre venosa mixta (ya que en ese caso no hay hematosis) y en el otro extremo una relación V/Q infinita (∞) que se verá en aquellos alvéolos que no reciban perfusión, cuya composición será igual a la del aire inspirado. Entre todas estas posibilidades es posible construir una curva por la que pasen todas las relaciones posibles. Figura 13-4

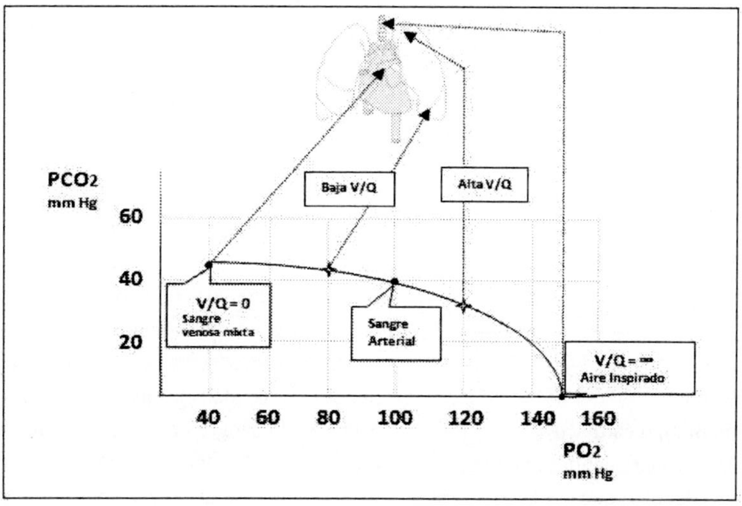

Figura 13-4. Diagrama PO_2 PCO_2. En la curva se muestra las diferentes composiciones gaseosas posibles a diferentes relaciones V/Q desde 0 (como se ve en el cortocircuito patológico en el cual la sangre pasa por el pulmón sin realizar hematosis) hasta relación infinita (como se ve en caso que se produzca una interrupción de la perfusión de algún segmento pulmonar). Entre ambas se representan todas las posibilidades de composición gaseosa alveolar a diferentes relaciones V/Q.

13.2 La admisión venosa

Se ha mencionado que existe una diferencia fisiológica entre los valores de PO2 alveolar y arterial (diferencia alvéolo-arterial de O2) que se encuentran entre 5 y 10 mm Hg. Esta diferencia se debe a la existencia de *"admisión venosa"*.

La misma se define como la cantidad calculada de sangre venosa mixta que es necesario mezclar con la sangre oxigenada del capilar alveolar terminal para obtener la PO2 arterial. Debe recordarse que la PO2 en el extremo distal del capilar pulmonar se considera igual a la presión alveolar de O2. La admisión venosa incluye varios componentes:

1) El *cortocircuito anatómico de derecha a izquierda* constituido por sangre venosa que llega a la aurícula izquierda sin realizar hematosis. Esta proviene de una parte de la circulación bronquial (venas bronquiales que retornan sangre a la aurícula izquierda a través de las venas pulmonares, otra fracción deriva a la aurícula derecha vía vena ácigos); siendo el otro componente del cortocircuito una pequeña fracción de la circulación coronaria a través de las venas intramurales de

Tebesio que desembocan directamente en la aurícula y ventrículo izquierdos. Un componente menor del cortocircuito está dado por venas mediastínicas y del sistema portal.

2) La contribución de sangre poco oxigenada proveniente de áreas con baja relación V/Q.

3) Cortocircuito patológico (ocasional) constituido por sangre proveniente de zonas anormales (atelectasia, shunt por cardiopatías congénitas, etc.)

13.3 Evaluación del cortocircuito

Para evaluar la magnitud del cortocircuito como responsable de generar hipoxemia se debe emplear la ecuación del shunt o cortocircuito.

Como se verá más adelante el cortocircuito y las alteraciones patológicas de la relación V/Q son mecanismos involucrados frecuentemente en la génesis de hipoxemia. La ecuación es de utilidad para distinguir entre ambos mecanismos fisiopatológicos, y su importancia radica en que la hipoxemia causada por shunt suele responder con más dificultad al aporte de O2.

Ecuación del Cortocircuito

$$\frac{Qs}{Qt} = \frac{CcO2 - CaO2}{CcO2 - CvO2}$$

Qs=flujo de sangre del shunt

Qt=flujo total (volumen minuto cardíaco)

CcO2=contenido de O2 en sangre capilar pulmonar terminal (se calcula considerando que la PO2 del capilar terminal es igual a la alveolar)

CaO2= contenido de O2 en sangre arterial

CvO2= contenido de O2 en sangre venosa mixta

Es importante recordar que para el cálculo del shunt el paciente debe previamente respirar oxígeno al 100% durante 30 minutos. De no tomar dicho recaudo la ecuación medirá la admisión venosa (shunt más alteraciones de la relación V/Q). Al aportar O2 al 100% el aporte de sangre pobremente oxigenada proveniente de áreas con baja V/Q se elimina. Debe recordarse que el O2 al 100% corrige la hipoxemia causada por alteraciones de la relación V/Q y no lo hace con la hipoxemia causada por shunt. Esto se debe a que la sangre que realiza cortocircuito, a diferencia de las alteraciones V/Q, nunca se pone en contacto con los alvéolos y no realiza hematosis.

El contenido capilar de O2 se calcula asumiendo que la presión capilar es similar a la alveolar y ésta se calcula con la ecuación del aire alveolar. Para este cálculo necesario conocer la concentración de Hb (véase transporte de gases).

El contenido arterial se calcula midiendo la PaO2 obteniendo sangre de alguna arteria del circuito mayor (radial o femoral).

El contenido venoso mixto requiere obtener una muestra de sangre venosa mixta.

Dado que el cálculo del shunt es una maniobra invasiva (la determinación de la presión venosa mixta de O2 requiere de la colocación de un catéter hasta la aurícula o ventrículo derecho), habitualmente se estima el shunt administrando O2 al 100% y midiendo la PaO2 resultante (véase más adelante).

Las causas de shunt pueden dividirse en extra e intrapulmonares.

Las primeras comprenden, entre otras, a algunas cardiopatías congénitas (comunicaciones inter auriculares e intraventriculares, conducto arterioso permeable, etc.). Debe recordarse que en estos casos para que haya hipoxemia el shunt debe ser de derecha a izquierda como resultado de un aumento de presión en el sector derecho, cosa que no siempre ocurre.

Entre los intrapulmonares se menciona la neumonía (el aire alveolar se ve reemplazado por material inflamatorio), las atelectasias (colapso alveolar), etc. En este caso la sangre pasa por las unidades afectadas sin poder realizar hematosis. En este grupo también se incluyen las fístulas arteriovenosas pulmonares.

Como se verá más adelante el cortocircuito patológico infrecuentemente es causa de hipercapnia.

Las alteraciones de la relación perfusión son la causa más frecuente de hipoxemia. En estadios avanzados pueden asociarse con hipercapnia siendo la misma de menor magnitud que la hipoxemia.

Las patologías que determinan un aumento en la relación V/Q (por ejemplo el tromboembolismo de pulmón, que ocurre por la oclusión de una rama de la arteria pulmonar) generarán hipoxemia por el siguiente mecanismo. Las unidades alveolares que no reciben perfusión son unidades de alta V/Q. El flujo sanguíneo se derivará a otras unidades con relación V/Q normal. De modo que al recibir un flujo sanguíneo "extra" el mismo será desproporcionado a la ventilación generando unidades con baja V/Q, que explican la génesis de hipoxemia en estos pacientes.

13.4 Causas de hipoxemia

Sin considerar la hipoxemia por hipobaria, se describen cuatro mecanismos fisiopatológicos que pueden causarla:

1. Hipoventilación alveolar
2. Alteraciones de la difusión
3. Alteraciones de la relación ventilación perfusión (V/Q)
4. Cortocircuito ("shunt") de derecha a izquierda

Hipoventilación alveolar

Toda vez que disminuya la ventilación alveolar se comprometerá tanto el aporte de O_2 como la remoción de CO_2. Esta situación determinará que haya una disminución de la PaO_2 proporcional al aumento de la $PaCO_2$ (hipoxemia con hipercapnia). Si el cociente respiratorio (R) fuese 1 (es decir que la producción de CO_2 sea igual al consumo de O_2) la caída de la PaO_2 sería exactamente igual al incremento de la $PaCO_2$. Como habitualmente el R es de 0.8 (dado que la VCO_2 basal es de 200 ml/min y el VO_2 es de 250 ml/min) en la hipoventilación alveolar la hipoxemia generada es ligeramente superior a hipercapnia.

La hipoventilación alveolar, de no asociarse con alguna otra alteración en el intercambio gaseoso, se caracteriza por no aumentar la diferencia alvéolo arterial de O_2 - $D(A\text{-}a)O_2$ – ya que la caída de la PaO_2 es consecuencia de disminución de la PAO_2.

Ejemplo de hipoxemia por hipoventilación alveolar.

Si una persona hipoventila, sus gases en sangre se pueden alterar de la siguiente manera:

$PaO_2 = 40$ mm Hg $\quad PaCO_2 = 80$ mm Hg

Si calculamos la PAO_2 de acuerdo a la ecuación del aire alveolar tendremos que:

$$PAO_2 = PIO_2 - \frac{PaCO_2}{R} + F$$

$$PAO_2 = 149 - \frac{80}{0.8} + 2$$

$$PAO_2 = 149 - 102 = 47 \text{ mm Hg}$$

Por lo tanto la diferencia Alvéolo arterial de O_2 - $D(A - a)O_2$ será:

$$D(A\text{-}a)O_2 = PAO_2 - PaO_2$$

$$D(A\text{-}a)O_2 = 47 - 40$$

$$D(A\text{-}a)O_2 = 7 \text{ mm Hg}$$

Como se ve la $D(A\text{-}a)O_2$ se encuentra dentro de límites fisiológicos.

El rango normal de la $D(A\text{-}a)O_2$ oscila entre 5 y 10 mm Hg. Como se recordará, la PAO_2 es en promedio de 102 mm Hg mientras que la PaO_2 es de 95 mm Hg. A partir de ambos valores se calcula la $D(A\text{-}a)O_2$:

$$D(A\text{-}a)O_2 = PAO_2 - PaO_2$$
$$D(A\text{-}a)O_2 = 102 - 95$$
$$D(A\text{-}a)O_2 = 7 \text{ mmHg}$$

Resumiendo; la hipoxemia secundaria a hipoventilación alveolar se caracteriza por presentar hipercapnia precoz y proporcional a la hipoxemia con $D(A\text{-}a)O_2$ en límites normales.

Alteraciones de la difusión

Como se discutió en el capítulo 10, las alteraciones en la difusibilidad de la membrana alvéolo capilar (ya sea por daño vascular o por alteración de la membrana) podrían alterar la transferencia de O_2 sin comprometer la de CO_2 por ser éste un gas 20 veces más difusible. Dado que las enfermedades que comprometen la difusión, en virtud de la alteración histológica que producen, siempre producen simultáneamente alteraciones en la relación V/Q, se considera que la hipoxemia secundaria a trastornos en la difusión siempre se asocia a algún deterioro en la relación V/Q.

Como ya se explicó, este trastorno nunca produce hipercapnia y si la hipoxemia generada es de suficiente magnitud como para generar hiperventilación (véase control de la ventilación), se asociará a hipocapnia (hipoxemia + hipocapnia).

En este caso la $D(A\text{-}a)O_2$ estará aumentada como se puede apreciar en el siguiente ejemplo:

Hipoxemia causada por alteración en la difusión:

$PaO_2 = 50$ mm Hg $\quad PaCO_2 = 30$ mm Hg

$$PAO_2 = PIO_2 - \frac{PaCO_2}{R} + F$$

$$PAO_2 = 149 - \frac{30}{0.8} + 2$$

$$PAO_2 = 149 - 39.5 = 109.5 \text{ mm Hg}$$

Luego:

$$D(A\text{-}a)O_2 = PAO_2 - PaO_2$$

$$D(A\text{-}a)O_2 = 109.5 - 50$$

$$D(A\text{-}a)O_2 = 59.5 \text{ mm Hg}$$

Alteraciones de la relación V/Q

Es la causa más frecuente de hipoxemia. Como se verá, toda vez que se altere la distribución del aire inspirado se generará hipoxemia con aumento de la $D(A\text{-}a)O_2$

A semejanza con los trastornos de la difusión, si la hipoxemia estimula los quimio receptores periféricos (ver control de la respiración) se producirá hiperventilación desarrollándose hipocapnia.

Como se ve en la figura 13-5 las unidades alveolares con baja relación V/Q ("A" en la figura de referencia) condicionan que la sangre que realiza hematosis en esas unidades esté hipoxémica e hipercápnica. Las unidades normales ("B" en la figura 13-4) y la sangre que realiza hematosis en ellas, tiene una composición gaseosa con PCO_2 disminuida y PO_2 aumentada (recordar que la hipoxemia que generan estos trastornos determina un aumento de la ventilación alveolar - hiperventilación- que causa estos cambios en las unidades bien ventiladas y no llega a corregir el defecto en las áreas de baja relación V/Q). El aumento de la PaO_2 en este sector no determina un aumento significativo en el contenido de O_2 ya que la curva de disociación de la Hb se encuentra en la porción "plana", por lo que no se llega a compensar la hipoxemia generada en la sangre proveniente del sector "A" (con baja relación V/Q).

El caso del CO_2 es diferente ya que, en esos rangos de presión, la curva de disociación de dicho gas es lineal (a mayor PCO_2 mayor contenido de CO_2 y viceversa), por lo que el aumento de la PCO_2 en las unidades alveolares de baja V/Q ("A") es compensado con la hipocapnia generada en las unidades "B". La hipoxia de las unidades de baja V/Q genera vasoconstricción pulmonar localizada (reflejo vasoconstrictor pulmonar hipóxico). Esto determina que en la combinación final se mezcle una menor cantidad de sangre proveniente de las unidades "A" (baja V/Q) por el fenómeno de vasoconstricción mencionado, con una mayor cantidad de sangre proveniente de las unidades "B". El resultado final (menor volumen de sangre hipercápnica mezclada con mayor cantidad de sangre hipocápnica) será sangre con $PaCO_2$ baja.

Un ejemplo de alteración gasométrica causado por alteración de la relación V/Q podría ser similar a que se planteó en el ejercicio anterior (hipoxemia causada por alteración de la difusión). Cabe destacar que si el deterioro de la relación V/Q es muy severo la mayoría de las unidades alveolares tendrán baja relación V/Q. Esto determinará que la hipoxemia se acompañe de hipercapnia, ya que las pocas unidades alveolares con relación V/Q normal no alcanzarán para compensar el aumento de la PCO_2 generado en las unidades anormales. En este caso la caída de la PO_2 es mucho mayor al aumento de la PCO_2. Pese a haber hipercapnia la $D(A\text{-}a)O_2$ aumenta a diferencia a lo que se observa en la hipoxemia causada por hipoventilación alveolar en la que la $D(A\text{-}a)O_2$ se mantiene dentro de rango fisiológico.

Ejemplo de hipoxemia con hipercapnia por alteración grave de la relación V/Q:

$PaO_2 = 54$ mm Hg $PaCO_2 = 50$ mm Hg

$$PAO_2 = PIO_2 - \frac{PaCO_2}{R} + F$$

$$PAO_2 = 149 - \frac{50}{0.8} + 2$$

$$PAO_2 = 149 - 64.5 = 84.5 \text{ mm Hg}$$

$$D(A\text{-}a)O_2 = PAO_2 - PaO_2$$

$$D(A\text{-}a)O_2 = 84.5 - 54$$

$$D(A\text{-}a)O_2 = 34.5 \text{ mm Hg}$$

Cortocircuito de derecha a izquierda ("Shunt")

Pueden deberse a shunt intracardíacos (cardiopatías congénitas) o a cortocircuito intrapulmonar.

Se entiende por "shunt" intracardiaco cualquier defecto que permita el pasaje de sangre directamente desde la aurícula o ventrículo derecho hacia la aurícula o ventrículo izquierdo, a diferencia del "shunt" intrapulmonar en el que la sangre pese a pasar por el pulmón no realiza hematosis (Figura 13-6).

En ambos tipos de shunt hay un porcentaje de flujo sanguíneo que pasa por el pulmón y llega a la aurícula izquierda sin realizar hematosis. Es decir, se mezcla sangre adecuadamente oxigenada con sangre pobremente oxigenada. Esta situación determina la aparición de hipoxemia, siendo el comportamiento de $CO2$ similar al observado en las alteraciones de la relación V/Q (hipocapnia).

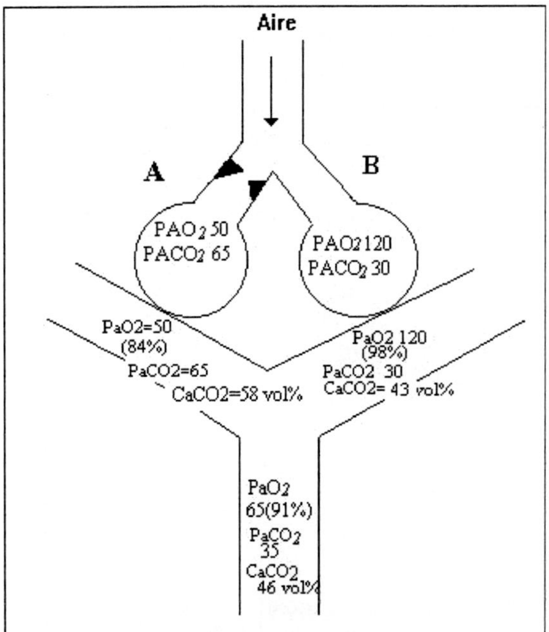

Los porcentajes entre parentesis se refieren al % de saturacion de la Hb.

Figura 13-5. Cambios gasométricos en las alteraciones de la relación V/Q. Véase texto

En la figura 13-6 se muestra un ejemplo de "shunt" intrapulmonar. La sangre proveniente de las unidades "A" (alvéolos no ventilados) no realiza hematosis, por lo tanto tiene una PO2 igual a la de la sangre venosa mixta (PvO2). La sangre proveniente de los alvéolos normales ("B") tiene una PO2 superior a la normal por la hiperventilación secundaria a la hipoxemia (similar a la que se observa en las alteraciones de la relación V/Q). Al igual que en ejemplo anterior (alteraciones de la relación V/Q) este aumento de la PO2 no determina un aumento significativo del contenido arterial de O2 (CaO2) ni de la saturación de la Hb. El resultado de la mezcla de las dos sangres - una con CaO2 bajo y otra con CaO2 insignificantemente aumentado - determina un CaO2 bajo con hipoxemia.

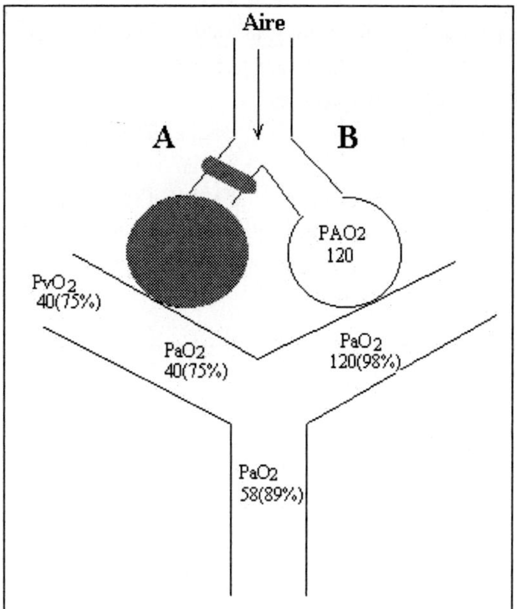

Los porcentajes entre parentesis se refieren al % de saturacion de la Hb.

Figura 13-6. Shunt intrapulmonar. La sangre que pasa por unidades no ventiladas ("A") no cambia su composición gaseosa, por lo que la PO2 resultante es idéntica a la de la sangre venosa mixta. El trastorno genera hiperventilación por estímulo hipoxémico, lo que redunda en un aumento de la PO2 de las unidades normales ("B"). Dicho aumento de la PO2 no compensa la hipoxemia ya que no aumenta significativamente la saturación de la Hb ni el contenido arterial de O2.

13.5 Diagnóstico diferencial de las hipoxemias

Como se vio precedentemente, el único trastorno que no aumenta la D(A-a)O2 es la hipoventilación alveolar y causa hipercapnia precoz, siendo la misma proporcional a la caída de la PO2.

Los tres mecanismos fisiopatológicos restantes causan hipoxemia con normo o hipocapnia (recordando que las alteraciones graves de la relación V/Q pueden causar aumento de la PCO2).

Como los trastornos de la difusión siempre se asocian a algún grado de alteración de la relación V/Q,

analizaremos como se diferencian las hipoxemias causadas por éstos, de aquellas originadas por shunt.
Si a una persona con hipoxemia de origen incierto se le hace respirar oxígeno a una FIO2 de 100% (oxígeno puro) durante 15 minutos y al cabo de ese lapso se toma una muestra de sangre arterial se podrán observar dos comportamientos:

Si el paciente padece una alteración de la relación V/Q al cabo de 15 minutos aún las unidades con muy baja relación V/Q recibirán O2 al 100%. Esto determinará un aumento en la PAO2 con el consiguiente incremento de la PaO2. En este caso la PaO2 superará los 550 mm Hg (figura 13-7).

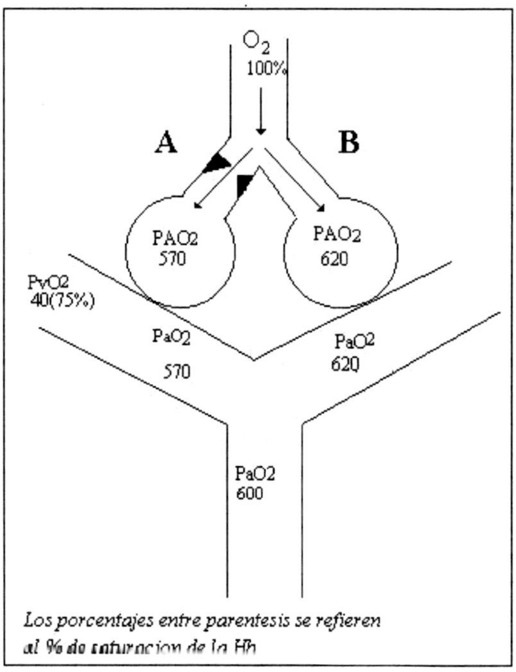

Figura 13-7. Administración de O2 al 100% en las alteraciones de la relación V/Q. Aun las unidades con baja V/Q ("A") logran aumentar su PAO2. La mezcla de sangre proveniente de unidades normales ("B") y de baja V/Q dará como resultado una PaO2 mayor a 550 mm Hg

Si un paciente tiene un cortocircuito y es sometido a idéntica prueba, la sangre que pasa por las unidades alveolares afectadas nunca se pondrá en contacto con el O2 al 100%. De modo que la sangre proveniente de unidades normales ("B") con alta PO2 se mezclará con sangre pobremente oxigenada procedente de unidades que generan shunt ("A"). Esto determinará que la sangre resultante de dicha combinación nunca tendrá una PO2 mayor a 550 mm Hg (figura 13-8).

Esta técnica permite determinar si la hipoxemia está causada por alteración de la relación V/Q o por shunt. Si se pretende cuantificar que porcentaje de sangre está afectado al cortocircuito se deberá emplear la ecuación del shunt.

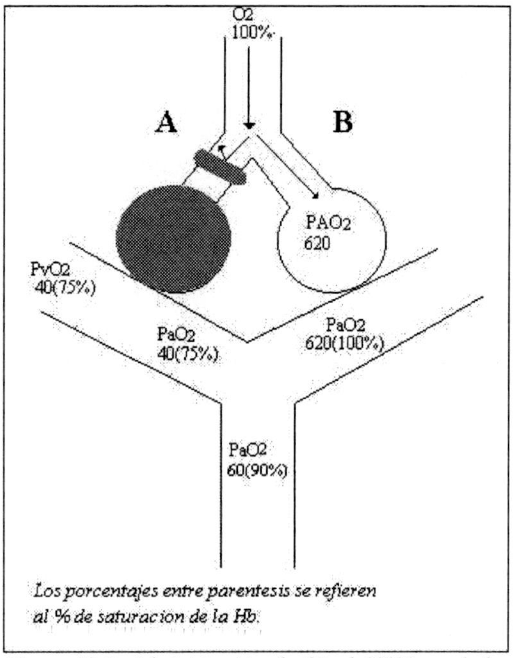

Figura 13-8. Administración de O2 al 100% en el shunt. Las unidades que generan shunt ("A") no se ponen en contacto con la sangre capilar y la misma egresa sin realizar hematosis. La mezcla de sangre proveniente de unidades normales ("B") y la de unidades afectadas ("A) dan como resultado una PaO2 menor a 550 mm Hg

El resumen de los conceptos explicados se detalla en la tabla 1

Tabla 1

	PaO_2 (FIO_2 100%)	**$D(A\text{-}a)O_2$**	**$PaCO_2$**
Hipoventilación Alveolar	> 550 mm Hg	→	↑
Difusión	> 550 mm Hg	↑	→ ↓
Alteración V/Q	> 550 mm Hg	↑	→ ↓ ↑
Shunt	< 550 mm Hg	↑	→ ↓
Referencias → Normal ↓ Disminuido ↑ Aumentado			

CAPÍTULO 14

CONTROL DE LA VENTILACIÓN

14.1 Introducción

14.2 Control central
- **Regulación automática**
- **Regulación voluntaria**

14.3 Sensores centrales y periféricos
- **Quimiorreceptores**
- **Mecanorreceptores**

14.4 Efectores

14.5 Evaluación clínica del control ventilatorio

14.1 Introducción

La regulación de la ventilación comprende el conjunto de mecanismos voluntarios e involuntarios encargados de *generar*, *mantener* y *adecuar* la ventilación alveolar a las necesidades metabólicas del organismo y al tipo de actividad motora (reposo, caminar, correr, nadar, hablar, cantar, toser, deglutir, tocar un instrumento de viento, etc.). Implica, a su vez, la coordinación de esta función con la regulación del tono bronquial y la de otros órganos y sistemas, como el digestivo durante la deglución, el neuromuscular al realizar ejercicio físico o el sistema nervioso central al ejecutar funciones cognitivas superiores (vocalización). Estas funciones deben llevarse a cabo manteniendo la $PaCO_2$ y la PaO_2 dentro de sus valores normales, a fin de asegurar el mantenimiento de la homeostasis corporal.

Las estructuras nerviosas responsables del control voluntario e involuntario de la ventilación se localizan en la *corteza cerebral* y en el *tronco del encéfalo*, respectivamente. Más específicamente, el control voluntario es comandado por estructuras corticales ubicadas en la región fronto-parietal, las cuales intervienen en el control ventilatorio que permite retener la respiración, hablar, cantar y adecuar la respiración durante la natación, entre otras funciones. El control involuntario se encuentra a cargo de distintos grupos de neuronas que originan el patrón y el ritmo respiratorio. Estas células se hallan en la región bulbo-protuberancial y se denominan genéricamente *centros respiratorios*.

Debido a esta característica anatómica, en ciertos padecimientos neurológicos con lesiones circunscriptas se puede afectar la capacidad de control voluntario o involuntario. En el primer caso el paciente tendrá movimientos respiratorios rítmicos automáticos, mientras que en el segundo presentará largos períodos de apnea, conservando la capacidad de ventilar voluntariamente *(ver esquema)*.

A las estructuras nerviosas mencionadas deben agregarse los sensores de ubicación periférica y central, encargados de registrar el estado de los efectores (pulmón, tórax) y el grado de eficacia con que se realiza la hematosis. Estos sensores pueden clasificarse según el tipo de estímulo en *quimiorreceptores* y *mecanorreceptores*. Los quimiorreceptores se dividen de acuerdo con su ubicación en periféricos (QRP), que comprenden a los *cuerpos carotídeos* (bifurcación de la carótida primitiva) y *aórticos* (cayado de la aorta); y centrales (QRC), localizados en la zona ventrolateral del bulbo.

La generación y el mantenimiento de la respiración rítmica y regular, que asegura una ventilación alveolar capaz de mantener la homeostasis corporal, es el resultado de complejos mecanismos neurogénicos integrados por el sistema nervioso central y modulados por distintos tipos de aferencias (estado ácido-base, presiones parciales de CO_2 y O_2, grado de distensión pulmonar, estado de los músculos y de la pared del tórax, etc.) que finalmente actúan sobre los efectores (motoneuronas y músculos respiratorios), responsables de la ejecución de la inspiración y la espiración. La secuencia de activación muscular normal comienza en los músculos de la vía aérea superior y se dirige caudalmente hasta la activación del diafragma.

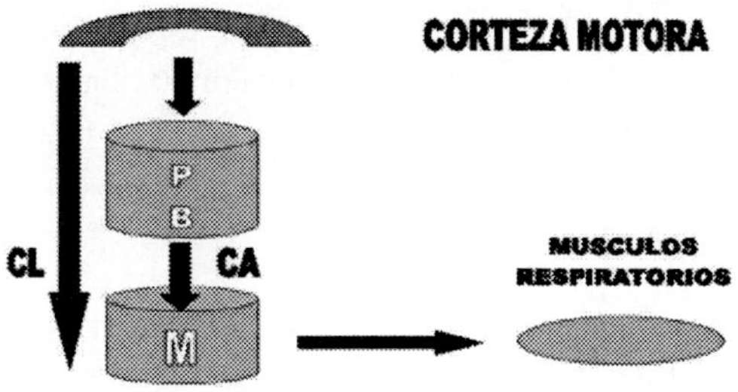

Esquema del control ventilatorio. CL= vías descendentes corticoespinales laterales (columna blanca dorsolateral de la médula) y CA = vía bulboespinal (columna blanca ventrolateral).

14.2 Control central

El sistema de control central regula la actividad de las motoneuronas y, por ende, de los músculos respiratorios, mediante la generación del ritmo respiratorio basal. Este se ajusta a las necesidades metabólicas y conductuales, gracias a la interacción entre la corteza cerebral, los núcleos subcorticales, el tronco del encéfalo y la información proveniente de los sensores centrales y periféricos.

Regulación automática

Los centros respiratorios están representados por áreas no del todo definidas del tronco del encéfalo. Se encuentran extensamente vinculados con regiones corticales, subcorticales y de la médula espinal, mediante múltiples proyecciones sinápticas y redes neuronales.

Centros protuberanciales

Las estructuras protuberanciales que participan del control de la ventilación se esquematizan funcionalmente en los *centros apnéustico* y *pneu-*

motáxico. El primero se localiza en el tercio inferior de la protuberancia (figura 14-1) y se encuentra relacionado con el inicio de la inspiración. Su estimulación acorta la fase espiratoria, pudiendo inclusive producir apneusis (inspiraciones prolongadas separadas por una breve fase espiratoria). El *centro pneumotáxico* se encuentra en el tercio superior de la protuberancia, formando parte del núcleo parabraquial medial y del núcleo de Kölliker-Fuse, en la proximidad del núcleo parabraquial lateral (figura 14-1). Su función se vincula con la inhibición de la inspiración. Al marcar la finalización de esta última, se especula que regula el volumen y la frecuencia respiratoria, siendo a su vez un inhibidor de la apenusis.

Los centros protuberanciales, junto con sus proyecciones descendentes a los grupos respiratorios bulbares, son fundamentales en la determinación del ritmo respiratorio normal, pues establecen la relación de normalidad entre el tiempo inspiratorio y el tiempo espiratorio (Ti/Te).

Centros bulbares

En el bulbo raquídeo, las neuronas respiratorias se encuentran concentradas principalmente en dos áreas de cada hemibulbo: el *grupo respiratorio ventral* (GRV) y el *grupo respiratorio dorsal* (GRD) (figura 14-1).

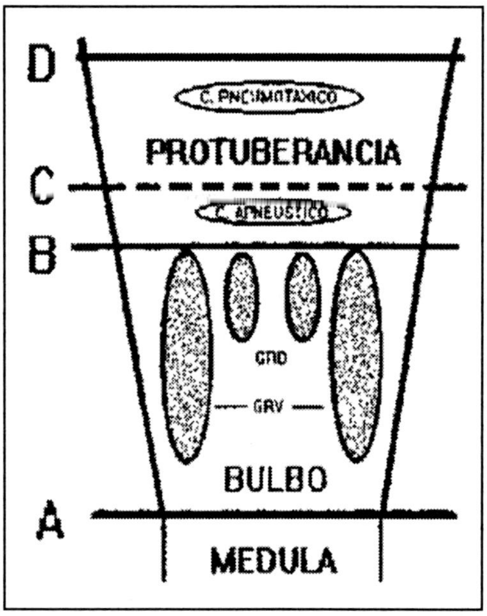

Figura 14-1: Niveles de sección del tronco encefálico para el estudio de los mecanismos de control de la respiración. A: entre médula y bulbo; B: entre bulbo y protuberancia; C: en la porción inferior de la protuberancia; D: entre protuberancia y pedúnculos cerebrales.

El GRV se extiende desde el extremo craneal al caudal del bulbo, en su región ventrolateral, y se encuentra integrado por tres partes. La *zona rostral*, ubicada en la vecindad del núcleo retrofacial, contiene predominantemente neuronas espiratorias que forman el complejo de Bötzinger; la *zona intermedia* forma parte de los núcleos ambiguo y paraambiguo y contiene principalmente neuronas de proyección inspiratorias (premotoras) que, luego de decusarse, inervan al centro frénico y a los núcleos motores de los músculos intercostales externos; la *zona caudal*, conformada por el núcleo retroambiguo, contiene principalmente neuronas de proyección espiratorias (premotoras) que inervan, luego de decusarse, a las motoneuronas espinales de los músculos intercostales internos y abdominales.

El GRD comprende las estructuras que forman la porción ventrolateral e intermedia del núcleo del tracto solitario (NTS). Se encuentra integrado principalmente por neuronas premotoras inspiratorias que proyectan contralateralmente al centro frénico y a los núcleos motores de los músculos intercostales externos.

Las neuronas espiratorias del complejo de Bötzinger proyectan bilateralmente y en forma descendente al bulbo contralateral. Inhiben a las neuronas inspiratorias del núcleo paraambiguo (zona intermedia del GRV) y del NTS (GRD), lo que explica la inhibición durante la espiración de las neuronas frénicas y las motoneuronas inspiratorias de los músculos intercostales.

Los grupos nucleares mencionados controlan diferentes aspectos de la regulación de la ventilación. La actividad de las neuronas del GRD regula fundamentalmente los tiempos inspiratorio y espiratorio (ciclado), mientras que las del GRV se encargan de regular el volumen corriente (amplitud).

Regulación voluntaria

El ser humano es capaz de controlar voluntariamente la ventilación, gracias a la acción de la corteza cerebral sobre las regiones del tronco del encéfalo antes mencionadas. Esto le permite realizar funciones conductuales empleando el flujo espiratorio para hablar, cantar, soplar y toser, entre otras. A su vez, es capaz de detener voluntariamente la ventilación por un período limitado de tiempo. A pesar de un esfuerzo máximo, la ventilación se reanuda en contra de la voluntad una vez alcanzado el *punto de quiebre*. En adultos sanos, esto ocurre por lo general cuando la PaO_2 desciende a 70 mmHg y la $PaCO_2$ asciende a 50 mmHg. De aquí se desprende el rol central del CO_2 como regulador de la ventilación. Mientras que el descenso de la PaO_2 a 70 mmHg no genera cambios significativos en la saturación de la hemoglobina, el discreto aumento de la $PaCO_2$ pone en riesgo la integridad del medio interno (acidosis respiratoria), tornándose imperioso retomar la ventilación.

De esta manera, el control voluntario de la ventilación se encuentra subordinado al control automático, el cual depende de la información que aportan los quimiorreceptores y de su sensibilidad a los cambios gasométricos. Si previo a detener voluntariamente la ventilación el individuo hiperventila, es decir, disminuye la $PaCO_2$ aumentando la frecuencia y amplitud de los movimientos ventilatorios, es probable que el tiempo de retención voluntaria se extienda, al haber partido de una $PaCO_2$ menor.

A su vez, tanto el hipotálamo como el sistema límbico son capaces de influir en la ventilación, de acuerdo al estado emocional del individuo (llanto, suspiro, etc.). Este mecanismo actúa de manera directa sobre el tronco del encéfalo y de manera indirecta a través del estímulo de diversas hormonas.

14.3 Sensores centrales y periféricos

Se encargan de recoger la información química y física para transformarla en señales nerviosas capaces de modular la ventilación alveolar. Como fue mencionado pueden dividirse en dos tipos, de acuerdo al tipo de información a la que responden: *quimiorreceptores* y *mecanorreceptores*.

Quimiorreceptores

Son estructuras especializadas capaces de responder a cambios en la $PaCO_2$, la PaO_2 y en la concentración de H^+. De acuerdo con su ubicación, se dividen en periféricos y centrales.

Quimiorreceptores periféricos

Se trata de pequeñas estructuras lentiformes *ubicadas por fuera de la pared vascular* (a diferencia de los barorreceptores) que poseen abundante irrigación (aproximadamente 2 litros/minuto/100 g de tejido) proveniente de las arterias homónimas, mediante arterias y venas propias. Los *cuerpos carotídeos* se encuentran en la vecindad de la bifurcación de la carótida primitiva, mientras que los *cuerpos aórticos* están presentes en la proximidad del cayado aórtico. La inervación aferente de los *cuerpos carotídeos* y *aórticos* está provista por los nervios glosofaríngeo (nervio de Hering) y neumogástrico, respectivamente. Además, son inervados por fibras eferentes provenientes de la cadena simpática paravertebral (ganglio cervical superior y estrellado) y por fibras parasimpáticas.

Histológicamente se encuentran constituidos por dos tipos celulares que se disponen alrededor de los capilares que los irrigan: las *células glómicas tipo I* y *tipo II* (figura 14-2). Las células *tipo I* presentan todas las características de las células especializadas en la secreción y contienen catecolaminas (dopamina y noradrenalina), acetilcolina y diversos neuropéptidos en su interior. Las células *tipo II* rodean a las anteriores y a las terminaciones nerviosas, y su función es homologable a la de las células gliales (nutrición y sostén).

Los *cuerpos carotídeos* son estimulados por una disminución de la PaO_2 y por un aumento de la $PaCO_2$ o de la concentración de H^+ (acidemia). La respuesta de estos quimiorreceptores a la disminución de la PaO_2, evaluable por la frecuencia de descarga de sus fibras aferentes, es notoria cuando la misma cae por debajo de 60 mmHg, siendo máxima cuando la PaO_2 alcanza los 30 mmHg (figura 14-3). Este hecho se correlaciona con la cinética de disociación y transporte de O_2 por la molécula de hemoglobina. Mientras que descensos de la PaO_2 entre 100 mmHg y 60 mmHg no comprometen significativamente el porcentaje de saturación de esta molécula (SO_2), una diminución más allá de ese valor se traduce en una reducción significativa del SO_2, tornándose imperioso aumentar la ventilación alveolar para mantener la oferta distal de O_2. Los *cuerpos carotídeos* ejercen mayor influencia sobre la ventilación alveolar que los *aórticos*, siendo responsables del 90% de la respuesta ventilatoria a la hipoxemia.

El efecto estimulante del aumento de la $PaCO_2$ o de la acidemia presenta un comportamiento diferente (figura 14-4). Existe una relación lineal entre el aumento de ambas variables y la respuesta ventilatoria observada. Este aumento es mucho mayor si se asocia con hipoxemia. Si bien el aumento de la $PaCO_2$ genera una respuesta ventilatoria inmediata en los QRP, esta respuesta alcanza aproximadamente una tercera parte de la respuesta ventilatoria máxima obtenida para un determinado valor de $PaCO_2$. Como veremos más adelante, las dos terceras partes restantes se deben a la respuesta de los QRC que, si bien es más tardía (alcanza su máxima intensidad en 2 a 3 minutos), es de mucha mayor magnitud.

Como fue mencionado, los *cuerpos aórticos* responden menos que los *carotídeos* al descenso de la PaO_2 y prácticamente no ejercen respuesta frente al aumento de la $PaCO_2$ o a la acidemia. Aparentemente, estas estructuras aumentan su frecuencia de descarga cuando disminuye el contenido de O_2 de la sangre (hipoxia) o la presión arterial, por lo que se los propone como *monitores de la oferta distal de O_2* a los tejidos.

Quimiorreceptores centrales

Son áreas quimiosensibles presentes en la superficie ventrolateral del bulbo raquídeo y en otras regiones del tronco del encéfalo y del cerebelo, sensibles a cambios en la concentración de H^+ del líquido extracelular.

Como los H^+ no atraviesan la barrera hematoencefálica con facilidad, el descenso del pH plasmático no se transmite con rapidez al medio extracelular de las zonas quimiosensibles centrales, salvo que haya sido ocasionado por un aumento de la $PaCO_2$ (acidosis respiratoria) o se deba a una disminución de la perfusión sanguínea cerebral.

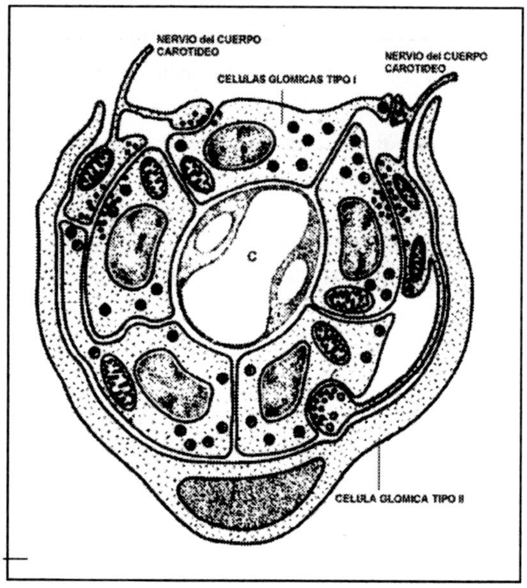

Figura 14-2: Estructura del cuerpo carotídeo. En el interior de las células glómicas de tipo I se observan los gránulos electrodensos que contienen catecolaminas. C = luz capilar.

El aumento de la $PaCO_2$ se transmite rápidamente al líquido extracelular del sistema nervioso central (SNC) y al líquido cefalorraquídeo (LCR), dada la alta solubilidad de este gas en la barrera hematoencefálica. Su mayor concentración determina un aumento en la concentración de H^+ al hidratarse, formar ácido carbónico y luego disociarse de acuerdo con la siguiente reacción:

$$CO_2 + H_2O \leftrightarrow CO_3H_2 \leftrightarrow HCO_3^- + H^+$$

Como en el SNC esta reacción ocurre lentamente (debido a la ausencia de la enzima anhidrasa carbónica), la respuesta de los QRC ante incrementos de la $PaCO_2$ se produce luego de la respuesta ventilatoria inmediata de los QRP. Si bien se trata de una respuesta más lenta, es cuantitativamente mucho más intensa (figura 14-5). Por otro lado, el aumento de la concentración de H^+ (y el descenso concomitante del pH) en el SNC, es mayor que en otros tejidos, pues la concentración de proteínas es baja en el LCR, lo que disminuye su capacidad para amortiguar los H^+ generados.

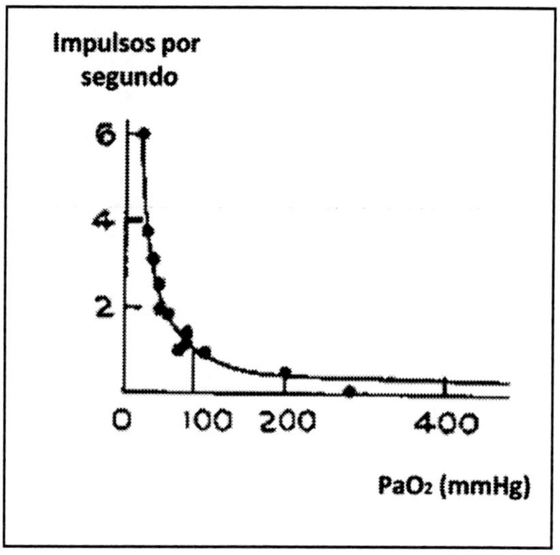

Figura 14-3: Efecto de la PaO2 sobre la frecuencia de descarga de los nervios aferentes de los QRP.

Mecanorreceptores

De acuerdo con su ubicación, se los puede clasificar en receptores pulmonares (de adaptación lenta, rápida y yuxtacapilares) y receptores de la pared torácica.

Receptores pulmonares de estiramiento o adaptación lenta

Se trata de terminaciones nerviosas presentes en el músculo liso traqueal y bronquial, cuyas fibras aferentes mielínicas se unen al nervio neumogástrico. Responden a la distensión pulmonar o de la vía aérea, y funcionan sobre la base del volumen pulmonar, a fin de mantenerlo constante. Estos receptores son los responsables del *reflejo de Hering-Breuer a la insuflación*. Dicho reflejo es iniciado por el aumento del volumen pulmonar (distensión de la vía aérea y estímulo de los receptores de adaptación lenta), tras lo cual se limita el tiempo inspiratorio (inhibición de la inspiración) y favorece la espiración. Este reflejo tiene poca influencia en el individuo adulto, apareciendo cuando el Vc aumenta por encima de 3000 mililitros. Posee cierta relevancia en recién nacidos y lactantes pequeños. El *reflejo de Hering-Breuer a la desinflación pulmonar* también es mediado por estos receptores, y aparece cuando el volumen pulmonar disminuye marcadamente, produciendo una rápida activación de la inspiración.

El *reflejo paradójico de Head* también se encuentra relacionado con estos receptores. Este reflejo consiste en la generación de una inspiración profunda luego de haber completado la inspiración (fenómeno paradojal). Si bien no parece ser un reflejo fisiológico y en el individuo adulto carece de relevancia, posee una importancia vital inmediatamente luego del nacimiento, pues le permite al recién nacido completar la diferencia de presión necesaria para insuflar el pulmón con aire por primera vez.

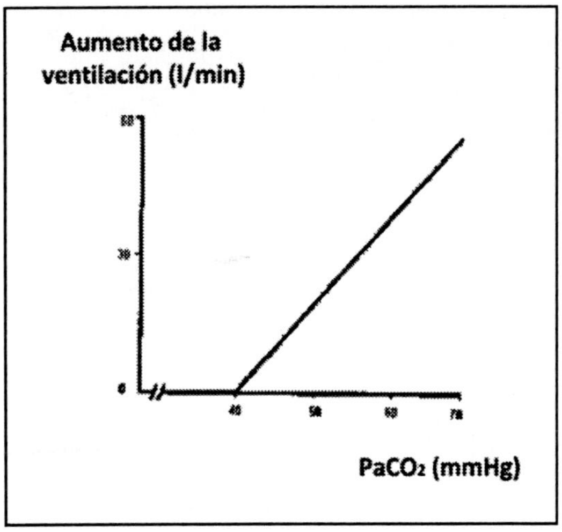

Figura 14-4: Efectos de la PaCO2 sobre la ventilación pulmonar.

Receptores pulmonares de irritación o adaptación rápida

Estos receptores traqueobronquiales son terminales nerviosas libres de adaptación rápida, presentes en las células epiteliales de la vía aérea. Sus fibras aferentes mielínicas viajan con el nervio neumogástrico. Son estimulados por una variedad de agentes irritantes inhalados (humo, partículas de polvo, gases nocivos, etc.). Su estimulación produce broncoconstricción, constricción laríngea e hiperpnea, asociado con un aumento de las secreciones respiratorias. Se denominan de adaptación rápida porque se desensibilizan rápidamente ante la persistencia del estímulo. Se relacionan con los fenómenos de hiperreactividad bronquial y con la tos.

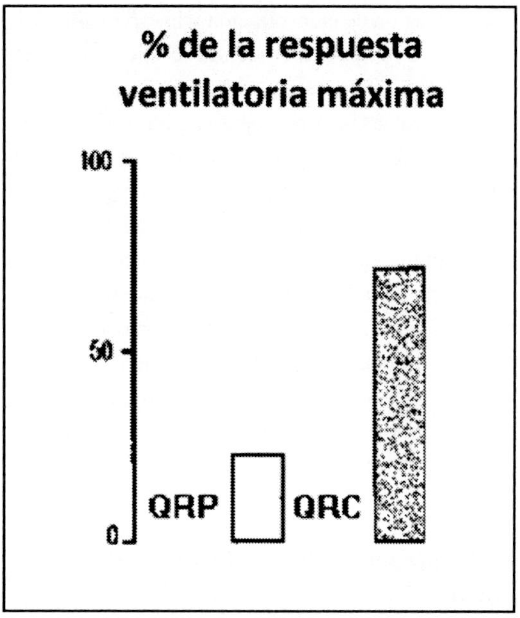

Figura 14-5: Participación de los quimiorreceptores centrales y periféricos en la respuesta ventilatoria ante incrementos de la PaCO2.

Receptores pulmonares J o yuxtacapilares

Estos receptores se encuentran ubicados próximos a los capilares pulmonares y están constituidos por terminaciones nerviosas amielínicas (fibras tipo C) pertenecientes al nervio neumogástrico. Son estimulados por la congestión capilar, el edema alveolar y por sustancias vasoactivas de origen pulmonar como la serotonina, histamina, bradiquinina y prostaglandinas. La respuesta al estímulo mecánico del volumen pulmonar ocurre a un umbral de distensión por encima del Vc, por lo que esta actividad es baja frente a la movilización de dichos volúmenes. La estimulación de estos receptores produce taquipnea. Si el estímulo es intenso puede conducir al desarrollo de apena, bradicardia e hipotensión.

Receptores de la pared torácica

Comprenden al huso neuromuscular, al órgano tendinoso de Golgi y a los mecanorreceptores articulares. En su conjunto, aportan información propioceptiva que responde a variaciones en la tensión, longitud y movimiento de los músculos y componentes óseos y cartilaginosos de la pared torácica.

14.4 Efectores

Los complejos mecanismos encargados de generar, mantener y adecuar la ventilación alveolar convergen en la activación de vías neurales, motoneuronas y músculos involucrados en forma directa con la ejecución de la inspiración y la espiración.

Los haces descendentes corticales y del tronco del encéfalo se encuentran separados en su trayecto hacia las motoneuronas respiratorias espinales, responsables de la activación de los músculos inspiratorios o espiratorios. Los impulsos generados por los centros respiratorios protuberanciales y bulbares viajan hasta el asta anterior de la médula espinal a través de la columna ventrolateral (fibras bulboespinles), mientras que las vías corticoespinales (haz corticoespinal) lo hacen a través de la columna blanca dorsolateral. Los núcleos motores del nervio frénico, responsables de la inervación del diafragma, se encuentran en los cuerpos anteriores de los segmentos medulares C3, C4 y C5.

14.5 Evaluación clínica del control ventilatorio

En la práctica clínica, el control ventilatorio puede evaluarse de tres maneras distintas:

- ✓ Respuesta ventilatoria a la hipoxemia.
- ✓ Respuesta ventilatoria a la hipercapnia
- ✓ Medición de la presión de oclusión o P0.1.

La respuesta a la hipoxemia no es utilizada, pues implica la exposición riesgosa a presiones de O_2 inferiores a 60 mmHg (umbral de los QRP).

La evaluación de la respuesta a la hipercapnia consiste en hacer respirar al paciente concentraciones crecientes de CO_2 y evaluar concomitantemente la respuesta ventilatoria a este. Normalmente, la ventilación aumenta de 2 a 4 litros/minuto por cada mmHg de aumento de la CO_2. Esta prueba presenta limitaciones al evaluar pacientes con enfermedades obstructivas o restrictivas graves, en los que la falta de respuesta ventilatoria puede deberse tanto a la enfermedad de base como a una falta de respuesta del centro ventilatorio.

Actualmente, la prueba de elección para evaluar el control ventilatorio es la medición de la presión de oclusión o P0.1. Esta prueba consiste en hacer respirar al paciente dentro de un circuito cerrado, midiendo la presión dentro del circuito y la presión teleespiratoria o de fin de espiración de CO_2 ($P_{ET}CO_2$), la cual es homologable a la P_ACO_2. Mientras incrementa gradualmente la cantidad de CO_2 inspirada en el circuito cerrado, se monitorea la $P_{ET}CO_2$ del paciente. En un determinado punto se ocluye por completo el sistema, lo que cesa el flujo aéreo. Inmediatamente, el intento de inspiración del paciente torna subatmosférica la presión dentro del circuito. Se registra así la caída de presión en los primeros 100 milisegundos (0.1 segundo) y se la relaciona con la $P_{ET}CO_2$ medida en ese instante (figura14-6). Normalmente, a mayor $P_{ET}CO_2$ se genera una presión más negativa (el esfuerzo inspiratorio es mayor cuanto más intenso sea el estímulo hipercápnico). De esta manera, se realizan varias determinaciones sucesivas relacionando la presión del sistema (P0.1) con la $P_{ET}CO_2$ en ese momento (figura14-6).

Al medirse la presión dentro de los primeros 100 milisegundos, no alcanza a haber percepción consciente de la oclusión del sistema (impulso central), por lo que no se da intervención al control cortical de la ventilación, ni a los reflejos provenientes del pulmón y la pared del tórax. Por otra parte, al no existir flujo aéreo durante la oclusión, los valores de presión obtenidos son independientes de la resistencia de la vía aérea, por lo que esta prueba ofrece resultados confiables en pacientes con patología obstructiva. Además, al ser los valores de P0.1 tan bajos (apenas unos pocos cmH_2O), resulta de utilidad en pacientes con enfermedades restrictivas graves o marcada debilidad muscular.

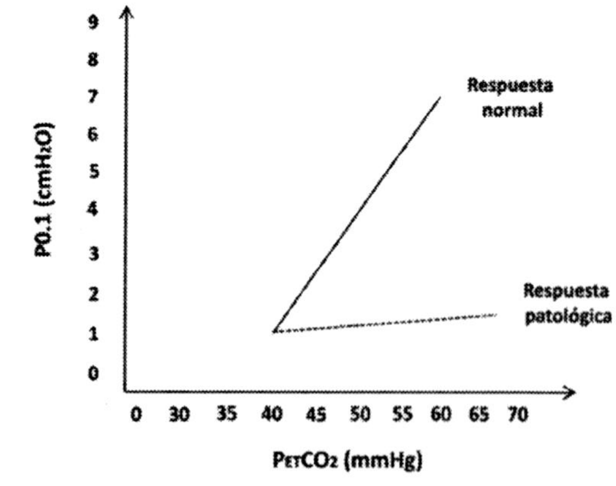

Figura 14-6: Relación P0.1/$P_{ET}CO_2$ normal y patológica.

CAPÍTULO 15

REGULACIÓN DEL TONO BRONQUIAL. MODIFICACIONES RESPIRATORIAS DURANTE EL SUEÑO

15.1 Introducción

El control del tono bronquial comprende el conjunto de los mecanismos nerviosos y humorales que actúan sobre el estado de semi-contracción permanente del músculo liso bronquial, responsable del calibre de la vía aérea *(fig. 15-1)*.

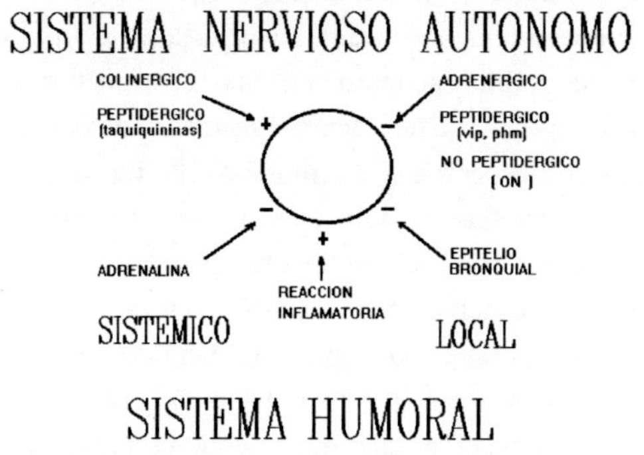

Figura 15-1: Mecanismos de control del tono bronquial

La *regulación nerviosa* se puede clasificar, según la naturaleza de los neurotransmisores involucrados, en tres sistemas: el *colinérgico*, el *adrenérgico* y el *no-adrenérgico no-colinérgico*. Como se verá más adelante los *sistemas colinérgico* y *no-adrenérgico no-colinérgico, viajan principalmente por el nervio neumogástrico o vago.*

El *sistema adrenérgico actúa principalmente a través de los niveles de catecolaminas circulantes,* y en mucho *menor grado mediante fibras simpáticas que terminan sobre los ganglios parasimpáticos.*

El *control humoral* se realiza por mediadores químicos liberados como consecuencia de estímulos de naturaleza *inmunológica* y *no inmunológica*. Los *primeros* se producen como resultado de la reacción antígeno-anticuerpo. Los *segundos* pueden ser de origen diverso (nervioso, mecánico, etc.).

Se entiende como antígeno toda sustancia que no es reconocida como propia por el organismo y que determina la producción de anticuerpos específicos por las células inmunocompetentes. Algunos anticuerpos (como la IgE) pueden fijarse a la membrana de ciertas células (basófilos y mastocitos). Cuando el antígeno se une a ellos se produce la liberación de las sustancias contenidas dentro de los gránulos de las células involucradas.

Las sustancias liberadas se pueden clasificar según el lugar de producción en locales y sistémicas.

15.2 Control nervioso

a) Sistema colinérgico

Las fibras colinérgicas se distribuyen principalmente en la vía aérea de mayor calibre y en menor grado en las pequeñas. Liberan acetilcolina, la que al actuar sobre los receptores de tipo muscarínico presentes en el músculo liso bronquial, ejerce un efecto broncoconstrictor *(fig. 15-2)*.

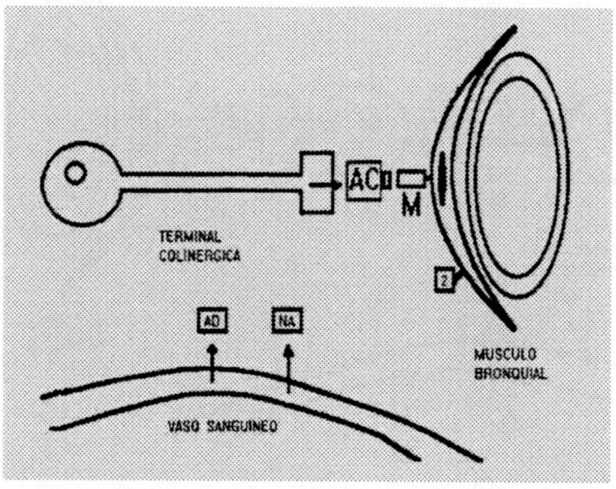

Figura 15-2: Efectos de la neurotransmisión colinérgica sobre la regulación del calibre bronquial. AC: acetilcolina, M: receptor muscarínico, AD: adrenalina, NA: noradrenalina. 2: receptores adrenérgicos β_2.

Los receptores muscarínicos involucrados si bien inicialmente se tipificaron como M_2 actualmente se consideran del subtipo M_3. Los receptores de los subtipos M_1, M_3 y M_5 provocan la estimulación de la fosfolipasa C con la producción de inositol trifosfato, mientras que los M_2 y M_4 inhiben la adenilato ciclasa.

También existen receptores muscarínicos en las glándulas mucosas de la vía aérea (su estimulación incrementa la secreción) y de las células endoteliales pulmonares.

Modulación de la neurotransmisión colinérgica

La transmisión colinérgica se encuentra modulada a nivel ganglionar principalmente por: noradrenalina y adrenalina (ver más adelante), prostaglandinas (PG) PGE_2 (inhibitoria) y PGF_{2a} (facilitadora), sustancia P (SP) y neuroquinina A (NK-A) (estimuladoras).

A nivel postganglionar deben agregarse los efectos estimulantes de la liberación de acetilcolina, de la serotonina y el tromboxano A_2.

b) Sistema adrenérgico

La inervación simpática de la vía aérea es difícil de demostrar en la mayoría de las especies. De hecho prácticamente no existen fibras simpáticas en relación con el músculo liso bronquial. La mayoría de las terminaciones nerviosas hacen sinapsis a nivel de los ganglios parasimpáticos con las fibras preganglionares, modulando la liberación de la acetilcolina *(fig. 15-3)*. La noradrenalina liberada por el simpático actúa sobre receptores α_2 presinápticos que inhiben la liberación de acetilcolina.

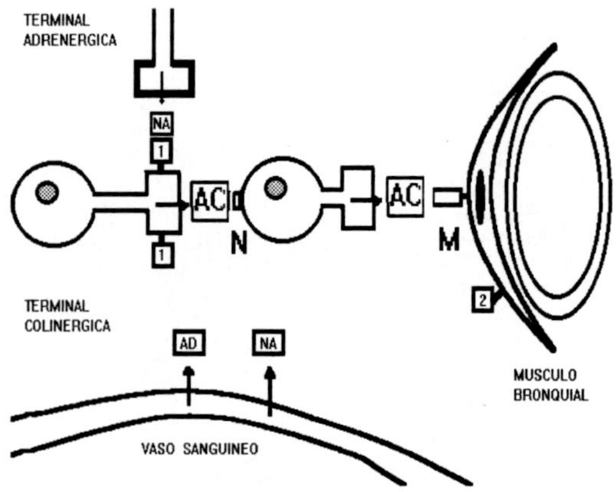

Figura 15-3: Efectos de la neurotransmisión adrenérgica sobre la regulación parasimpática del calibre bronquial. AC: acetilcolina, M y N: receptores muscarínicos y nicotínicos, AD: adrenalina, NA: noradrenalina. 1 y 2: receptores adrenérgicos: α_2 y β_2.

Por lo tanto los efectos simpáticos sobre el músculo liso bronquial se ejercen por vía humoral a partir de la adrenalina circulante, que actúa sobre receptores adrenérgicos del subtipo β_2. Estos receptores se distribuyen preferentemente en las vías aéreas de pequeño calibre a diferencia de lo que ocurre con los receptores del sistema colinérgico.

Los receptores adrenérgicos de los subtipos β_1 y β_2 actúan por activación de la adenilato ciclasa.

Modulación de la neurotransmisión adrenérgica

A nivel postganglionar la neurotransmisión se encuentra regulada por receptores α_2 adrenérgicos de efecto inhibitorio. Además se conoce que la histamina y la serotonina también ejercen una acción inhibitoria.

c) Sistema no-adrenérgico no-colinérgico

Se localiza principalmente en parte de las fibras nerviosas que integran el nervio vago que contienen neurotransmisores peptidérgicos.

Se encuentra compuesto por una *vía broncodilatadora* (eferente) y otra *broncoconstrictora* (aferente) *(fig. 15-4).*

La *vía broncodilatadora*, que se localiza en las fibras vagales eferentes, presenta como neurotransmisores, dependiendo de la especie considerada, al péptido intestinal vasoactivo (VIP), al péptido histidina isoleucina (PHI) (presente en animales) y su equivalente humano el péptido histidina metionina (PHM), y al óxido nítrico (ON). Estos dos últimos péptidos PHI y PHM poseen cerca del 50 % de la secuencia aminoacídica del VIP.

Se debe mencionar que estos péptidos se encuentran codificados en el mismo gen que el VIP y son sintetizados a partir de la misma prohormona. Estudios recientes muestran que el VIP en el cobayo, se encuentra presente en los nervios colinérgicos que inervan la vía aérea por lo que actuaría como un cotransmisor junto a la acetilcolina, modulando su acción sobre el músculo liso bronquial *(fig. 15-4)*. De esta manera, dependiendo que se libere preponderantemente acetilcolina o acetilcolina con VIP, se podrá encontrar un mayor o menor tono bronco motor. Este neurotransmisor actúa sobre receptores específicos estimulando la formación de AMP (adenosina monofosfato) cíclico. El VIP es el más potente broncodilatador endógeno que se conoce hasta el momento. Sin embargo, en los pacientes asmáticos nebulizados con este péptido, no se ha observado la acción broncodilatadora. Por otro lado cualquier situación que incremente la presencia de proteasas en la biofase, capaces de degradar a este péptido broncodilatador (como ocurre durante los cuadros inflamatorios bronquiales) tenderá a aumentar el tono bronquial.

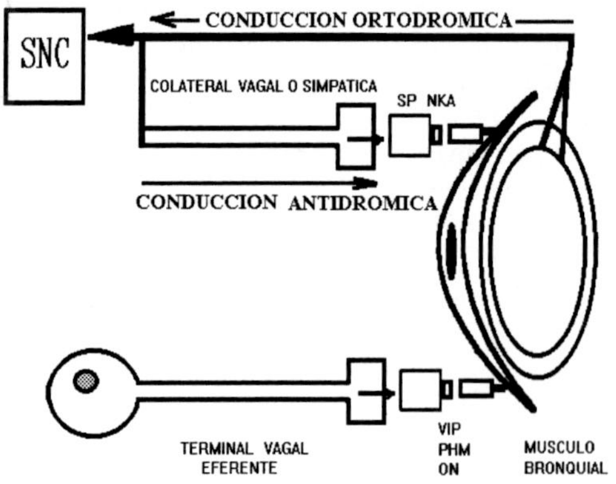

Figura 15-4: Sistema no-colinérgico no-adrenérgico y su efecto sobre el calibre de la vía aérea (Ver explicación en el texto).

La otra sustancia integrante del sistema broncodilatador no adrenérgico, es el ON. Se produce en los terminales nerviosos que inervan la vía aérea, en los que se ha encontrado la enzima óxido nítrico sintasa I (ON I). Esta enzima cataliza la conversión de la L-arginina en L-citrulina, produciendo ON. Existen varias isoenzimas de la ON sintasa que se han aislado de diferentes tejidos. La I se encuentra presente en las neuronas, mientras que la III está en el endotelio vascular.

Actualmente se considera que esta sustancia neurotransmisora es la principal responsable de la acción broncodilatadora de este sistema en la especie humana. El ON actúa incrementando los niveles del GMPc (guanosina monofosfato cíclico) intracelular por activación de la guanilato ciclasa, produciendo una disminución en las concentraciones de Ca^{++} libre citosólico, lo que relaja el músculo liso bronquial *(fig. 15-5)*.

La inhalación de ON (80 ppm) en voluntarios sin patología respiratoria no modifica en forma significativa el tono de la vía aérea, y solamente se han descripto efectos moderados en pacientes con cuadros agudos. Esto podría ser debido a que el epitelio bronquial actúa como una barrera atenuando los efectos de las sustancias inhaladas. Finalmente se ha comprobado que dosis aún más bajas de ON (10 ppm) pueden suprimir la vasoconstricción pulmonar hipóxica.

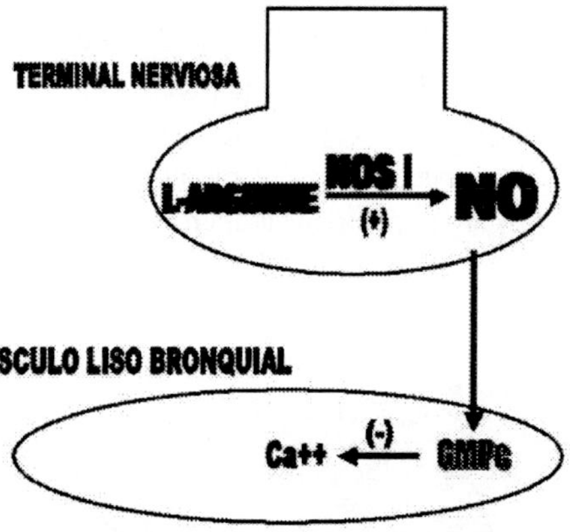

Figura 15-5: Mecanismo de acción del óxido nítrico (Ver explicación en el texto).

La *vía bronco constrictora* está integrada por las fibras aferentes de tipo C (amielínicas) que desencadenan reflejos axo-axónicos locales y que contienen neuropéptidos *(Fig. 15-4)*. Estas fibras viajan formando parte del nervio vago y en menor grado del simpático. Se estimulan a partir de los receptores de irritación (capítulo 14) y de terminaciones libres que se encuentran en la superficie de los conductos bronquiales.

El impulso nervioso que se origina se dirige hacia el sistema nervioso central (SNC) y también hacia la periferia debido a las arborizaciones que presentan las fibras nerviosas.

Como en el primer caso la transmisión del impulso se hace en el sentido esperado recibe el nombre de corriente ortodrómica, mientras que en el segundo (cuando la corriente retorna a la periferia por las arborizaciones) se denomina corriente antidrómica.

Los péptidos implicados son: la sustancia P (SP), la neurocinina A (NK-A) y el péptido relacionado con el gen de calcitonina (PRGC).

La SP y NK-A pertenecen a la familia de péptidos conocida como taquicininas, que se caracterizan por presentar una secuencia aminoacídica común. Ambas se originan del mismo gen (preprotaquicinina I) y se localizan en las mismas fibras nerviosas.

Actúan sobre tres tipos de receptores NK-1, NK-2 y NK-3. De estos, los dos primeros se encuentran en las vías aéreas (NK-1 y NK-2). La SP tiene mayor afinidad por los receptores NK-1, mientras que la NK-A por los NK-2.

El PRGC presenta una localización similar y sería liberado conjuntamente con los otros péptidos actuando sobre receptores específicos. Su acción principal se ejercería sobre la circulación bronquial en donde ejerce un efecto vasodilatador.

<u>Efectos directos de las taquicininas</u>

La SP liberada actúa sobre los receptores presentes en el músculo liso bronquial, sobre las glándulas mucosas estimulando su secreción y a nivel de los capilares pulmonares incrementando la permeabilidad con salida de plasma hacia la luz de la vía aérea.

La NK-A posee efectos similares siendo su acción bronco constrictora mucho más potente que la de la SP debido a que los receptores presentes en el músculo liso bronquial son principalmente del tipo NK-2A.

<u>Efectos indirectos de las taquicininas</u>

Incrementan la liberación de acetilcolina de las fibras parasimpáticas actuando a nivel presináptico. Además se encuentra en discusión si son capaces de liberar histamina de las células cebadas o mastocitos.

<u>Degradación de las taquicininas</u>

Se realiza principalmente por dos enzimas: la *enzima convertidora* presente en las células endoteliales pulmonares y la *encefalinasa* o *endopeptidasa neutra* que se ubica en el epitelio bronquial y en las células musculares lisas.

La exposición de cobayos al humo del cigarrillo provoca una disminución en la actividad de la endopeptidasa neutra con aumento del tono bronquial, aparentemente por potenciación de la acción de las taquicininas sobre la vía aérea.

Modulación de la liberación de neuropéptidos por las fibras aferentes

La estimulación de los receptores α_2 presinápticos inhibe la liberación de taquicininas. Un efecto similar se observa por estimulación de los receptores opioides del subtipo μ.

15.3 Control humoral

a) Sustancias de producción local

Las células epiteliales producen ante diversos estímulos una sustancia relajante del músculo liso conocida como factor relajante derivado del epitelio (FRDEp), siendo una de estas sustancias el óxido nítrico. Además se conoce que las células epiteliales son capaces de producir PGE_2 de acción broncodilatadora.

Por otro lado la presencia de sustancias químicas en el aire, como por ejemplo las que se encuentran en el humo del cigarrillo, pueden provocar ante exposiciones crónicas una alteración de las funciones que realiza este tipo celular.

La destrucción del epitelio en forma experimental o su lesión durante los procesos inflamatorios de la vía aérea determina que exista un aumento del tono bronquial. Por ello actualmente se considera que las células epiteliales cumplen un papel muy importante en el mantenimiento del tono bronquial normal.

Otra sustancia bronco activa es la bradicinina. Esta es producida localmente por la acción de la kininogenasa, liberada por las células cebadas o mastocitos, sobre precursores inactivos conocidos como kininógenos presentes en los tejidos. La bradicinina también se forma en el plasma a partir de la acción de la calicreína (formada a partir de un precursor inactivo conocido como precalicreína) sobre kininógenos circulantes. Posee un potente efecto bronco constrictor. En el pulmón es degradada por las células endoteliales (Capítulo 2).

Sustancias vinculadas con la respuesta inflamatoria

Las reacciones antígeno-anticuerpo provocan la liberación, principalmente a partir de las células cebadas, de una serie de sustancias bronco activas, que actúan localmente, *(fig. 15-6)* dentro de las que se describen: la histamina, la serotonina, la PGD_2, los leucotrienos (LT) LTC_4, LTD_4, LTE_4, el factor activante de las plaquetas (FAP) y factores quimiotácticos (de neutrófilos y eosinófilos). Estas sustancias bronco activas también pueden liberarse a partir de estímulos inespecíficos (irritantes presentes en el aire inspirado) que provocan una activación de las células implicadas en la respuesta inflamatoria (mastocitos, macrófagos, eosinófilos, neutrófilos, linfocitos, plaquetas).

La acción bronco constrictora de la histamina se encuentra mediada por los receptores H1 ubicados en el músculo liso bronquial. El papel de los receptores de tipo H2 y H3 se encuentra actualmente en discusión. Existe evidencia experimental que indicaría que la estimulación de los H3 inhibe la neurotransmisión colinérgica y la peptidérgica bronco constrictora, pero sus efectos en el ser humano no son evidentes clínicamente.

La serotonina ejerce un efecto bronco constrictor debido a la liberación de acetilcolina, y en el hombre su acción directa en concentraciones fisiológicas sobre el músculo liso bronquial es discutible.

Los factores quimiotácticos secretados, a su vez atraen y activan a las células inflamatorias que prolongan los efectos de la reacción inicial. Las células inflamatorias activadas producen citocinas que intervienen en la regulación de la respuesta inflamatoria y que pueden alterar la reactividad del músculo liso bronquial frente a diferentes agentes.

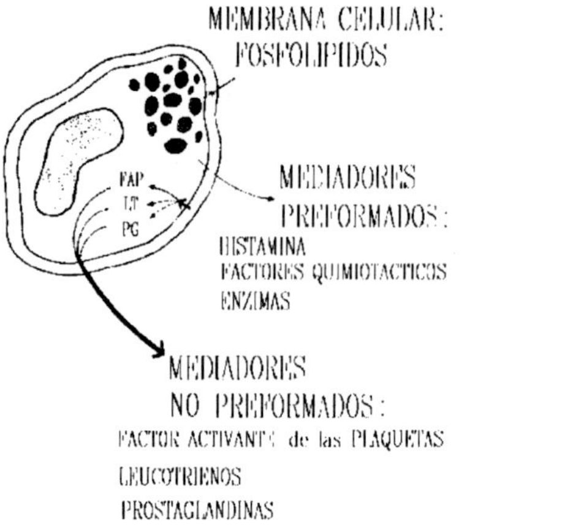

Figura 15-6: Liberación de sustancias bronco activas por los mastocitos (Ver explicación en el texto).

Las citocinas son sustancias de naturaleza proteica y de bajo peso molecular, que actúan a través de receptores específicos. Entre ellas se destacan las interleucinas (IL) IL-3, IL-4 y IL-5.

Dentro de estas células se encuentran: los eosinófilos que producen LTC_4 (LT = leucotrieno) y FAP (factor activante de las plaquetas), los basófilos que liberan LTB_4, LTC_4 y FAP y los macrófagos alveolares que producen LTB_4, LTC_4, tromboxano A_2 y FAP (*para mayor detalle ver capítulo 2*). Los leucotrienos ejercen su acción sobre las vías aéreas a través de receptores LT1, y se excretan por orina como LTE4 (metabolito estable de los LT C4 y D4) (*fig. 15-7*).

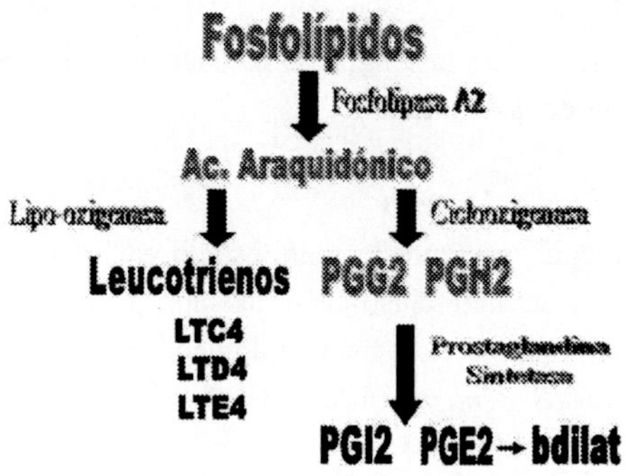

Figura 15-7: Formación de los leucotrienos (Ver explicación en el texto).

Formando parte de estas sustancias se debe mencionar el FAP por poseer una fuerte acción bronco constrictora a la que se agregan sus efectos vasoconstrictores, estimulantes de la secreción bronquial, quimiotácticos sobre neutrófilos y eosinófilos y de aumento de la permeabilidad capilar pulmonar.

b) Sustancias circulantes

El efecto sistémico más importante depende de la activación del sistema simpático y se ejerce principalmente a través de la adrenalina liberada a la circulación por la médula suprarrenal.

La adrenalina, al actuar sobre los receptores adrenérgicos del subtipo β_2 presentes en el músculo liso bronquial, provoca broncodilatación.

15.4 Consideraciones terapéuticas

Desde el punto de vista farmacológico se puede afirmar que el tono normal del músculo liso bronquial se encuentra determinado por el equilibrio entre las sustancias bronco constrictoras y broncodilatadoras.

Se define como *hiperreactividad bronquial* a la respuesta incrementada de la vía aérea a los estímulos inespecíficos, que en estas circunstancias, provocan una broncoconstricción significativamente mayor que en condiciones normales. En este caso la musculatura lisa presenta una respuesta contráctil exagerada ante estímulos inespecíficos como ser: la inhalación de aire frío, las sustancias colinérgicas, el ozono, las infecciones de las vías aéreas, etcétera.

Las sustancias bronco constrictoras, como se ha visto en este capítulo, pueden ser de origen nervioso (neurotransmisores colinérgicos y taquicininas) o producidas como consecuencia de reacciones inflamatorias de naturaleza inmunológica (reacción antígeno-anticuerpo) o no inmunológica (polución ambiental). En este último caso, además de la agresión de las células epiteliales, se produce la liberación de sustancias de acción principalmente local a partir de las células que participan en la inflamación.

Las sustancias broncodilatadoras se pueden formar a nivel local o sistémico. Las locales proceden de los nervios (neurotransmisores peptidérgicos como el VIP y el PHM, y no peptidérgicos como el óxido nítrico), y de las células epiteliales que elaboran productos locales no vinculados con la respuesta inmunológica - FRDEp- (actualmente identificado como el óxido nítrico). Las de origen principalmente sistémico son las catecolaminas.

1- *de acción broncodilatadora*:

a) bloqueantes de los receptores muscarínicos, que actúan compitiendo con la acetilcolina liberada por las terminales nerviosas, como el bromuro de ipratropio,

b) agonistas de los receptores β_2 adrenérgicos como el salbutamol, levosalbutamol (levalbuterol), salmeterol, formoterol y la terbutalina.

2- *de acción antiinflamatoria:*

a) los glucocorticoides, dentro de los que se destacan por su acción tópica la beclometasona, la budesónida, la fluticasona y la flunisolida.

b) cromoglicato disódico (inhibidor de la degranulación de los mastocitos y de las sustancias quimiotácticas de neutrófilos, eosinófilos y monocitos).

c) inhibidores de la acción de los LTC_4, LTD_4, LTE_4, dentro de los que se destacan los antagonista de los receptores como el montelukast o el pranlukast y el zafirlukast (antagonista LTD_4).

d) antagonistas de las citoquinas para casos en donde se registran aumentos de IL-5 en pacientes con asma grave y fenotipo eosinofílico en los que se emplean anticuerpos monoclonales contra la IL-5 (Mepolizumab)

e) antagonistas de IgE para pacientes con asma alérgica no controlada con corticoides en los que se emplean anticuerpos monoclonales contra la IgE (Omalizumab).

15.5 Modificaciones respiratorias durante el sueño

El sueño es un fenómeno activo que se produce periódicamente, y que se caracteriza por la pérdida del estado de vigilia.

Se puede clasificar en dos fases según el registro electroencefalográfico:

a) la *fase de sueño de ondas lentas* (SOL)

b) la *fase de sueño de ondas rápidas* (SOR) *o paradójico.*

Durante el SOL se observa un leve descenso de la V_A principalmente a expensas del Vc con una f_r que experimenta escasas modificaciones con respecto a la de la vigilia en reposo. En algunas circunstancias, generalmente asociadas a los estadios iniciales del SOL, se ha comprobado la aparición de apneas de corta duración. Además se produce una menor respuesta ventilatoria al CO_2 inspirado con un aumento de la $PaCO_2$. El ritmo ventilatorio por lo expuesto puede presentar un patrón de respiración periódica, en los estadíos 1 y 2, mientras que generalmente es regular en las etapas más profundas (3 y 4). Estos fenómenos determinan que se produzca un aumento en la $PaCO_2$ de aproximadamente 5 mmHg junto con una disminución similar de la PaO_2.

Durante el SOR el ritmo respiratorio se hace irregular y de amplitud variable, con episodios de apnea o hipoventilación sostenida. En esta etapa la ventilación se mantiene gracias a la contracción del diafragma que, sin embargo, se encuentra alterada (escasa coordinación). Durante estos episodios, se produce una disminución en la PaO_2 y un aumento en la $PaCO_2$ de magnitud variable, pero mayor que el descripto para la fase de SOL. Por otro lado, la disminución del tono muscular durante esta fase del sueño (por inhibición supra espinal) determina que aumente la resistencia de las vías aéreas superiores con la posibilidad de obstrucción a nivel faringo-laríngeo. La obstrucción se produce por el colapso de las paredes de la faringe como consecuencia de la disminución en el tono de la musculatura estriada que la constituye y de la generación de una presión subatmosférica dentro de la vía aérea como resultado de la actividad inspiratoria. Dentro de los músculos involucrados en la génesis de la obstrucción faríngea se encuentra el geniogloso.

El ronquido es un fenómeno audible que se origina en la orofaringe y se produce por la vibración del paladar blando. Puede ser un signo precursor del síndrome de apnea del sueño que se describe más adelante. Por otro lado los sonidos emitidos por los pacientes con apneas obstructivas se pueden diferenciar por sus características sonoras de los ronquidos y se originan, a diferencia de aquellos, por el colapso de las paredes de la faringe y la aproximación de la lengua al paladar blando y pared posterior de la faringe.

Apneas del sueño

Teniendo presente lo manifestado en los párrafos anteriores se han clasificado las apneas del sueño, desde el punto de vista fisiopatológico, en:

- *apneas centrales* (debido a la supresión de la actividad ventilatoria).
- *apneas obstructivas.*

Apnea se define como la ausencia de flujo aéreo por 10 o más segundos.

Hipopnea se define como una caída en la señal de flujo de más de 10 segundos con una disminución de más de 3% en la saturación arterial de oxígeno.

El *índice de perturbación respiratoria* (IPR) es suma de *apneas* e *hipopneas* en una hora.

Se conoce como *síndrome de apnea del sueño* a la situación patológica caracterizada por la presencia de períodos de apnea/hipopnea de más de 10 segundos de duración que se repiten con una frecuencia de más de 5 veces por hora.

El IPR permite clasificar la severidad del síndrome de apneas sueño, de acuerdo al siguiente rango:

De 0 a 5 eventos por hora → Normal
De 5 a 14.9 eventos por hora → Trastorno leve
De 15 a 29.9 eventos por hora → Trastorno moderado
Más de 30 eventos por hora → Trastorno severo

Las apneas pueden ser centrales u obstructivas y pueden presentarse en el mismo paciente. La más frecuente es la obstructiva.

La presencia de apneas durante el sueño se asocia a somnolencia diurna de gravedad variada, que puede ser causa de accidentes laborales o de tránsito. En el caso de las de tipo obstructivo, a la somnolencia se agrega el ronquido. En este caso hay señalar, que si bien no todas las personas que roncan presentan apneas del sueño obstructivas, es raro que tengan esta patología aquellos que no roncan.

CAPÍTULO 16

INTEGRACIÓN FISIOLÓGICA EN LA ALTURA

16.1 Introducción

La exposición a la altura (permanente u ocasional por razones deportivas, turísticas o laborales) y el ejercicio físico, son dos realidades que en diverso grado forman parte de toda vida humana. Ambas constituyen excelentes modelos para el análisis fisiológico. El punto de partida es en apariencia diferente (menor disponibilidad de oxígeno para los tejidos en la altura y mayor demanda tisular de oxígeno en el ejercicio) pero en ambos casos la dinámica del ajuste obedece a la necesidad de proveer una oferta de oxígeno adecuada a nivel mitocondrial para responder a las exigencias metabólicas *(fig. 16-1)*.

Alrededor de 16.000.000 de personas viven a más de 3.000 m de altura; existen numerosas poblaciones andinas y en el Himalaya cercanas a los 5.000 m pero ningún asentamiento permanente sobrepasa los 5.500 m. Algunos sujetos se trasladan a alturas mayores para trabajar durante el día, pero regresan para alimentarse y dormir. Los montañistas, que suelen aclimatarse progresivamente, toleran, en sujetos no aclimatados, durante varios días alturas que provocarían inconsciencia en pocos segundos.

Conceptos de aclimatación y adaptación a la altura

Se entiende por aclimatación a la altura el conjunto de mecanismos fisiológicos que se ponen en marcha en un lapso variable (de minutos hasta años) ante la exposición del organismo a situaciones de hipobaria y que tienden a adecuarlo a esa situación extrema.

Según el tiempo transcurrido las respuestas de aclimatación a la altura se pueden clasificar en subagudas (minutos a días) o crónicas (semanas hasta años).

La adaptación a la altura (pseudo-adaptación) por el contrario se refiere exclusivamente a las respuestas fisiológicas que presentan los nativos que han estado expuestos durante miles de años a estas condiciones ambientales especiales. Como ningún ser humano es capaz de alcanzar una adaptación a la hipoxemia algunos autores prefieren utilizar el término de pseudo-adaptación a la altura.

Tanto en la aclimatación como en la adaptación a la altura, la progresiva disminución de la presión barométrica (PB) a medida que se asciende sobre el nivel del mar representa la única condición fisiológica que determina hipoxemia (disminución de la PO_2 en plasma). La progresiva disminución de la PBO_2 constituye un verdadero estrés y desencadena una diversidad de respuestas (mecanismos de aclimatación o adaptación según el caso) que comprometen a diversos aparatos y sistemas del organismo: 1) respiratorio, 2) cardiovascular, 3) sanguíneo, 4) renal, 5) nervioso, y 6) endocrino; con cambios en los tejidos periféricos (génesis de nuevos vasos sanguíneos y alteraciones en las enzimas oxidativas).

Además de la disminución de la PBO_2, en las grandes alturas se suman la baja de la temperatura y humedad que influyen de manera menos definida.

16.2 Presión barométrica y presión de oxígeno en la altura

Presión (P) en física se define como la relación entre una fuerza (F) y la superficie (S) sobre la cual se ejerce dicha fuerza, P = F/S. En el caso de la presión barométrica la F está representada por el peso de la columna gaseosa.

A su vez, el peso de la columna gaseosa (columna de base 1 cm^2) depende de su altura, la acción de la gravedad (ya que el peso w = masa x aceleración de la gravedad) y la densidad. En síntesis,

$$PB = h.g.\delta$$

(h = altura, g = gravedad, δ = densidad).

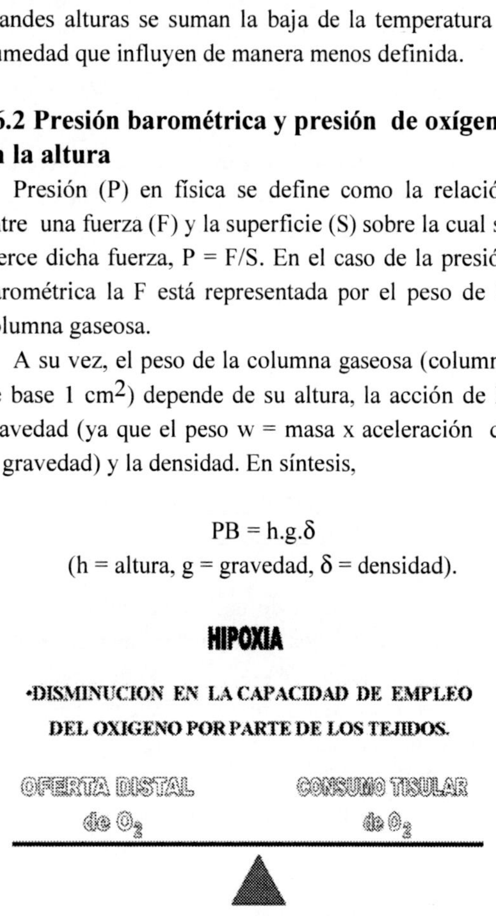

Figura 16-1: Factores involucrados en el desarrollo de hipoxia. Constantemente se debe mantener un balance entre el suministro de O_2 y el consumo tisular.

Por consiguiente, a medida que se asciende sobre el nivel del mar la PB desciende:

1) porque la altura de la columna gaseosa es menor,

2) la g disminuye a partir del centro de la tierra (es mínima en el ecuador por el mayor radio y rotación cuya fuerza centrífuga se contrapone),

3) la δ (masa/volumen) decrece, porque dado el menor peso de la columna gaseosa el espacio intermolecular aumenta disminuyendo el número de moléculas (masa) por unidad de volumen.

La PB a una altitud superior a 24 km es independiente de la latitud, pero es marcadamente dependiente de la misma a una altura entre 4 y 16 km que es la franja operacional de la aviación comercial (hasta 13 km para la mayoría de los "jets" subsónicos y 16 km para el Concorde de construcción franco-británica).

Con respecto a la composición del aire en la altura se debe tener presente que la proporción en que participan los diferentes gases de la atmósfera es la misma que a nivel del mar (21% de oxígeno, 78% de nitrógeno y 1% de gases raros, incluyendo CO_2).

También se cumple la ley de Dalton que expresa que la P total en una mezcla gaseosa resulta de la suma de las P parciales de sus componentes:

$$P_t = P1+P2+P3$$

Para apreciar en la altura la P parcial que ejerce cada gas se debe aplicar el mismo cálculo que a nivel del mar:

PB x la fracción del gas correspondiente
(Capítulo 1)

Tomando el ejemplo de una altura de 5.500 m, máxima para la vivienda humana permanente, en la cual la Pb desciende al 50% del valor correspondiente al nivel del mar (380 mmHg); el cálculo para el oxígeno sería: 380 x 0.21 = 79.80 mmHg.

Si se quisiera valorar la PIO_2 se debería restar previamente de la PB total la P del vapor de agua: (380-47) x 0.21 = 69.93 mmHg. Se debe notar que la P de vapor de agua mantiene su valor (47 mmHg) cualquiera sea la altura considerada, ya que dicha P depende de la temperatura (T, que en el aire inspirado es la temperatura corporal) y no de la PB, como en el caso de los gases. Se debe señalar que a grandes alturas (por arriba de los 5.500 m), la PB real es algo superior a la predecible (aprox. unos 3 mm de Hg). Este hecho no ha sido completamente explicado, pero estaría relacionado con la existencia de corrientes de convección y complejos fenómenos de radiación generados por la presencia de una masa de aire muy fría en la estratosfera (capa siguiente a la troposfera que rodea la Tierra) a nivel del ecuador, curiosamente la zona más calurosa de la Tierra. Aquella pequeña diferencia en la PB real (+3 mmHg) resulta sin embargo esencial para las necesidades en condiciones extremas (como acceder a la cima del Everest, 8.840 m, sin oxígeno complementario) *(fig. 16-2)*.

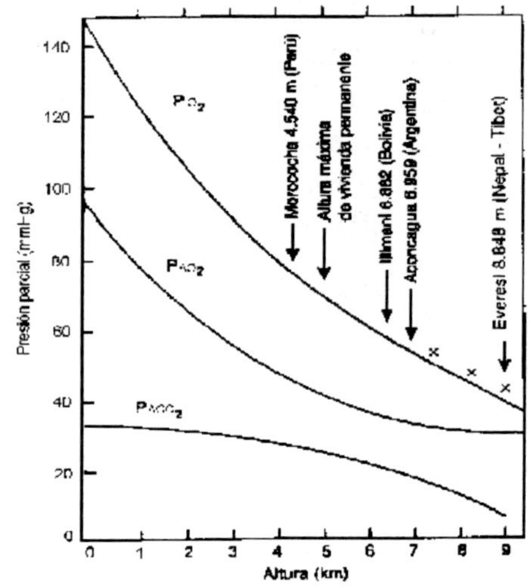

Figura 16-2: Presiones de O_2 y CO_2 en el aire inspirado y alveolar en función de la altura. La curva continua para PO_2 corresponde a los valores calculados, mientras las cruces indican los valores reales medidos. Presiones de O_2 y CO_2 en el aire inspirado y alveolar en función de la altura.

PIO_2 = Presión inspirada de oxígeno

PAO_2 = Presión alveolar de oxígeno

$PACO_2$ = Presión alveolar de anhídrido carbónico

Clasificación de la altura en relación con su importancia médica

Teniendo presente la frecuencia de presentación de complicaciones *(fig. 16-3)* por exposición a la altura se la ha dividido en:

- Altura elevada (2500-3500 m)
- Altura muy elevada (3600-5500 m)
- Altura extrema (más de 5500 m)

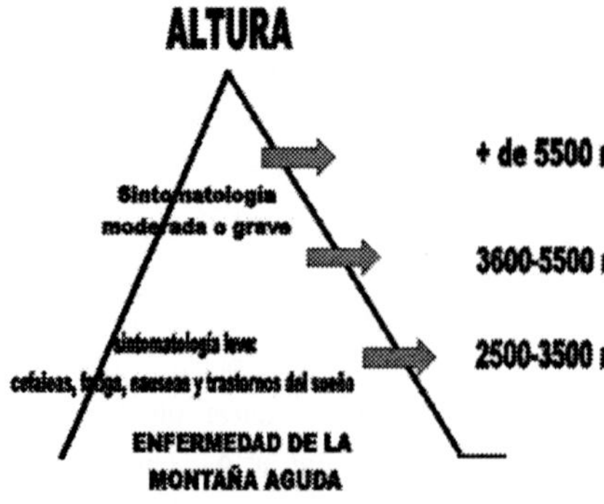

Figura 16-3: Relación entre la altura alcanzada y la gravedad de la sintomatología que presentan los sujetos

que se trasladan desde el llano. Como se puede observar, generalmente no aparecen síntomas severos en ascensos inferiores a los 3500 m.

16.3 Mecanismos de aclimatación y adaptación a la altura

Aparato respiratorio

a) Hiperventilación

La disminución de la PBO_2 determina la caída de la PIO_2 y la PAO_2 generando hipoxemia (menor PaO_2). Además, como se ha comentado, dada la caída de la PB con la altura, el contenido de moléculas de oxígeno en la atmósfera por unidad del volumen (densidad) disminuye. Por consiguiente, si no se modificara la función respiratoria (hiperpnea de la altura que aumenta el volumen de aire corriente) la disponibilidad de oxígeno para la hematosis sería aún más insuficiente. La hipoxemia constituye un estímulo para los quimiorreceptores periféricos (QRP) que activan las neuronas respiratorias bulbares incrementando la ventilación alveolar (capítulo 14) por aumento de la frecuencia y profundidad de los ciclos respiratorios (los términos hiperpnea e hiperventilación son equivalentes). Con el aumento de la ventilación alveolar se obtiene un incremento relativo de la PAO_2 y una disminución (por lavado) de la PCO_2 en los alvéolos y en la sangre arterial.

Aquí cabe recordar la ecuación desarrollada para la evaluación de la PAO_2 (Ecuación del Aire Alveolar comentada en el Capítulo 1). Esta ecuación tiene diferentes modos de expresión en la literatura pero hemos optado por la utilizada por J. West:

$$PAO_2 = PIO_2 - \frac{PACO_2}{R} + (PACO_2 \times FIO_2 \times \frac{1-R}{R})$$

R= cociente respiratorio.

La importancia de la hiperpnea se manifiesta no sólo en cuanto logra incrementar la PAO_2 (acercándola al valor atmosférico) sino por la disminución simultánea de la $PACO_2$ (por el arrastre del CO_2) que resulta decisiva cuando se asciende a grandes alturas *(fig. 16-4)*. Como se observa en la figura la respuesta ventilatoria que presentan los sujetos que han nacido a nivel del mar y que han ascendido es diferente según el tiempo de permanencia en la altura (ver más adelante).

En ocasión de la expedición a la cima del Everest en el Himalaya realizada en 1980 se estableció que la PB era allí de 253 mmHg y la $PACO_2$ en uno de los participantes llegó a 7.5 mmHg; asumiendo un cociente respiratorio de 0.85 el cálculo sería:

$$PAO_2 = 43 - \frac{7.5}{0.85} + (7.5 \times 0.21 \times \frac{1-0.85}{0.85}) = 44.48 \text{ mmHg}$$

Si no hubiera existido un poderoso "efecto hiperpnea" sobre el CO_2 alveolar y para la misma ecuación utilizáramos el valor correspondiente al nivel del mar ($PACO_2$ = 40 mmHg) el resultado hubiera sido:

$$PAO_2 = 43 - \frac{40}{0.85} + (40 \times 0.21 \times \frac{1-0.85}{0.85}) = 7.51 \text{ mmHg}$$

PAO_2, valor incompatible con la vida.

La ventilación en los sujetos de la llanura transportados a vivir en la altura suele incrementarse en 48 a 96 horas a valores 100% superiores a los presentes en nivel del mar y se mantiene en tales niveles por más de diez años; posteriormente comienzan a descender pero nunca se equipara con los valores previos al ascenso. Esto revela que, por un largo período, los otros "mecanismos de compensación" generados no alcanzan a satisfacer el metabolismo energético tisular. Por otro lado, los nativos de la altura presentan una ventilación media 10% superior a los habitantes de la llanura; por consiguiente, también en ellos es necesario una contribución ventilatoria permanente cuando la altura de la vivienda estable es elevada (3.500 m o más). En condiciones de alturas extremas (proximidades de la cima del Everest) la llegó a incrementar cinco a seis veces su valor a nivel del mar.

Según se ha comentado, el decremento de la PAO_2 (y la consiguiente disminución de la PaO_2) en la altura genera una hiperventilación que es mediada en primera instancia por el estímulo hipóxico de los QRP. No obstante, el grado de dicha hiperventilación se ve reducido inicialmente por el descenso de la PCO_2 que simultáneamente se produce *(fig. 16-4)*. Esta menor PCO_2 determina un aumento del pH (alcalosis) de la sangre, del medio extracelular y del entorno que rodea a las células que constituyen el quimiorreceptor central (localizado en la zona ventro-lateral del bulbo raquídeo -capítulo 14-) y también del líquido cefalorraquídeo (LCR). Los cambios en los niveles de PCO_2 (que reflejan los cambios en la relación entre la producción tisular/eliminación pulmonar) rápidamente alcanzan un nivel de equilibrio en todos los compartimentos del organismo debido a la elevada difusibilidad del gas (capítulo 1).

Además a este CO_2 que difunde de otros compartimentos del organismo, se le agrega continuamente el que es producido a nivel del tejido nervioso por el metabolismo celular.

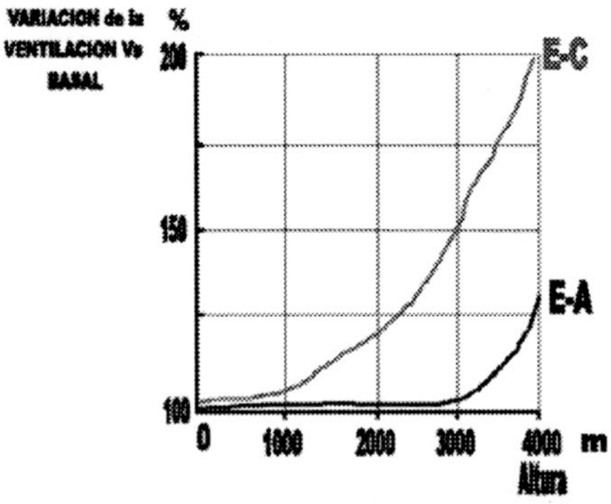

Figura 16-4: Respuesta ventilatoria en personas con exposición aguda o crónica a la altura (ventilación basal = 100 %).

En el ascenso a la altura, la caída del estímulo del QRC por alcalosis (menor concentración de H^+) decrece la eficacia ventilatoria en el período agudo y en la primera etapa de la aclimatación (primeras 48 a 72 h) *(fig. 16-4)*; el hecho es importante cuando se trata de grandes alturas (ver *fig. 16-5*).

En esta instancia se incorpora la contribución del riñón, para la compensación del pH que se describe más adelante, para regular la secreción de bicarbonato de sodio por la orina, lo cual, descendiendo el numerador de la relación:

$$\frac{[CO_3H\ Na]}{[CO_3H_2]}$$

de la ecuación de Henderson - Hasselbach, contribuye a la recuperación (no absoluta) del pH en el QRC.

b) Volúmenes pulmonares

Los adultos nativos presentan volúmenes pulmonares mayores que los correspondientes a los habitantes de la llanura. El aumento de la CPT se da por el aumento de sus componentes, la CV y el VR. *El hecho implicaría un aumento del área alveolar para la hematosis.* Teniendo en cuenta que la CV de los neonatos y durante varios meses de vida es igual para todos (genéticamente ligados o no a la residencia en la altura) actualmente se acepta que el ambiente hipóxico "per se" constituye un estímulo para el crecimiento pulmonar. En los adultos que han nacido y permanecido en la altura (3.500 m o más) *los pulmones son un 30 o 40% más grandes que los correspondientes a personas genéticamente iguales de menores alturas.* Es interesante que los valores de VEF_1 y CVF, $VMAX_{50}$ y $VMAX_{75}$ (corregidos para el volumen pulmonar) en los residentes de grandes alturas *son menores que los correspondientes a los que viven en zonas bajas.* Puede deducirse que las vías aéreas no han participado del aumento del parénquima pulmonar estimulado por la hipoxia y por consiguiente se genera una desproporción que implica mayor resistencia a la movilización del aire.

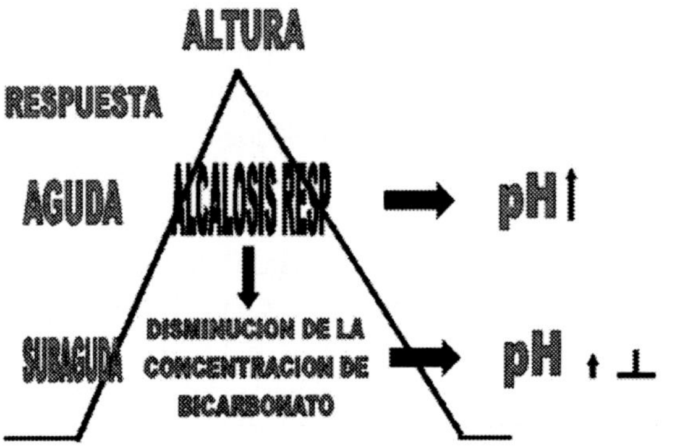

Figura 16-5: Cambios del pH sanguíneo durante la fase aguda y en la primera etapa de aclimatación a la altura (subaguda). Como se puede observar en el gráfico la exposición de un sujeto a un ambiente hipobárico lleva a una hipocapnia inicial que se traduce en una alcalosis respiratoria con un pH elevado, luego al producirse la disminución en la concentración de bicarbonato plasmático por la excreción renal se reduce la alcalosis y el pH tiende a recobrar sus valores previos.

c) Capacidad de difusión

A nivel del mar no existen limitaciones para la difusión pulmonar del oxígeno aun en el ejercicio intenso. En la altura se favorece la difusión de oxígeno por aumento del área de hematosis (aumento del tamaño pulmonar y/o distensión alveolar por hiperventilación) y mayor volumen sanguíneo pulmonar *(fig. 16-6)*. Por el contrario, *la limitación de la difusión puede ser importante a grandes alturas particularmente durante el ejercicio*, en el cual la PaO_2 puede caer en mayor proporción que la PAO_2 como índice de dicha limitación. Si recordamos los factores que intervienen en la difusión gaseosa comprenderemos mejor la observación precedente (ley de Fick, Capítulo 10).

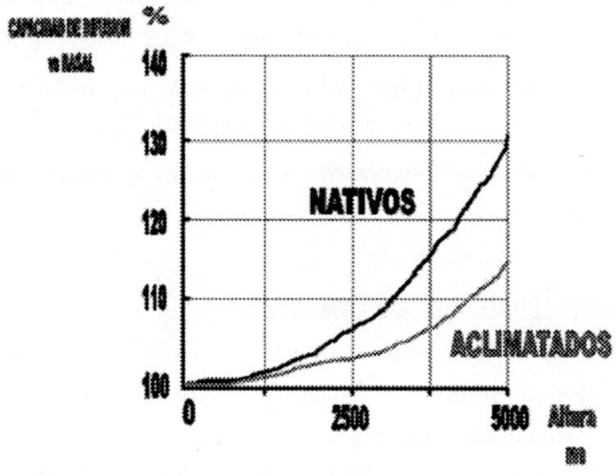

Figura 16-6: Modificaciones de la difusión en sujetos nativos y aclimatados. El porcentaje del 100 % se refiere al valor basal anterior a la aclimatación.

En dicha fórmula se evidencia que el factor que más puede modificarse para influenciar negativamente la DLO_2 en la altura es la caída de la PAO_2 disminuyendo el ΔP con la sangre. *Como contrapartida la disponibilidad del O_2 se ve facilitada en la altura por la participación del factor sanguíneo que incrementa la remoción del O_2 alveolar (por aumento del hematocrito y el volumen sanguíneo).*

A su vez el aumento de la presión en la arteria pulmonar incrementa el volumen de sangre pulmonar por el reclutamiento y distensión de los vasos capilares. Sin embargo, resulta claro que el intento de compensación por el factor sanguíneo no alcanza a corregir el déficit de la DLO_2 en el ejercicio a grandes alturas por la caída del ΔPO_2 *(fig.16-7).*

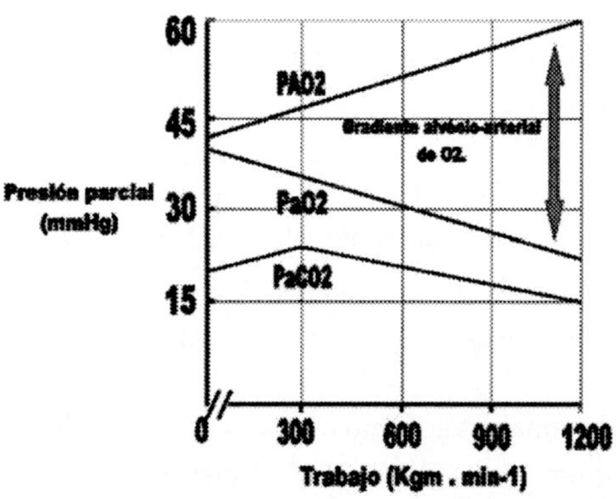

Figura 16-7: Cambios de PAO_2, PaO_2 y $PaCO_2$ en un sujeto durante el ejercicio a 5.800 m (datos obtenidos de Pugh y col., 1964). Como se observa en la figura, a medida que se incrementa el trabajo se amplía el gradiente alvéolo-arterial de O_2 (por la hiperventilación aumenta la PAO_2 al mismo tiempo que debido al incremento del consumo de O_2 desciende la PaO_2). El resultado de esta situación es que el sujeto que realiza actividad física presenta una diferencia alvéolo-arterial de O_2 mucho mayor que la que se registra a nivel del mar.

Aparato circulatorio

a) El volumen minuto cardíaco

Para mejorar la oferta de O_2 a los tejidos el VMC aumenta inmediatamente después de ascender a la altura pero este aumento es muy transitorio, aproximadamente por una semana *(ver fig. 16-8).*

En este período existe un aumento de la frecuencia cardíaca (el volumen sistólico (VS) no se modifica) seguramente resultado de un aumento del tono adrenérgico, esperable en una situación de estrés como la generada por la hipoxia de la altura.

Posteriormente el VS desciende a niveles inferiores a los controles de llanura y por ello, no obstante el mantenimiento de una frecuencia elevada, el VMC retorna a valores comparables con los del nivel del mar. Por consiguiente, *el aumento del flujo sanguíneo a los tejidos no participa de la batería de factores de acción prolongada para la aclimatación a la altura.*

También la relación VMC/demanda tisular de oxígeno es igual a la presente a nivel del mar. Por alguna razón que se nos escapa, el organismo no utiliza el aumento de flujo sanguíneo como medio para mejorar el aporte de oxígeno a los tejidos en períodos prolongados. Sin embargo la presencia de policitemia implica que el aporte de la hemoglobina transportadora sí está aumentado. En primera instancia se atribuyó la caída del VS a un deterioro de la contractilidad del miocardio por la hipoxia, pero tal circunstancia no ha sido probada; más aún, la respiración de oxígeno puro no restablece el VS, alejando la verosimilitud de la hipótesis.

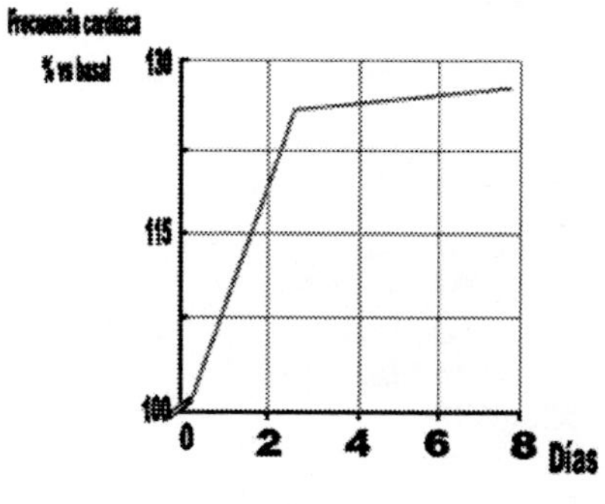

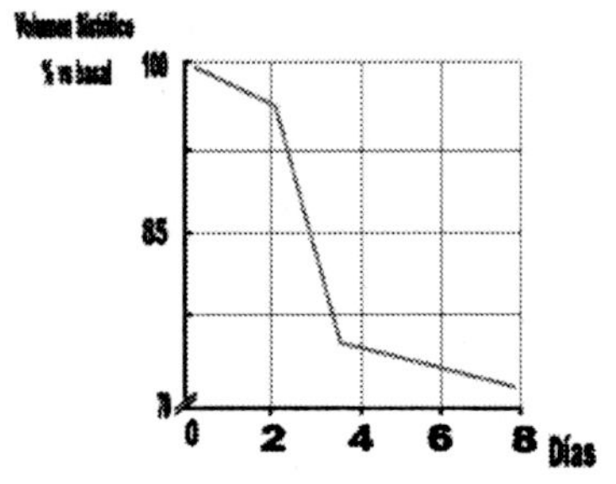

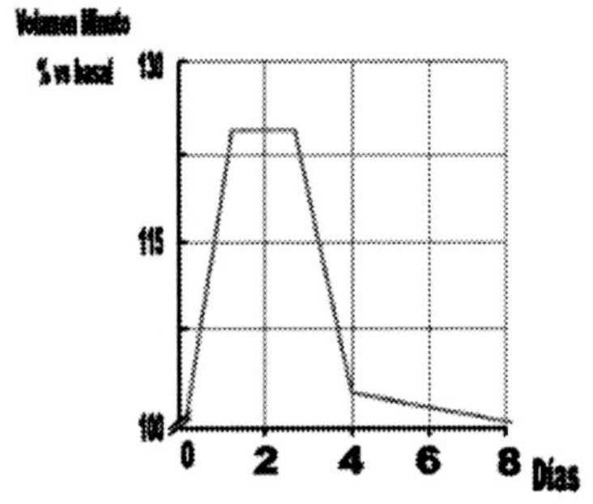

Figura 16-8: Cambios en la frecuencia cardíaca, volumen sistólico y volumen minuto durante la primera semana de aclimatación a la altura (El porcentaje que corresponde al 100 % representa el valor basal -previo al ascenso-). Como se comprueba en la figura superior, al ascender se produce un importante aumento de la frecuencia cardíaca que se mantiene relativamente constante luego de alcanzar valores cercanos a los máximos en las primeras 48 a 72 horas. En la figura del medio se representa la evolución del volumen sistólico

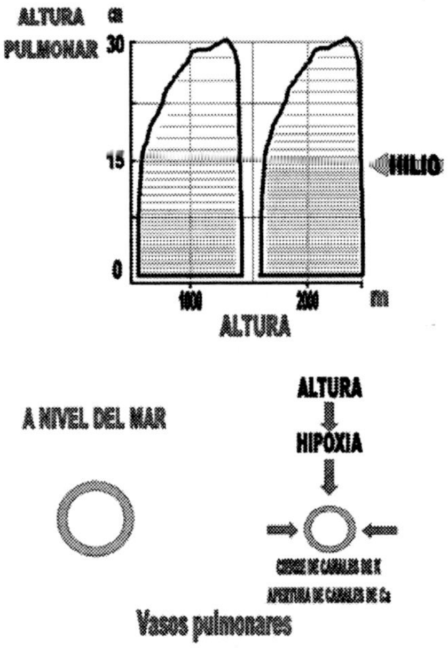

Figura 16-9 A: Se representa la distribución de la circulación pulmonar a 1000 (izquierda) y 2000 (derecha) metros de altura. En el segundo caso se observa un mayor flujo de sangre hacia los vértices e hilio pulmonares debido al incremento en la presión arterial media pulmonar. B: Se esquematiza el mecanismo de producción de la vasoconstricción hipóxica. La hipoxia provoca el cierre de canales de K^+ que despolariza la célula y permite la apertura de canales de Ca^{++} voltaje dependientes. El incremento de las concentraciones intra-citosólicas de Ca^{++} determina la contracción del músculo liso vascular.

b) La presión en la arteria pulmonar

La hipoxia tiene efectos opuestos en las circulaciones sistémica (vasodilatación) y pulmonar (vasoconstricción). El efecto vasoconstrictor resulta primariamente de la baja PAO_2 aunque en parte también contribuye la menor PaO_2 a través de los QRP. La respuesta presora a la hipoxia resultaría de la constricción de los vasos precapilares de menos de 1 mm de diámetro *(16-9 a y b)*. La hipertensión pulmonar es un hecho corriente en los residentes de grandes alturas y la presencia de edema pulmonar en algunos casos estaría asociada a los cambios de la presión transmural que tal hipertensión es capaz de generar. Como se verá más adelante, la hipertensión pulmonar forma parte del síndrome de la enfermedad de Monge y contribuye a la presencia de insuficiencia cardíaca derecha (*cor pulmonale*) en tales pacientes.

Mecanismos sanguíneos

a) Policitemia

El aumento de la capacidad de transporte de oxígeno de la sangre constituye un factor fundamental en la aclimatación a largo plazo en la altura. Dicho aumento en la *capacidad* (Capítulo 11) es el resultado del aumento de la concentración de eritrocitos debido al estímulo de la eritropoyetina por la hipoxia. En consecuencia, si bien la hipoxemia implica la caída de la PO_2 plasmática y de la saturación arterial de oxígeno, el *contenido* puede ser normal o aún estar aumentado. En los habitantes de 4.500 m o más, la hemoglobina puede llegar a valores de 20 g/100 ml de sangre lo que permite un contenido de 22 ml de O_2/ 100 ml (valor superior al presente a nivel del mar: 16 g de Hb y 19.7 ml de oxígeno por 100 ml de sangre arterial).

La policitemia actúa como línea de retaguardia para el abastecimiento de oxígeno al plasma cuando éste difunde hacia los tejidos; por esta circunstancia la PO_2 de la sangre venosa mixta mantiene valores llamativamente cercanos a los valores propios del habitante de la llanura. A este respecto cabe recordar el trabajo de A. Hurtado (Am. Physiol. Soc., 1964) en el cual describe que los habitantes de Morococha, una ciudad de Los Andes peruanos situada a 4.500 m, tienen una PO_2 sólo 7 mmHg inferior en la sangre venosa mixta con respecto a los habitantes de la ciudad de Lima (a nivel del mar). La importancia de esta cifra se pone de manifiesto en la *fig.16-10* en la cual se observa el comienzo de ambas curvas con la marcada diferencia en la PO_2 inspirada entre ambas poblaciones, que se transforma en la escasa diferencia entre los puntos de PO_2 de la sangre venosa mixta. En síntesis, el gran aumento en la capacidad de transporte (O_2Hb) incrementa enormemente la eficiencia del abastecimiento para la difusión del O_2 hacia los tejidos.

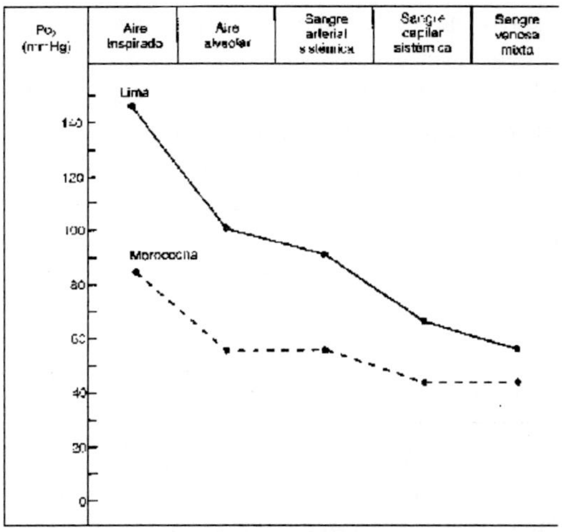

Figura 16-10: Gradientes de PO_2 desde el aire a la sangre venosa mixta; pendientes comparativas de dos grupos de ocho adultos normales cada uno residentes a nivel del mar (Lima, Perú) y a 4.540 m (Morococha, Andes peruanos). Datos de A. Hurtado, 1964.

En ocasiones la exagerada elevación del hematocrito (70 a 80% en lugar del 45% de la llanura) y el consecuente incremento de la viscosidad sanguínea (ver *fig. 16-11*), unidos a los efectos metabólicos de la hipoxia y la hipertensión de la arteria pulmonar son causa de insuficiencia cardíaca congestiva. Esta patología constituye la llamada "Enfermedad de Monge" o "Mal de montaña crónico" descripta en residentes con estancia prolongada en grandes alturas. En suma, la policitemia exagerada conlleva un aumento de viscosidad de la sangre que no sería beneficiosa si consideramos el aumento consiguiente del trabajo cardíaco y el mayor riesgo de fenómenos tromboembólicos.

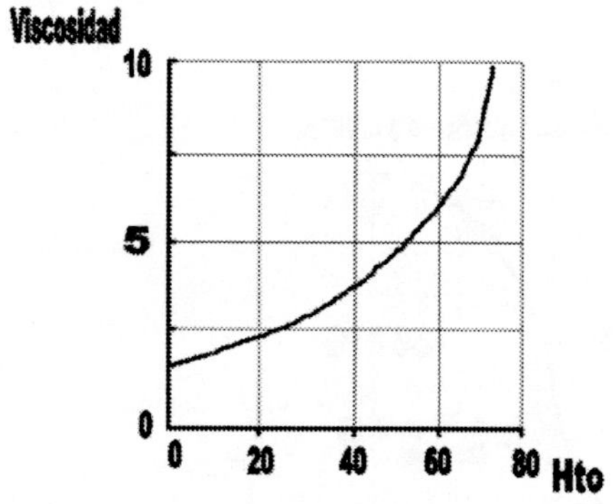

Figura 16-11: Modificación de la viscosidad sanguínea en función del hematocrito. (Viscosidad 1 = agua)

<u>b) Desplazamiento a la derecha de la curva de disociación del oxígeno</u>

La hipoxia y la consecutiva alcalosis por hiperventilación determinan el aumento del 2,3 – difosfoglicerato (2,3– DPG) en los eritrocitos en los cuales está normalmente presente en mucha mayor concentración que en otras células. Este es el principal de los fosfatos orgánicos que contribuyen con la temperatura y la concentración de hidrogeniones a la regulación de la afinidad de la Hb por el oxígeno. El segundo fosfato orgánico de importancia en los eritrocitos es el ATP, que acomplejado especialmente con Mg^{++} contribuye pobremente en la regulación. La membrana del eritrocito es impermeable para el 2,3-DPG, anión con grupos ácidos y cargas negativas que hace descender el pH intracelular y por ello su influencia para desplazar la curva de disociación de la Hb a la derecha. El incremento del 2,3-DPG se manifiesta desde 48 h. después de habitar a más de 4.000 m.

De esta manera se favorece la descarga de O_2 en los tejidos pero se dificulta su carga a nivel de los pulmones. Esta última circunstancia es desfavorable en alturas elevadas donde la difusión pulmonar de O_2 está dificultada por la caída de la PO_2 diferencial entre el alvéolo y la sangre. Sin embargo, esta condición adversa es en parte paliada por la contrapartida de la alcalosis por hiperventilación (que desvía la curva hacia la izquierda) *(ver fig. 16-12)*.

En suma, si bien la inducción de 2,3-DPG por la alcalosis es un hecho indiscutible, se establece una suerte de competencia entre el efecto de dicho incremento (que lleva la curva a la derecha) y la alcalosis intraeritrocitaria (que lleva la curva a la izquierda), cuyo resultado final puede diferir en cada caso de acuerdo con la altura alcanzada (grado de hipoxemia) y la respuesta individual (grado de hiperventilación).

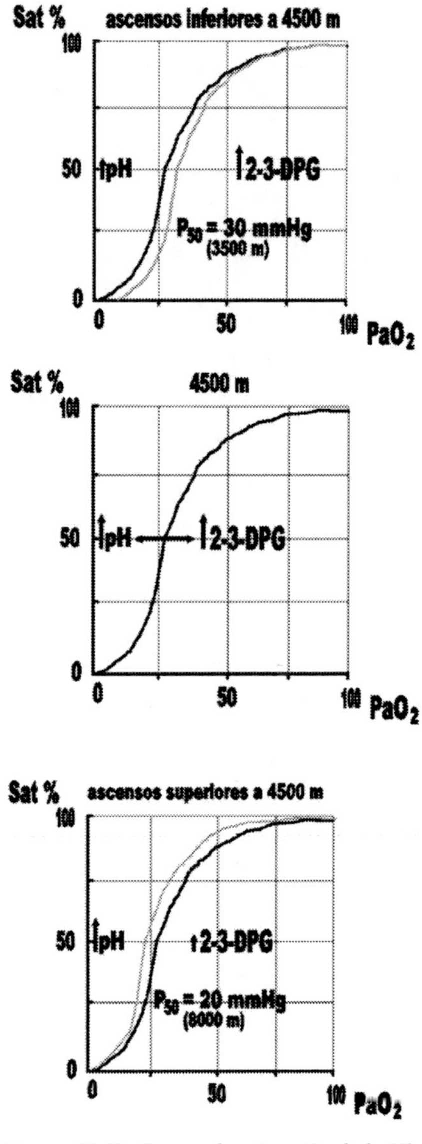

Figura 16-12: Curvas de saturación de la Hb en las que se observa el efecto del incremento de los niveles de 23-DPG y de la alcalosis. En todos los gráficos se ha extrapolado la curva de saturación hasta una PaO_2 de 100 mmHg. En la figura superior (alturas inferiores a los 3500 m) se produce un desvío de la curva de saturación a la derecha. Esto se debe a que el incremento de los niveles de 23-DPG (desvía la curva hacia la derecha) es mayor que el grado de alcalosis (desvía la curva hacia la izquierda).En la figura del medio (alturas de alrededor 4500 m) la curva de saturación no presenta desviaciones significativas dado que el aumento en los niveles de 23-DPG es compensado por el grado de alcalosis. Finalmente en la figura inferior se observa el desvío a la izquierda de la curva de saturación (mayor grado de alcalosis que aumento de los niveles del 23-DPG).

c) Variaciones poblacionales en la respuesta a la hipobaria

Más de 140 millones de personas en el mundo, y más de 3 millones en la Argentina, habitan en lugares de elevada altitud. Junto a la hipobaria, la baja temperatura ambiental, la sequedad del aire, la mayor cantidad de radiaciones solares ultravioletas y cósmicas ionizantes forman parte de este complejo ecológico multifactorial.

De acuerdo con una serie de estudios, los hombres andinos, a diferencia de los habitantes del Himalaya, tienen menor capacidad para adaptarse a la altura. Los valores de hematocrito y de hemoglobina son menores en los nativos de los Himalayas (sherpas) que en los andinos que viven a una misma altitud. Esto puede atribuirse a las diferencias genéticas vinculadas a la antigüedad de la población humana de los Himalayas, las cuales favorecen la adaptación a la altura. De hecho, recientemente ha sido descripta por primera vez una mutación que protege a los tibetanos de la policitemia inducida por la hipoxia. La población tibetana responde mediante el aumento de la concentración de hemoglobina a altitudes superiores a 4000 metros, mientras que la población andina responde a elevaciones de 1600 metros; es decir que los tibetanos requieren un estímulo hipóxico más fuerte y obtienen una respuesta hematológica menor.

El área de gran altitud de Etiopía, en África Oriental, representa un tercer patrón de adaptación, pues sus habitantes responden a la hipoxia hipobárica de manera diferente a los andinos y tibetanos. La respuesta en estos últimos se asemeja a los etíopes en el hecho de exhibir una leve eritrocitosis, pero se diferencia de ellos en que no desarrollan hipoxemia.

De esta manera, pueden reconocerse tres patrones de adaptación a grandes altitudes identificables mediante la comparación de la presencia o ausencia de hipoxemia y de eritrocitosis. Los andinos y tibetanos tienen una menor saturación de la hemoglobina. Mientras que los etíopes son únicos, pues la saturación de O_2 se encuentra dentro del rango normal para el nivel del mar, a pesar de la hipoxia hipobárica. Por lo tanto, la colonización humana en los tres altiplanos presenta respuestas de adaptación fisiológica distintas, muy probablemente vinculadas a la antigüedad de la población.

Mecanismo renal

El riñón es un órgano clave para la regulación del equilibrio ácido-base. Aquí cabe recordar la ecuación de Henderson-Hasselbach (para más detalle ver capítulo 1):

$$pH = pK + \log \frac{[CO_3HNa]}{[CO_3H_2]}$$

El numerador de la relación bicarbonato/ácido carbónico es regulado por el riñón que recupera para el organismo el 100% del CO_3HNa filtrado en sus glomérulos (el 85% en el túbulo proximal). El mecanismo fisiológico se basa en la secreción de protones (H^+) a nivel del túbulo proximal, lo cual representa uno de los modos del organismo de liberarse del exceso de H^+ que resultan normalmente del metabolismo. Así se explica que la orina suele presentar, con dieta mixta, un pH inferior a 7. Cuando está presente una alcalosis respiratoria por la hiperventilación en la altura el organismo reacciona "clausurando" la secreción renal de H^+ a la luz tubular. En este caso se suprime el intercambio H^+ con el sodio de la sal ionizada ($CO_3H^-Na^+$) y esta continúa en la luz y se pierde por la orina. Este mecanismo renal complementario lleva más de 48 hs para su instalación y permite una corrección de la alcalosis inicial (que aunque no llega a ser completa), favorece el estímulo del QRC por la caída del pH. De esta manera, la hiperventilación recibe un nuevo impulso a partir de las primeras 48-72 hs del ascenso a la altura.

Sistema nervioso y endocrino

La American Medical Research Expedition al Everest (1981) mostró hasta qué punto la hipoxia severa es lesiva para el tejido nervioso. Aparte de los trastornos propios de la permanencia en la altura que se comentan en el punto 16.3 de este capítulo, se puso de manifiesto el daño residual de la memoria de corto plazo hasta un año después de regresar al nivel del mar y aún por más tiempo, de la destreza manual. A este respecto resulta interesante la correlación observada entre la magnitud de las alteraciones y el grado de hiperventilación desarrollada por los diversos sujetos durante la expedición: a mayor hiperventilación mayor daño nervioso.

Esta correlación permitiría atribuir las lesiones al deterioro del flujo cerebral como resultado de la hipocapnia. Es decir, la mejor PO_2 arterial por hiperventilación se vería contrarrestada por la vasoconstricción y caída del flujo sanguíneo por la hipocapnia. Además en la altura se constata la presencia de edema cerebral que seguramente contribuye a la sintomatología *(ver punto 16.4)*.

En la aclimatación a grandes alturas se han definido las modificaciones correspondientes a: 1) catecolaminas, 2) mineralo y glucorticoides, 3) sistema renina -angiotensina (*fig-16-13*).

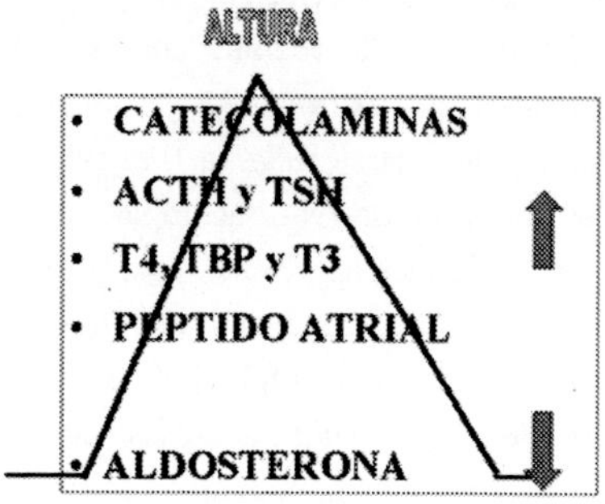

Figura 16-13: Respuesta hormonal a la altura.

Con respecto a las catecolaminas y los mineralo y glucocorticoides cabe recordar que el ascenso a la altura configura un estrés; por consiguiente se acompaña de un aumento de la actividad simpática con liberación de catecolaminas y un estímulo de la actividad del eje hipófiso-adrenal (ACTH - corteza adrenal). Esto disminuye la tolerancia a la glucosa y facilitaría la retención de sodio y agua observada en algunos sujetos con el ejercicio. Sin embargo, individuos instalados por algunas semanas a unos 6.000 m mostraron aumento de la osmolaridad plasmática como signo de deshidratación no obstante la adecuada ingesta líquida.

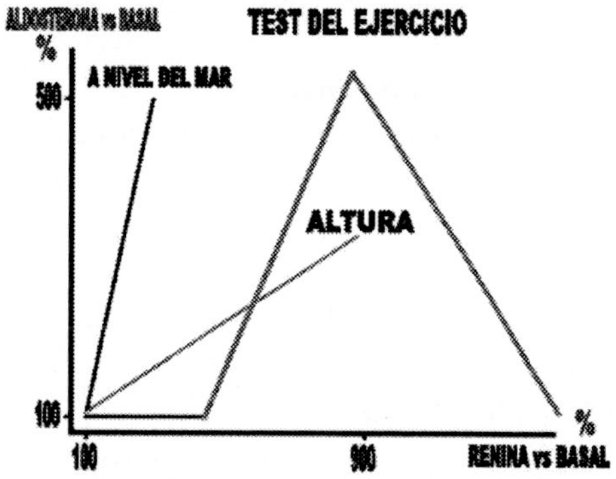

Figura 16-14: Respuesta del sistema renina-angiotensina-aldosterona al ejercicio en la altura. Se observa un menor incremento de la aldosterona en la altura efectuando ejercicio, que a nivel del mar. Esta situación no se produce con la renina dado que aumenta en forma similar en ambas circunstancias.

Sin duda una importante pérdida líquida insensible resulta de la hiperventilación; no obstante, teniendo en cuenta que la concentración arginina-vasopresina plasmática se mantuvo normal, los datos en conjunto apoyarían más bien la presencia de una desregulación en la distribución fluida extra-intracelular. Por otra parte, la mayor actividad simpática estimula a la renina; consecuentemente debería esperarse el estímulo de la liberación de aldosterona, pero por alguna razón todavía desconocida la aldosterona no acompaña el aumento de renina en la altura *(fig. 16-14)* observándose una disociación entre ambas. Se ha especulado que el hecho respondería a una inhibición de la enzima convertidora (de angiotensina I a angiotensina II) en la altura, pero tal circunstancia no ha sido comprobada.

16.4 Exposición aguda versus exposición crónica a la altura

Los medios modernos (tren, automóvil, cable-carril, avión) suelen transportar al hombre en pocas horas hasta alturas en las que la PBO_2 desciende a valores que exigen la puesta en marcha en forma aguda de los mecanismos de aclimatación. Esta situación ocurre raramente cuando se ejecuta montañismo deportivo liviano, en el cual suele ascenderse durante un día a alturas moderadas que rondan los 2.000 m. A grandes alturas un montañista avanza sólo 300 m por día. Los aviones comerciales con cabinas presurizadas (el equivalente de 2.000 a 2.500 m) implican un cierto estrés hipóxico que debe alertar al médico tratante de pacientes broncopulmonares o con patologías cardiovasculares.

Viajes en aviones comerciales

El transporte aéreo es extremadamente frecuente y la mayoría de los pasajeros aerotransportados ignora que, durante el viaje, estará sometido a una situación de hipobaria.
Se calcula que hay más de 100.000 vuelos diarios, lo que significa que anualmente se transportarán cerca de 2.700.000.000 de personas.

La altura crucero de un avión comercial ronda los 10.000 a 12.000 metros sobre el nivel del mar (msnm). A dicha altura la presión barométrica es de 198 mm Hg, resultando una presión inspiratoria de oxígeno de 41 mmHg. La PaO_2 resultante en dicha situación es incompatible con la vida. Esa es la razón por la cual la cabina de los aviones se encuentra presurizada.

La presión que se alcanza al presurizar la cabina no es la misma que a nivel del mar, es decir 760 mmHg. Según normas de la Asociación Internacional de Transporte Aéreo (IATA), los aviones deben estar presurizados con una presión similar a la que existe a 8.000 pies de altura, lo que equivale 2438 msnm. A dicha altura la presión barométrica es de 564 mm Hg, es decir, 200 mm Hg menos que a nivel del mar. De modo tal que la presión inspiratoria de O_2 será de 110 mm Hg, a diferencia de los 160 mm Hg que se obtienen a nivel del mar. Esta situación sería similar a respirar una FIO_2 del 16%. De modo tal que la PaO_2, que normalmente es de 95 mm Hg, cae a valores que oscilan entre 55 y 75 mm Hg. Esta situación, en individuos sanos, no entraña ningún riesgo.

La situación cambia en pacientes que padecen alguna patología que les genere hipoxemia.

Supongamos que un paciente es portador de una enfermedad pulmonar obstructiva crónica (EPOC) por la cual, a nivel del mar, tiene una PaO_2 de 70 mm Hg. Este tipo de pacientes, en esa circunstancia, no tiene indicación de oxígeno (el oxígeno se indica cuando la PaO_2 cae por debajo de 55/60 mm Hg). Si esta persona realiza un viaje en avión, la mayor parte del vuelo estará con una PaO_2 de 46 mm Hg. Esa es la razón por la cual los pacientes con patología respiratoria deben ser evaluados antes de realizar un viaje en avión y si su saturación de O_2 respirando aire ambiental a nivel del mar es menor a 92%, se deberá considerar el empleo de oxígeno durante el vuelo.

Hipoxia aguda

El estrés que desencadenan los diversos mecanismos de aclimatación deriva de la caída en la presión inspirada de O_2.

La respuesta del organismo va a ser diferente según: 1) la velocidad de desarrollo de la hipoxia, 2) el grado de demanda de O_2 relacionado con el esfuerzo físico que se realiza, 3) la duración de la exposición. Está bien establecido que la función orgánica más precoz y claramente comprometida es la del sistema nervioso central, de tal modo que se pierde la conciencia con niveles de PAO_2 que permiten el funcionamiento aceptable del corazón, riñones y aparato digestivo. Una saturación arterial de oxígeno superior al 90% es el hallazgo habitual hasta los 2.400 m, que constituye la media de altura para la vivienda de la gran mayoría de la población del planeta. Sin embargo, cuando un individuo normal se traslada a 2.000 m o más *en el breve plazo de 24-48 horas,* suele experimentar una serie de síntomas que constituyen la llamada "enfermedad o mal de montaña agudo". Al respecto existen variaciones individuales importantes tanto del "umbral" como de la intensidad de las manifestaciones. Generalmente en el 75 % de los casos los síntomas son de intensidad leve. Estos incluyen cefaleas, disnea, debilidad general, vértigo, náuseas, palpitaciones, sudoración, dificultad en la visión y audición y trastornos del sueño. La sintomatología empeora durante la noche y con el ejercicio pero tiende a desaparecer con la aclimatación.

El signo más precoz derivado de la hipoxia aguda es la dificultad para la visión nocturna; su importancia es grande para los pilotos si se tiene en cuenta que puede aparecer ya a los 1.200 m. Este primer signo de alteración de una estructura nerviosa se continúa con el deterioro del rendimiento mental y culmina con la pérdida de conciencia cuando la exposición aguda supera los 6.000 m. Por esta razón se provee oxígeno para los pilotos que vuelan aviones sin cabinas presurizadas por arriba de los 3.000 m con el fin de asegurarles capacidad de maniobra.

En la exposición aguda, la hipoxemia no se acompaña (en la etapa inicial) de una caída en la PCO_2 alveolar dado que para ello es necesario un grado de hiperventilación que no se instala en forma manifiesta hasta que el QRC se libera (48-72 horas después) del freno resultante de la alcalosis que se establece inicialmente. Sin embargo, la hiperventilación marcada ocurre "ab initio" en la exposición aguda si se asciende rápidamente a alturas superiores a los 3.000 m, dado que el grado de hipoxemia es severo en este caso y estimula al QRP superando al mecanismo de menor descarga del QRC.

En los 2 o 3 días subsiguientes de residencia, la ventilación se incrementa por aumento de actividad del QRC (ver capítulo 14). Este hecho resulta de la recuperación del pH del LCR a valores cercanos a lo normal (pH 7.32 en el LCR); consecuentemente la PaO_2 mejora sensiblemente.

La llamada barrera hemato-encefálica (entre sangre y LCR) es permeable al CO_2 y casi impermeable a los protones (H^+). En la hipocapnia por hiperventilación, la alcalosis intracelular del QRC tiende a corregirse por la transferencia del anión bicarbonato al líquido extracelular (recordar la ecuación de Henderson-Hasselbach); el mecanismo sería la difusión simple (distribución pasiva) aunque no se descarta un mecanismo de bombeo.

Los trastornos por aclimatación aguda constituyen a veces un cuadro de mal de montaña agudo maligno. En tales casos suele presentarse la *apnea del sueño* con alturas superiores a los 4.000 m. La forma más común consiste en el ritmo de Cheyne-Stokes* *(fig. 16-16)* con ciclos de 20 segundos; en los momentos de apnea empeora la hipoxemia generando una baja de la saturación que es significativa y riesgosa.

Un síntoma aún más grave es el *edema agudo de pulmón* que ocurre en ascensos a 3.000 m o más. Se trata muchas veces de sujetos jóvenes y sanos no aclimatados, sin ser posible predecir quién será candidato a padecerlo, ya que puede ocurrir en quien haya alcanzado alturas mayores en otras oportunidades; sin embargo son más propensos los residentes antiguos que se reintegran a la altura después de pasar algunos días o semanas en la llanura. Representa siempre una emergencia grave cuya etiología no está definida; participarían la hipertensión de la arteria pulmonar y la alteración de la permeabilidad vascular originada por la hipoxia severa. En esencia se desarrollaría una hipertensión de la arteria pulmonar desproporcionada para los niveles de hipoxia presentados. La misma sería el resultado de una intensa vasoconstricción regional que derivaría el flujo a sectores de vasos más permeables con débil estructura de sus paredes (capilares y precapilares sin músculo liso). La imagen radiológica de distribución irregular de placas de sombreado edematoso es acorde con tal reparto heterogéneo de las resistencias vasculares.

La hipoxia podría también contribuir al *edema cerebral de las grandes alturas* que inicialmente se manifiesta con ataxia, irritabilidad e irracionabilidad en el comportamiento. Si el cuadro progresa aparecen somnolencia, alucinaciones y coma. El edema cerebral se evidencia por edema de la papila del nervio óptico, observable al oftalmoscopio. La administración de oxígeno y el descenso inmediato constituyen las medidas principales para tratar la forma maligna del mal de montaña agudo.

Hipoxia crónica

Los nativos que viven permanentemente en la altura, no obstante la total aclimatación lograda, pueden presentar ocasionalmente un cuadro de enfermedad o mal de montaña crónico (Monge y Monge, 1966). El mismo se presenta con cefaleas, ronquera, pérdida de apetito, debilidad y dolores en las extremidades, trastornos visuales, episodios de estupor y hasta coma.

El cuadro se instala sin mediar una causa precipitante manifiesta y puede ser recurrente con severidad creciente. Se trata de una pérdida de la aclimatación después de permanecer años sin síntomas en la altura. La razón aparente sería la pérdida del control de los quimiorreceptores periféricos y centrales sobre la respiración: disminuye la hiperventilación y se exagera la hipoxemia con aumento de la policitemia y volumen sanguíneo global. También es posible que una falla del riñón para la regulación ácido-base contribuya al cambio de respuesta del QRC.

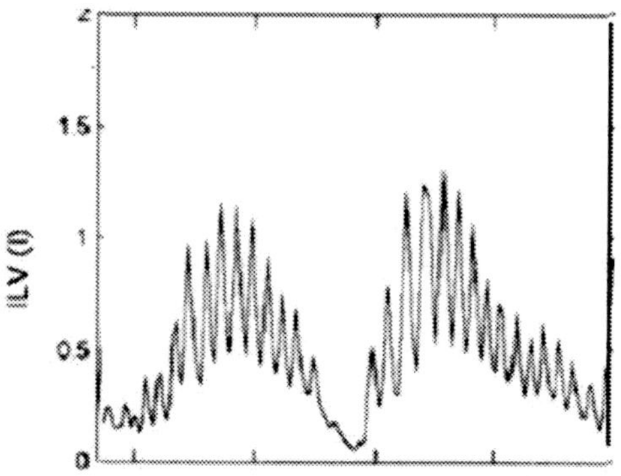

Figura 16-16: Respuesta ventilatoria a la altura.

** El ritmo de Cheyne-Stokes se caracteriza por una ventilación que alterna períodos de apnea seguidos por ciclos de volumen corriente y frecuencia crecientes hasta llegar a un breve cenit de uno o dos ciclos; inmediatamente la profundidad y frecuencia de los ciclos decrece para empalmar con un nuevo período de apnea. Esta patente respiratoria suele presentarse en pacientes con enfermedades neurológicas o traumatismo de cráneo. Ocasionalmente puede también observarse en sujetos normales durante el sueño o, como se ha referido, en la altura. Fuera del sueño fisiológico, durante el cual los períodos de apnea son breves, dichos intervalos pueden generar hipercapnia e hipoxemia muy severas con riego de vida.*

16.5 Prevención del mal de la montaña agudo

Se basa en evitar, dentro de lo posible, ascensos rápidos por arriba de los 3000 m junto con medidas complementarias que consisten en:

1- no realizar ejercicios extenuantes durante la primeras 24- 48 horas.

2- no ascender por encima de los 3000 m más de 300 m por día y en caso de ascender más, descender para dormir a una altura no superior al límite mencionado.

3- mantenerse adecuadamente hidratado dado que por la hiperventilación se pierde mucho líquido.

4- no ingerir alcohol, ni medicamentos tranquilizantes o hipnóticos.

5- ingerir una dieta con alto contenido de carbohidratos (80 % o más).

Si a pesar de las medidas anteriores aparecen síntomas indicativos de un mal de la montaña de moderada intensidad (cefalea persistente que resiste a los analgésicos habituales y que se incrementa durante la noche) deberá suspender el ascenso y no continuar hasta la desaparición de los síntomas. Si estos persistieran o se incrementaran deberá descender inmediatamente.

CAPÍTULO 17

FISIOLOGÍA DE LA HIPERBARIA. BUCEO

17.1 Introducción

Cuando el hombre se sumerge, la presión (P) sobre la superficie corporal aumenta en relación directa con la profundidad alcanzada. La presión hidrostática (Ph) resulta del peso de la columna líquida y se expresa por el producto de la altura (h), la gravedad (g) y la densidad (d) del líquido considerado, Ph = h.g.d. Cada 10 m de profundidad en el agua dulce (algo menos en agua salada) la P se incrementa una atmósfera; por lo tanto, a 20 m se soportan 3 atmósferas absolutas (3 ATA, 1 de aire + 2 de agua). Todo aumento en la Ph o presión barométrica (PB) determina una situación de *hiperbaria*. Por ej.: la P externa aumenta sobre el cuerpo humano cuando se utilizan cajones con aire comprimido, diseñados para el trabajo en túneles bajo ríos o montañas tratando de prevenir los derrumbamientos y durante el buceo. Para contrarrestar la presión externa y evitar el colapso de las vísceras huecas es necesario incrementar la P a la que se administran los gases.

Al respecto, debe recordarse que la mayor proporción del organismo está constituido por agua (60%) y ésta es prácticamente incompresible. Así la P ejercida sobre un cuerpo sumergido se transmite a las cavidades que contienen gas (pulmones, vísceras digestivas, oído medio, senos paranasales), que comprimirán sus volúmenes gaseosos durante la hiperbaria y los expandirán durante la descompresión con riesgo de ruptura (especialmente para el caso de los alvéolos pulmonares); si las paredes alveolares se desgarran, el aire escapa hacia las venas pulmonares y de allí a la circulación cerebral y coronaria pudiendo provocar embolias gaseosas con inconsciencia y colapso. Por ello el buzo debe estar especialmente entrenado para espirar durante el ascenso a la superficie tratando de prever la distensión alveolar.

17.2 Efecto de la hiperbaria sobre la mecánica respiratoria

Dos efectos de la hiperbaria inciden sobre la mecánica respiratoria: 1) el aumento de la densidad de los gases inspirados, 2) el aumento de la presión hidrostática sobre el cuerpo sumergido. La densidad de los gases está en relación directa con la Ph que soportan. Así con 5-ATA la densidad se incrementa 5 veces. Esta circunstancia modifica la capacidad ventilatoria máxima (CVM) que disminuye a medida que se eleva la Ph. La CVM de 200 l/min a nivel del mar llega a sólo 50 l/min a 6 ATA. Para paliar este inconveniente, más allá de 5 ATA (40 m de profundidad) es corriente utilizar la mezcla oxígeno/helio (Heliox, 80% He/20% O_2) dada la doble ventaja de este gas inerte, su baja densidad (0.33 con respecto al aire) antes señalada y la ausencia de narcosis comparativamente con el N_2.

El efecto adicional de la inmersión consiste en la presión del agua sobre el cuerpo, que dificulta el trabajo inspiratorio. La situación no tiene significación para la inmersión con un tubo "snorkel", ya que en este caso la profundidad alcanzada no pasa de 50 cm por lo cual la presión gaseosa alveolar es muy cercana a la atmosférica. Para el caso de inmersiones mayores (hasta 3 ATA) los nadadores libres portan un equipo con un tanque que suministra gas presurizado según la demanda por la profundidad (equipo de hombre rana, ver más adelante).

17.3 Relación profundidad, presión y volumen de los gases

El comportamiento de los gases está descripto por la ecuación general de los mismos: PV = nRT (P = presión absoluta, V = volumen, n = número de moles del gas, R = la constante universal de los gases, T = Temperatura absoluta.). Según la ley de Boyle, derivada de la anterior, el producto PV es una constante: PV = K. Por lo tanto, si duplicamos la P el V disminuye a la mitad y si descendemos la P a la mitad el V se duplica. Además se debe tener en cuenta la ley de Dalton: "En una mezcla de gases la P que ejerce cada gas es la misma que ejercería si él solo ocupara el volumen total y la P total resulta de la suma de las P parciales de sus componentes". Esta P total aumenta (y por consiguiente también la P parcial de cada gas) en forma proporcional al aumento de la P externa sobre un determinado V de gas. Sin embargo, el porcentaje (o sea la intervención relativa) en que participa cada gas permanece constante no obstante el cambio de la relación entre P y V; pero a este respecto debe recordarse que los efectos biológicos de un gas dependen de su P parcial, dado que su difusión y su capacidad de disolución son proporcionales a dicha P parcial (ley de Henry). *Fig. 17-1 y 17-2.*

La breve introducción que antecede respecto a la ecuación general de los gases y las leyes de Boyle y Dalton reúnen los fundamentos para entender las modificaciones de los volúmenes gaseosos en las circunstancias del buceo.

Los volúmenes gaseosos suelen expresarse en litros o ml definidos en precisas condiciones de temperatura y presión. En condiciones físicas estándar se consideran la presión barométrica (PB) de 760 mmHg (101.3 kPa), la temperatura de 0° C y los gases como gases secos. Se sabe que en estas condiciones un mol de gas ideal ocupa 22.4 l y contiene $6{,}023.10^{23}$ moléculas. Estas condiciones estandar se refieren con la sigla derivada del inglés STPD *(Standard Temperature and Pressure, Dry)*.

Cuando se trabaja en un laboratorio, el volumen de los gases evaluado por espirometría u otros métodos se realiza a temperatura, presión y humedad ambientes: ATPS *(Ambient Temperature and Pressure Saturated)*. Cuando el aire es inspirado se calienta y por lo tanto se dilata y se carga de vapor de agua. Por lo tanto, el volumen que ocupa en el tracto respiratorio debe expresarse a BTPS *(Body Temperature and Pressure Saturated)*. El aumento de volumen por la corrección establecida ronda aproximadamente en un 10%. Además, cuando se trata de una persona sumergida, los gases deben considerarse con la corrección para la P correspondiente a la profundidad alcanzada, para estimar así el cambio de volúmen que tendrán a nivel pulmonar.

En suma, los volúmenes gaseosos en condiciones de hiperbaria deben referirse en condiciones de BTPS en profundidad y confrontarlos, con igual referencia, con los valores a nivel del mar (BTPS a nivel del mar).

Ecuación para convertir volúmenes medidos en condiciones ATPS a volúmenes en condiciones BTPS:

$$Vol(BTPS) = \left(\frac{Vol\,ATPS\; x\; (273+37)}{273+t}\right) x \left(\frac{PB - PH2O}{PB - 47}\right)$$

PB = Presión barométrica,
t = temperatura ambiente (^oC),
PH_2O= Presión de vapor en la muestra.

Ecuación para convertir volúmenes medidos en condiciones ATPS a volúmenes en condiciones STPD:

$$Vol(STPD) = \left(\frac{Vol\,ATPS\; x\; 273}{273+t}\right) x \left(\frac{PB - PH2O}{760}\right)$$

PB = Presión barométrica,
t = temperatura ambiente (^oC),
PH_2O= Presión de vapor en la muestra.

Tabla I: Valores de la PH_2O a diferentes temperaturas y factores calculados para convertir volúmenes medidos en condiciones ATPS a volúmenes en condiciones BTPS. La tabla está confeccionada para una PB de 750 mmHg (100 kPa) y temperatura corporal de 37° C.

Temperatura ambiente (^oC)	*Factor de conversión*	*Presión de saturación del vapor de agua*	
		Kpa	*mmHg*
15	1.129	1.71	12.8
17	1.124	1.81	13.6
17	1.119	1.93	14.5
18	1.113	2.07	15.5
19	1.108	2.20	17.5
20	1.103	2.33	17.5
21	1.097	2.48	18.6
22	1.092	2.64	19.8
23	1.086	2.80	21.0
24	1.081	2.99	22.4
25	1.075	3.17	23.7
26	1.069	3.66	25.2

Las variaciones de los valores de la tabla por PB en el rango de 740- 760 mmHg (99 - 101 kPa) y t corporal de 35 - 39^oC son despreciables.

17.4 Hiperbaria respirando aire

La hiperbaria hasta 3 o 4 ATA no suele ser nociva en la medida que sea equilibrada por un aumento similar de P en el aire inspirado. Para profundidades de 3 ATA esto se consigue mediante un equipo SCUBA (siglas a partir del idioma inglés: Self-Contained Underwater Breathing Apparatus, corrientemente conocido como "equipo de hombre rana") que permite ventilar con una presión intrapulmonar próxima a la presión existente en el entorno, por lo cual el volumen de los pulmones no suele modificarse. Una válvula de regulación determina el pasaje de gas cuando la presión intrabucal desciende por debajo de la P del entorno (inspiración) o cuando la P externa se incrementa a mayor profundidad. Una manera de llegar a profundidades mayores y evitar la compresión es sumergirse en submarinos de los más diversos tamaños cuyas carcasas resisten la P exterior y dentro de los cuales se mantiene la P correspondiente al nivel del mar *(fig. 17-1)*.

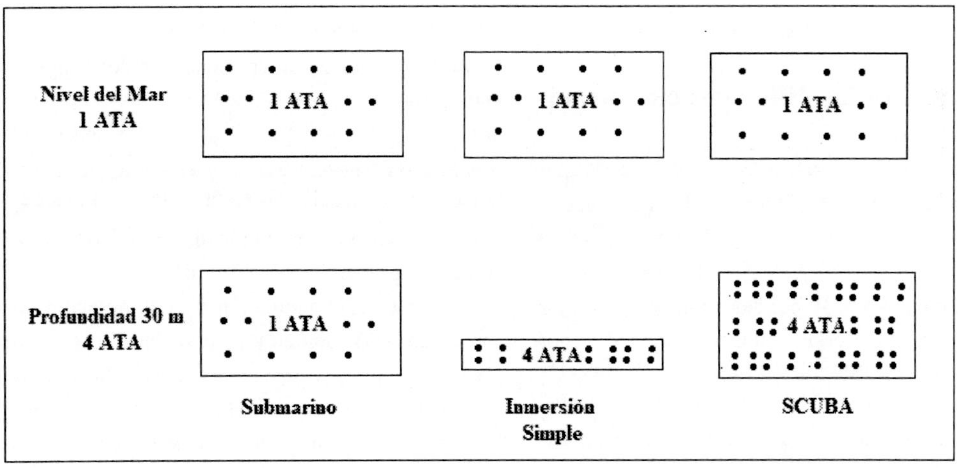

Figura 17-1. El volumen de gas decrece cuando la presión atmosférica absoluta (ATA) aumenta (Inmersión Simple). Este efecto se evita dentro de un submarino (volumen y presión de los gases se mantiene igual que a 1 ATA) o igualando la presión externa con el aumento de la presión de la mezcla inspirada (SCUBA). El punteado interior de los rectángulos esquematiza la densidad de moléculas del gas, por lo tanto su presión parcial.

17.5 Toxicidad del nitrógeno

Respirando aire deben tomarse en consideración sus dos principales componentes: N_2 78% y O_2 21%. A nivel del mar no se conocen efectos nocivos del N_2, pero cuando la P aumenta a niveles superiores a las 4 atmósferas (30 m de profundidad en el agua) se evidencia el efecto narcótico del N_2 cuyos primeros síntomas son jovialidad (semejante al sujeto alcoholizado) y un comportamiento de cierto desenfado. Doblando la profundidad (60 m) aparece somnolencia y disminuye la fuerza muscular (*fig. 17-2*). El mecanismo de la narcosis sería similar al de los gases anestésicos, ya que el N_2 se solubiliza en los lípidos determinando a nivel de la membrana de las células neuronales cambios de excitabilidad y conductividad.

Por otra parte, el N_2 es de baja solubilidad en medio acuoso. Como consecuencia el N_2 atmosférico tarda varias horas en equilibrarse con el N_2 de los tejidos y viceversa. El aumento de la P genera un aumento proporcional del N_2 disuelto en los tejidos (ley de Henry) pero cuando se descomprime el gradiente de P revierte y ésta es entonces mayor en los tejidos que, consecuentemente, liberan N_2 que será transportado hasta los alvéolos. Si la descompresión se realiza apresuradamente, la tasa de liberación por los tejidos es mayor que la posible de ser captada en solución y pueden generarse burbujas de gas que se enclavan en la circulación. El tamaño de éstas y su localización determinan diversos síntomas, que en casos extremos pueden llevar a la muerte. Los casos de mediana gravedad se caracterizan por dolores articulares y "ahogos" acompañados con tos por "burbujas" presentes en la circulación pulmonar. Los casos más severos se acompañan de trastornos neurológicos centrales (parálisis, sordera, alteraciones de la visión). Este cuadro clínico se define como "enfermedad por descompresión" y su prevención se realiza mediante la descompresión graduada.

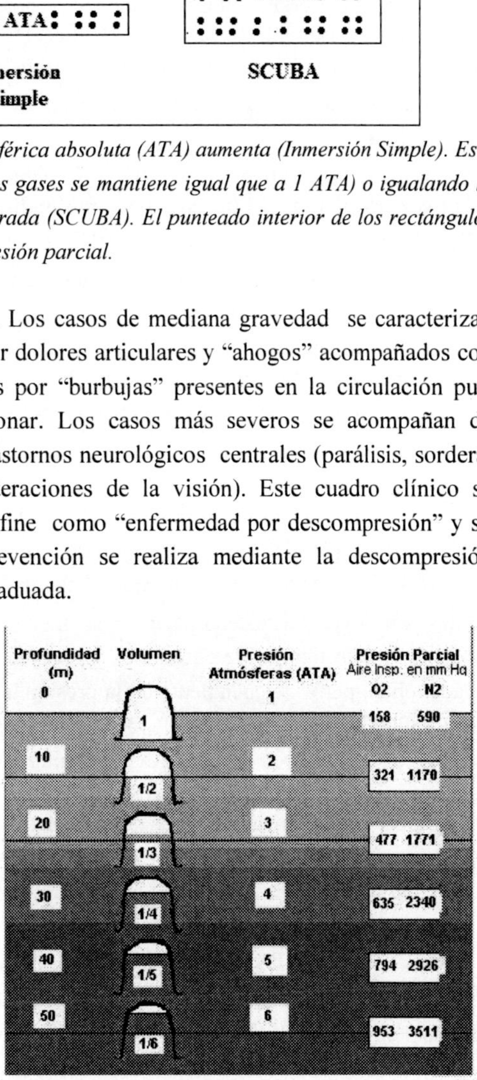

Figura 17-2 Cambios ocurridos en el volumen del gas y en las presiones parciales de los gases a medida que se incrementa la profundidad

Esta descompresión graduada está reglada en tablas confeccionadas en las cuales queda establecido el tiempo de permanencia en cada profundidad a medida que se asciende a la superficie (paradas por etapas). Los síntomas desaparecen rápidamente reinstalando al no exponerse a las convulsiones con el consiguiente riesgo de asfixia por inmersión.

17.6 Manejo en las diferentes circunstancias de buceo

En la práctica del buceo se pueden distinguir básicamente tres técnicas diferentes: 1) buceo a poca profundidad (hasta 2 ATA) apoyado por la respiración de O_2 puro o hasta 3 ATA respirando aire con SCUBA; 2) buceo a profundidades importantes (más de 3 ATA) por períodos limitados, apoyados por mezclas de O_2 y gases inertes (aire, u otras mezclas de O_2-N_2 y O_2-He); y 3) buceo prolongado, utilizando una mezcla de O_2 - gas inerte hasta la saturación de los tejidos.

En el primer caso el tiempo debe limitarse debido a la toxicidad del O_2. El buceo a poca profundidad con O_2 puro con sistemas de re-inhalación se encuentra limitado para uso militar (buzos tácticos). El buceo con aire hasta 3 ATA se realiza con fines deportivos. En ambos casos, el retorno a la superficie puede ser rápido y sin escalas, ya que el O_2 tisular decrece en paralelo con la presión ambiente sin el riesgo de generar enfermedad de descompresión.

En el buceo prolongado (varios días) se logra la saturación tisular (equilibrio de los tejidos con la elevada presión inspirada del gas inerte de la mezcla, N_2, He); debe tenerse en cuenta que el tiempo requerido para lograr dicho equilibrio es no menor de 12-24 hs y este tiempo de equilibrio es propio para cada tejido, pero independiente de la presión a que está expuesto. Así, por ejemplo, el N_2 (u otro gas inerte) se equilibra con la sangre de los capilares pulmonares en forma inmediata, pero por la baja solubilidad del N_2 en la sangre, la cantidad (masa) de gas transportada a los tejidos es escasa. En cambio, dado que la solubilidad para el N_2 en los lípidos es 5 veces mayor que en el agua, la capacidad de "almacenaje" de N_2 en los lípidos (volumen de N_2) es elevada y esto prolonga el tiempo de equilibrio y de eliminación. Por otra parte, los tejidos más vascularizados (riñón) son rápidamente saturados con respecto a los pocos vascularizados (grasa). En definitiva, por su alta capacidad para almacenar N_2 y su escasa vascularización, el tejido graso requiere varias horas más para su equilibrio que un tejido como el renal con elevado flujo sanguíneo y poca grasa, que se equilibra en menos de una hora.

A los efectos de prolongar un poco el tiempo de permanencia en la profundidad se emplean mezclas con menos N_2 (llamadas nitrox) pero con más O_2 (Nitrox I: 32 % de O_2 y 68 % de N_2; o el Nitrox II: 36 % de O_2 y 64 % de N_2). Al tener menos N_2 disminuye el riego de enfermedad por descompresión, pero por tener mayor concentración de O_2 aumenta la toxicidad de este gas. Debido a la necesidad de preparar una mezcla exacta y el riesgo de toxicidad por O_2 estas mezclas no se utilizan con fines deportivos y, en caso de ser empleadas, requieren personal entrenado especialmente en su uso.

En síntesis, la saturación y la eliminación de un gas de un tejido siguen un ritmo semejante y propio para cada tejido. Al respecto se hace arbitrariamente referencia a "tejidos rápidos" y "tejidos lentos". Esta consideración tiene aplicación práctica dado que, a) para una exposición breve a presiones elevadas, "los tejidos lentos" no generan riesgo a la descompresión porque no han tenido tiempo suficiente para adicionar N_2, b) contrariamente, generan un largo período de riesgo cuando se han equilibrado por un buceo prolongado, ya que necesitan mucho tiempo de descompresión para la eliminación de los gases dada su escasa vascularización. Los conceptos anteriores constituyen la base para confeccionar las "tablas de descompresión" que aseguran un ascenso sin problemas. Después de un buceo prolongado el ritmo de descompresión se aproxima a 12-24 hs por cada 30 m de ascenso a la superficie.

17.7 Accidente por zambullida

Es importante ilustrar sobre el riesgo de hiperventilar anticipadamente para zambullirse aun en aguas poco profundas (el caso de una pileta de natación). Esta maniobra, tendiente a disminuir la concentración de CO_2 en plasma y por consiguiente retardar un nuevo estímulo ventilatorio, posibilita un período de inmersión más prolongado, pero genera simultáneamente una severa hipoxemia que puede determinar la pérdida de la conciencia antes de completar el ascenso a la superficie. Además, sin llegar a la pérdida de conocimiento, la hipocapnia generada por la hiperventilación determina una vasoconstricción cerebral que puede provocar mareos y pérdida del sentido de posición espacial facilitando un elevado riesgo de ahogamiento.

Al realizar una hiperventilación previa a la zambullida, se logra un importante descenso de la PCO_2 con un aumento no significativo de la PO_2. Si se realiza una apnea después de una respiración normal, el estímulo para el inicio de la ventilación estará dado por la acumulación de CO_2.

Si la apnea se efectúa después de hiperventilar, el estímulo para reiniciar la ventilación dependerá de la hipoxia, lográndose así mayores tiempos de apnea (*fig. 17-3*). De este modo, pese a lo peligroso de la maniobra, se han logrado descensos sin equipos a profundidades asombrosas (172 metros en octubre del 2002).

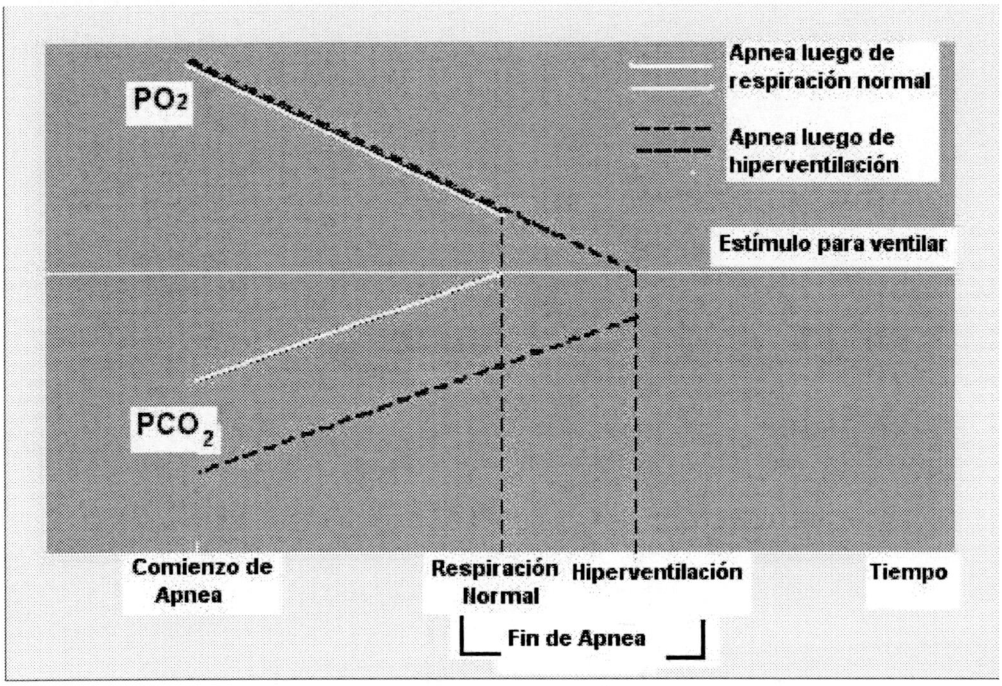

Figura 17-3. Cambios en la PO_2 y en la PCO_2 durante la apnea a partir de ventilación normal y luego de hiperventilar. Para la explicación véase el texto

CAPÍTULO 18

RESPUESTA VENTILATORIA AL EJERCICIO

18.1 Introducción

La realización del ejercicio origina un incremento en la demanda de O_2 y nutrientes por parte de los músculos y un aumento en la producción de CO_2 y productos de deshecho. Esta mayor demanda de O_2 junto con la mayor producción de CO_2 determina una respuesta fisiológica por parte del organismo tendiente a satisfacer las mayores necesidades del tejido muscular.

Esta respuesta presenta dos etapas claramente definidas: una aguda (respuesta al ejercicio) y otra prolongada (adaptación al ejercicio) tendientes a adecuar al sujeto a dicha situación.

Por lo tanto se entiende por respuesta al ejercicio a los cambios agudos que se producen en la diferentes funciones corporales como consecuencia de la realización de un ejercicio y que siguen un curso temporal paralelo al mismo, desapareciendo en forma rápida luego de finalizado. Por otra parte la adaptación al ejercicio se puede definir como los cambios anatómicos y funcionales que se producen luego de un entrenamiento adecuado y prolongado del sujeto.

Consumo de oxígeno y ejercicio

Por consumo de oxígeno (VO_2) se entiende la cantidad de oxígeno que consume el organismo en un tiempo determinado. De esta manera una persona joven de sexo masculino en reposo, de aproximadamente 1.7 m^2 de superficie corporal, consume aproximadamente unos 250 ml de O_2 por minuto. Estos valores se incrementan en forma manifiesta al realizar un ejercicio intenso pudiendo alcanzar cifras del orden de los 2500-3000 ml en sujetos sedentarios o hasta alrededor de los 5000-6000 ml de O_2 por minuto en deportistas adecuadamente entrenados.

El aumento del VO_2 frente al ejercicio presenta dos patrones diferentes según se analice a partir de cargas crecientes o de una carga fija que exija un esfuerzo sub máximo. El primer caso se caracteriza por un aumento proporcional al esfuerzo realizado hasta alcanzar el VO_2 máximo (*fig. 18-1*); el segundo posee una primera fase de adecuación hasta que se alcanza un VO_2 estable (*fig. 18-2*).

Se entiende como VO_2 máximo a la cantidad máxima de oxígeno que el organismo puede consumir por unidad de tiempo. Se expresa en ml x min^{-1} o en ml x kg^{-1} x min^{-1}. Cabe señalar que en este concepto se incluye la capacidad de movilizar el aire, realizar la hematosis y transportar el oxígeno hasta los tejidos metabólicamente activos. Cuando un sujeto alcanza su VO_2 máximo se registra una meseta en la curva de consumo versus tiempo. En los casos en que no es posible identificar la meseta (por agotamiento físico en sujetos no entrenados o abandono prematuro de la prueba en atletas) el valor máximo obtenido se denomina VO_2 pico. Este consumo no puede asimilarse al VO_2 máximo, dado que no se puede conocer la diferencia entre este valor alcanzado y el máximo (*fig. 18-3*).

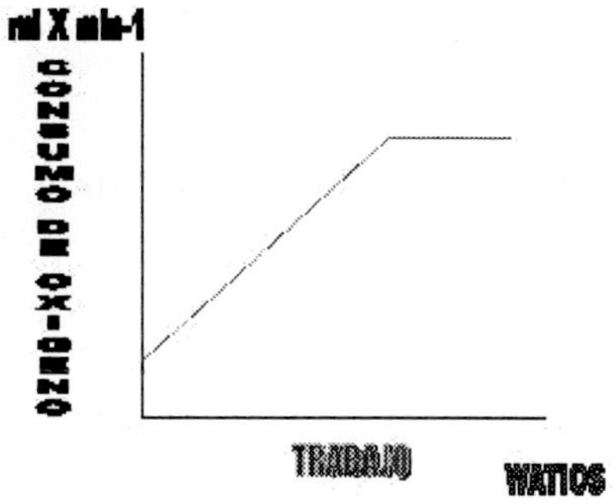

Figura 18-1: Se representa el consumo de O_2 en función de la carga (trabajo muscular). Como se puede observar se produce un incremento del VO_2 en forma lineal al trabajo efectuado hasta alcanzar un valor máximo (VO_2 máximo).

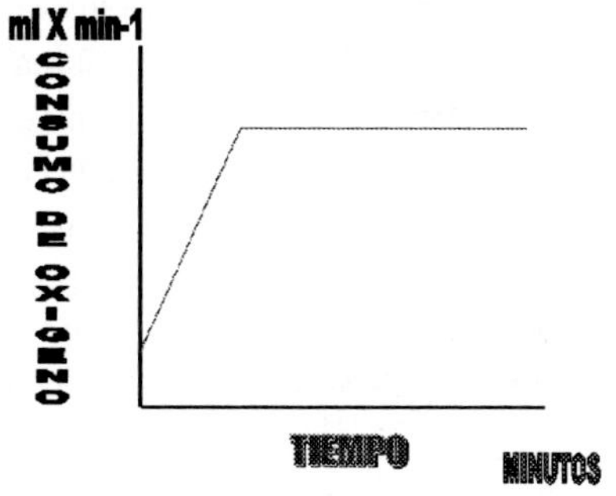

Figura 18-2: Modificación del VO_2 en función del tiempo cuando se realiza un trabajo sub máximo a carga constante.

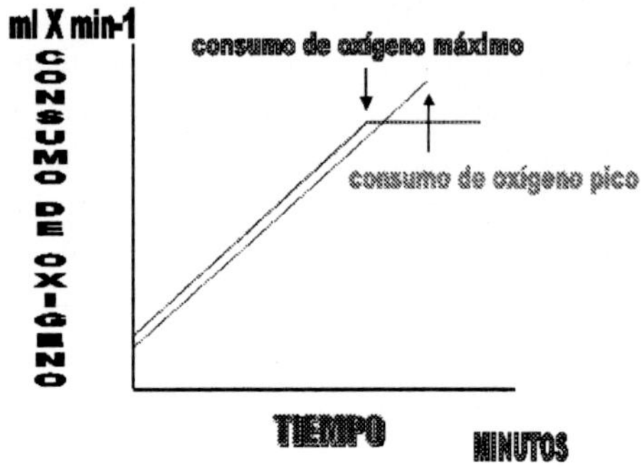

Figura 18-3: Se representa el VO_2 en función del tiempo efectuando un ejercicio con cargas crecientes. En la primera curva (color negro) el VO_2 alcanza una meseta (VO_2 máximo), mientras que en la segunda (color gris) no (VO_2 pico).

18.2 Concepto de umbral anaerobio

Se entiende por umbral anaerobio la intensidad de ejercicio por encima de la cual empieza a aumentar en forma progresiva la concentración de lactato en sangre. A partir de ese momento se puede comprobar que la ventilación pulmonar se incrementa en forma desproporcionada con respecto al oxígeno consumido.

Sin embargo a partir de esta definición inicial han surgido varias denominaciones referidas a fenómenos vinculados con el umbral anaerobio que no son completamente similares. El punto a partir del cual se incrementa la concentración de lactato por encima de los valores basales se ha denominado también como umbral láctico. Se han descrito dos valores de lactato: el primero se refiere al momento en que la concentración de lactato en plasma duplica los valores de reposo alcanzando aproximadamente los 2 mmol x l^{-1} lactato (nivel inicial de incremento); mientras que el segundo se define como el comienzo de la acumulación de lactato en la sangre y su valor para algunos autores es de 4 mmol x l^{-1} lactato. El primer punto se alcanza aproximadamente entre el 45-60 % del VO_2 máximo, mientras que el segundo entre el 75-85%.

Por otra parte, el punto en el cual la ventilación aumenta en forma desproporcionada con respecto al VO_2 se denomina umbral ventilatorio. Se ha descrito un umbral ventilatorio 1 (UV1) y un umbral ventilatorio 2 (UV2). El UV1 queda definido por el comienzo del aumento de la ventilación pulmonar en forma desproporcionada con respecto al oxígeno consumido, mientras que el UV2 es el trabajo a partir del cual existe una marcada hiperventilación con disminución de la presión parcial de CO_2 en el aire espirado al final de la espiración.

Finalmente otros autores han definido como umbral aeróbico (umbral aeróbico-anaeróbico) al punto en el que se observa un aumento en la concentración de lactato, en valores aproximadamente del doble (2 mmol x l^{-1}) de lo registrado en situaciones de estabilidad, junto con un incremento no lineal de la ventilación.

El UV1 coincide aproximadamente con el umbral aeróbico y se encuentra alrededor del 45-60 % del VO_2 máximo.

Fases del consumo de oxígeno durante el ejercicio a partir de la curva consumo versus tiempo

Durante un ejercicio con cargas crecientes se pueden describir tres fases (*fig. 18-4*). Cada una de ellas se correlaciona con un estado metabólico determinado.

En la primera fase se comprueba un aumento en el VO_2 con disminución en el aire espirado de la concentración fraccional de O_2. Además se puede comprobar un aumento moderado en la concentración fraccional de CO_2 en el aire espirado. La producción de lactato se mantiene sin grandes modificaciones. Por todo lo expuesto se puede concluir que en esta fase predomina el metabolismo aerobio.

En la segunda fase el aumento del VO_2 alcanza hasta aproximadamente un 45-60 % del VO_2 máximo, junto con un incremento en la concentración de lactato al doble de su valor de reposo (2 mmol x l^{-1} lactato) y de la concentración fraccional de CO_2 en el aire espirado. Este aumento en la producción de CO_2 trae como consecuencia un estímulo ventilatorio que provoca un aumento de la concentración fraccional de O_2. En esta fase se localiza el umbral aeróbico.

Finalmente *en la tercera fase* se produce un mayor incremento en el VO_2, junto con un aumento en la concentración fraccional de O_2 en el aire espirado, y en los niveles de lactato en sangre cercanos a los 4 mmol x l^{-1} lactato (momento en que se alcanza aproximadamente entre el 75-85 % del VO_2 máximo). Estos cambios se asocian a una disminución en la concentración fraccional de CO_2 en el aire espirado con hiperventilación importante. Al finalizar esta tercera fase se alcanza el VO_2 máximo. (*Fig. 18-4*).

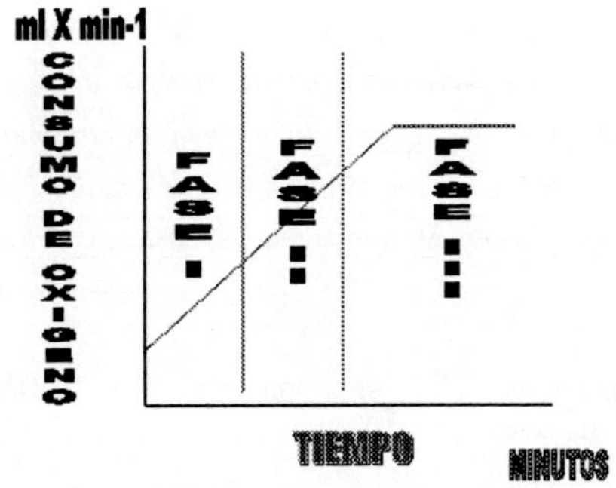

Figura 18-4: Fases de la curva VO_2 en función del tiempo realizando un ejercicio con cargas crecientes. Fase I: metabolismo aeróbico; Fase II: umbral aeróbico-anaeróbico; Fase III: VO_2 máximo.

Determinación del umbral anaeróbico mediante la evaluación del umbral ventilatorio

Una forma práctica de evaluar el umbral anaerobio en forma incruenta reside en la determinación del umbral ventilatorio mediante el procedimiento de la evaluación simultánea del VO_2 y de la producción de CO_2 (VCO_2). Cuando el sujeto se encuentra realizando una actividad física por debajo del umbral anaeróbico, la VCO_2 aumenta en forma lineal y paralela al VO_2. Cuando se supera el umbral anaeróbico, la VCO_2 se separa del VO_2. Esto trae como consecuencia un incremento de la pendiente de la VCO_2. (*Fig. 18-5*).

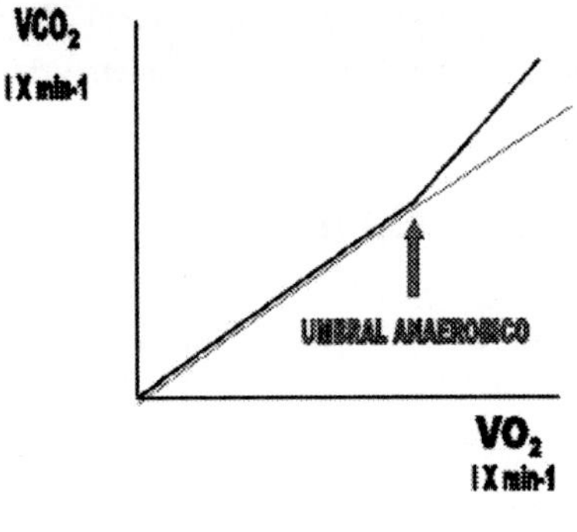

Figura 18-5: Determinación del umbral anaeróbico durante la realización de un ejercicio incremental empleando la evaluación de la relación VO_2 / VCO_2.

18.3 Regulación de la ventilación durante el ejercicio

Durante el ejercicio la ventilación pulmonar puede aumentar desde unos 6 l x min^{-1} hasta aproximadamente unos 100 l x min^{-1} en sujetos no entrenados y hasta valores entre los 150/200 l x min^{-1} en sujetos entrenados (alcanzando una frecuencia respiratoria de 60 . min^{-1} y un volumen corriente de aproximadamente el 40 al 50 % de la capacidad vital). Como se puede comprobar en la figura 18-6, la ventilación sigue un curso bastante paralelo a la curva de consumo versus tiempo (*fig. 18-7*). En la primera fase la ventilación aumenta en forma brusca (incluso esta respuesta se puede anticipar al inicio de la actividad física) con cociente respiratorio normal.

En la fase dos se observa un incremento gradual, con cociente respiratorio bajo, para finalmente presentar en la fase tres una meseta en el caso de realizar un ejercicio de intensidad constante. Si por el contrario se ejecutara un ejercicio de agotamiento (con esfuerzos progresivos y continuos) no se observa la meseta.

Cuando se realizan ejercicios de intensidad creciente, la ventilación pulmonar aumenta en forma lineal hasta aproximadamente un valor cercano al 50-60 % VO_2 máximo, luego se pierde la relación lineal. En ese momento se determina el umbral ventilatorio que coincide con la fase dos de la curva VO_2 versus tiempo.

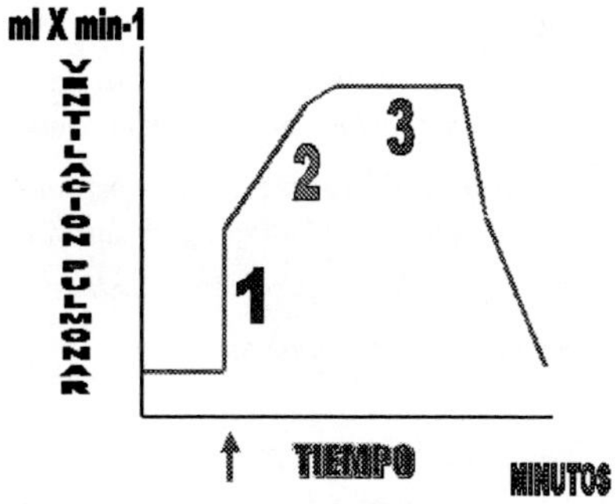

Figura 18-6: Ventilación pulmonar durante la realización de un ejercicio. En la fase 1 se observa un rápido incremento en la ventilación que incluso precede a la iniciación del movimiento. En la fase 2 se produce un aumento gradual la ventilación para finalmente alcanzar una etapa de meseta (fase 3). Esta etapa se mantiene durante la realización de esfuerzos moderados hasta la terminación del ejercicio. Cundo se realiza una actividad física de intensidad creciente no se observa la etapa de meseta. Finalmente al concluir el ejercicio se produce un descenso gradual de la ventilación (primero más rápido y luego más lentamente) que permite restaurar las reservas energéticas (deuda de O_2).

Al finalizar el ejercicio la ventilación disminuye progresivamente (inicialmente en forma rápida y luego con mayor lentitud), permitiendo la restauración de las reservas energéticas del organismo. Esta situación en la cual el VO_2 permanece elevado con respecto a los valores previos a la realización del esfuerzo físico, se conoce como deuda de O_2 (*fig. 18-6 y 18-7*).

La fase en que la ventilación y el VO_2 disminuyen en forma rápida se conoce con el nombre de componente alactático de la deuda de O_2 (el consumo está destinado a restaurar principalmente las reservas de fosfágenos del músculo), mientras que la fase de disminución más lenta se denomina componente lactático de la deuda de O_2 dado que en ella se elimina el ácido láctico acumulado (fig. 18-7).

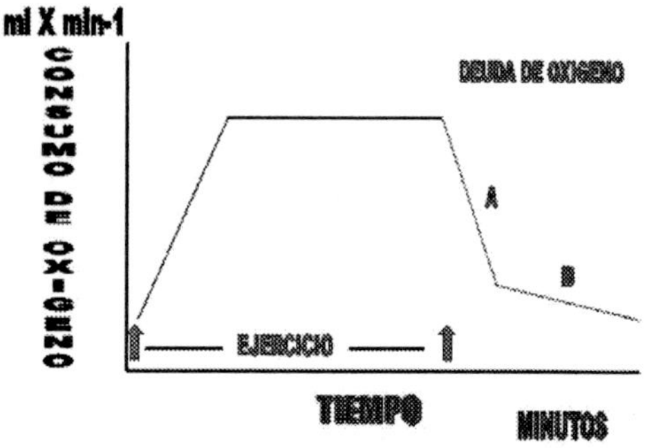

Figura 18-7: Variación del VO_2 durante la realización y recuperación de una actividad física. Como se puede comprobar la ventilación pulmonar y el VO_2 siguen un comportamiento paralelo. En la fase de recuperación del ejercicio se mantiene elevado el VO_2 para satisfacer la deuda de O_2. En esta fase de recuperación se distinguen dos etapas: A: etapa alactática y B: etapa lactática.

En la figura *18-8* se representan en forma esquemática los procesos metabólicos que suministran energía durante la realización de un ejercicio.

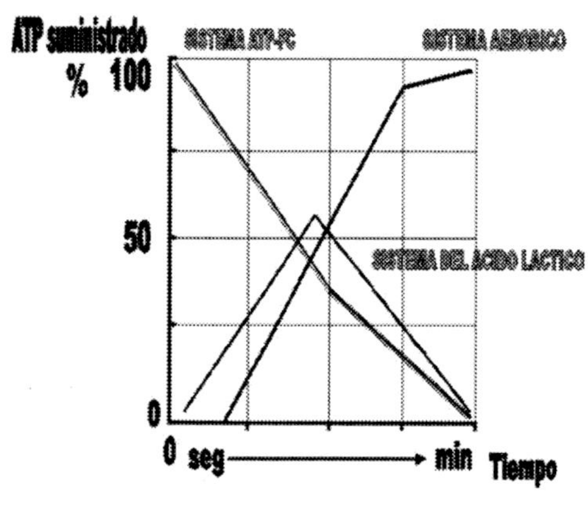

Figura 18-8: El continuo energético durante la realización de una actividad física. Como se observa, en los primeros segundos de iniciado el ejercicio, los requerimientos energéticos se satisfacen a partir del sistema de fosfatos (carreras de 100 m). Luego se emplea el sistema de glucólisis anaeróbica con producción de ácido láctico (carreras de 500 m) y finalmente el sistema aeróbico (maratón).

Mecanismos de producción del umbral ventilatorio

Si bien existen varios mecanismos que se han postulado como los responsables del incremento ventilatorio no lineal cuando se supera el 50-60 % VO_2 máximo, el más importante es el debido a la acidosis metabólica (láctica) y su amortiguamiento por el CO_3HNa plasmático. Como se viera en el capítulo 14 la acidemia estimula a los quimiorreceptores carotídeos provocando un aumento de la ventilación; por otro lado la amortiguación del ácido láctico por el CO_3HNa plasmático trae como consecuencia la producción de un exceso de CO_2 que atraviesa la barrera hemato-encefálica y forma CO_3H_2 en el líquido intersticial del encéfalo. Este incremento de la concentración de CO_3H_2 trae aparejado un aumento en los H^+ que estimulan a los quimiorreceptores centrales. Además a este mecanismo se le suman: a- el incremento de la concentración de K^+ y b- el aumento de la temperatura corporal (recordar que, aun en situación de reposo, todo incremento de la temperatura corporal se traduce en un aumento de la ventilación).

18.4 La hematosis y el transporte de gases en el ejercicio

En el ejercicio la capacidad de difusión para el O_2 se incrementa hasta alrededor de 60 ml/min/mmHg. Este aumento se explica por una mayor superficie de intercambio debido a la dilatación de los capilares y al fenómeno de reclutamiento (Capítulo 12) Como resultado de lo expuesto, también aumenta la capacidad de difusión para el CO_2, alcanzando valores cercanos a los 1200 ml/min.

Con respecto al transporte de gases por la sangre se debe señalar que como resultado de la actividad física, se producen pocos cambios en la concentración de hemoglobina y en el hematocrito, salvo inmediatamente después de ejercicios prolongados en donde se registra un incremento por hemoconcentración. Este fenómeno se revierte en 12 a

24 horas pudiendo presentarse incluso una hemodilución pasajera. Por otro lado el descenso del pH (acidosis láctica) en los capilares musculares, trae como resultado una desviación a la derecha de la curva de saturación de la hemoglobina. Este fenómeno favorece el pasaje de O_2 a los tejidos (ver capítulo 11: Transporte de gases por la sangre), al igual que el incremento de la temperatura que se registra en el tejido muscular activo.

Además se observa un incremento en la diferencia a-v de O_2 que se produce debido a una mayor extracción tisular. Esta puede alcanzar valores cercanos a los 15 ml de O_2. 100 ml^{-1} de sangre.

18.5 La relación ventilación/perfusión

La relación V/Q experimenta modificaciones importantes solamente cuando se realizan ejercicios intensos debido a que en estas circunstancias la hiperventilación es muy importante y predomina sobre el aumento del flujo sanguíneo pulmonar, alcanzando valores cercanos a 4 o 5.

18.6 Los cambios adaptativos al ejercicio

Durante el entrenamiento prolongado se producen algunos cambios fisiológicos importantes que tienen que ver principalmente con:

a- el incremento de la capacidad pulmonar total y de los volúmenes pulmonares que la integran,

b- el aumento del área difusiva y

c- la disminución en la concentración de hemoglobina y el hematocrito.

El incremento de la capacidad pulmonar total permite explicar los elevados valores de ventilación pulmonar y el aumento del área difusiva que se registran en deportistas de competición.

La disminución de la concentración de hemoglobina y el hematocrito se debe a un mecanismo de dilución (pseudo anemia del deportista). Se considera que podría ejercer un efecto beneficioso por disminuir la viscosidad de la sangre.

CAPÍTULO 19

FISIOLOGÍA RESPIRATORIA PEDIÁTRICA

1. Introducción

El desarrollo del aparato respiratorio es un proceso dinámico y complejo. A lo largo de la gestación normal, la morfogénesis y maduración de todas las estructuras involucradas permiten una adecuada adaptación para el intercambio de gases en la vida extrauterina. Clásicamente se describen 5 períodos que acontecen de manera secuencial y con cierta superposición entre ellos. Durante estos se desarrollan las yemas bronquiales (período embrionario, semanas 3 a 7), la vía aérea de conducción (período seudoglandular, semanas 5 a 17), los acinos pulmonares, capilares y membrana alvéolo-capilar (período canalicular, semanas 16 a 26), los sacos alveolares (período sacular, semanas 26 a 38) y la formación de alvéolos por progresivo tabicamiento de los sacos alveolares (período alveolar, semana 36 a los 2 años de vida posnatal). Si bien la velocidad de desarrollo alveolar es máxima durante ésta última fase, el recién nacido posee menos de un tercio del número final de alvéolos (*figura 19-1*). El resto del desarrollo alveolar se completa en gran medida durante los primeros dos años de vida.

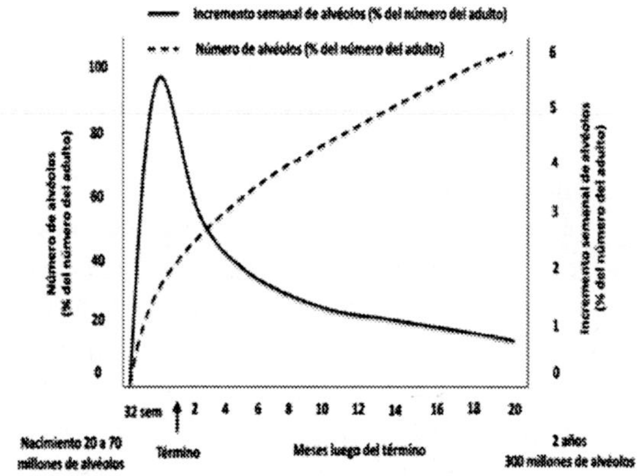

Figura 19-1: Incremento prenatal y posnatal del número de alvéolos como porcentaje del número total del adulto. Modificado de Polin R, Fox W, Abman S. Fetal and Neonatal Physiology. Saunders. 4th edition. 2011.

Durante la vida intrauterina el pulmón fetal no cumple funciones respiratorias dado que el intercambio de gases se realiza exclusivamente en la placenta. Desde etapas tempranas del desarrollo, se encuentra ocupado por un líquido de características muy particulares llamado *líquido pulmonar fetal* (LPF). Es producido por las células epiteliales del aparato respiratorio, dado que durante la vida intrauterina dicho epitelio cumple esencialmente funciones de secreción. Su composición es distinta al líquido amniótico (tabla 19-1) y los movimientos ventilatorios fetales constituyen el principal estímulo para su secreción.

	LÍQUIDO PULMONAR FETAL	LÍQUIDO AMNIÓTICO
pH	6,43 +/- 0,13	7,07 +/- 0,22
Osmolaridad (mOsm/l)	300 +/- 6	257 +/- 14
Sodio (mEq/l)	150 +/- 1,3	113 +/- 65
Cloro (mEq/l)	157 +/- 4,1	87 +/- 5
Bicarbonato (mEq/l)	2,8 +/- 0,3	19 +/- 3
Proteínas (mg/dl)	27 +/- 2	100 +/- 10

Tabla 19-1: Composición electrolítica y proteica del líquido pulmonar fetal y del líquido amniótico.

La presencia del LPF asegura el mantenimiento del pulmón expandido durante el desarrollo fetal, lo que favorece tanto la diferenciación del epitelio respiratorio como el desarrollo del intesticio y de los vasos pulmonares.

Para asegurar la correcta adaptación a la vida posnatal, el pulmón fetal deberá adquirir la capacidad de secretar el *factor surfactante* y el *LPF deberá ser removido* hacia el final de la gestación.

2 Adaptación respiratoria a la vida posnatal

Introducción

Para que la función pulmonar se establezca exitosamente luego del nacimiento, la placenta deberá ser excluida de la circulación. El recién nacido deberá realizar su *primera respiración* y luego establecer una *CRF adecuada*. Además se deberá desarrollar una *relación ventilación/perfusión (V/Q)* que permita el intercambio óptimo de O_2 y CO_2 entre los alvéolos y la sangre.

El clampeo del cordón umbilical y el aumento en la presión arterial de O_2 (PaO_2) que sucede luego de la primera respiración ambiental, son los estímulos encargados de iniciar y sostener la respiración rítmica y regular luego del nacimiento.

La primera respiración

Tanto estímulos físicos como químicos son responsables de generar la primera respiración ambiental del recién nacido.

En la vida intrauterina, el feto se desarrolla sumergido en el líquido amniótico. En este estado de flotación se cumple el principio de Arquímides, por lo que la acción de la fuerza de gravedad sobre el feto quedará amortiguada en mayor o menor medida de acuerdo al tamaño fetal y al volumen del líquido amniótico. Inmediatamente luego del nacimiento, el recién nacido experimenta un aumento en la fuerza de gravedad y una disminución en la temperatura que lo rodea. A su vez recibe múltiples estímulos visuales, auditivos, táctiles y propioceptivos.

Por otro lado, por compresión del cordón umbilical y por interferencia con el intercambio de gases a nivel placentario durante el proceso del parto, se produce un aumento en la $PaCO_2$ y una disminución en la PaO_2 y en el pH.

Así es que la hipoxemia, la hipercapnia, la acidemia y todos los estímulos físicos antes mencionados actúan sinérgicamente estimulando al recién nacido a realizar su primera respiración.

La diferencia de presión necesaria para insuflar el pulmón con aire por primera vez es mucho mayor que la que se requiere en cualquier otro momento de la vida. En recién nacidos sanos oscila entre 10 y 50 cmH_2O (normalmente entre 20 y 30 cmH_2O), frente a los 4 a 5 cmH_2O de la respiraciones habituales en niños (figura 19-2). Estos elevados valores de presión son necesarios para vencer la tensión superficial y la elevada viscosidad del LPF que aún persiste en los pulmones. Durante esta primera respiración ingresa un volumen de aire de aproximadamente 30 ml/kg, de los cuales alrededor de 20 ml/kg permanecerán dentro del pulmón. Al finalizar la segunda respiración, cerca de 30 ml/kg de aire permanecerán en el pulmón para establecer la CRF (figura 19-2).

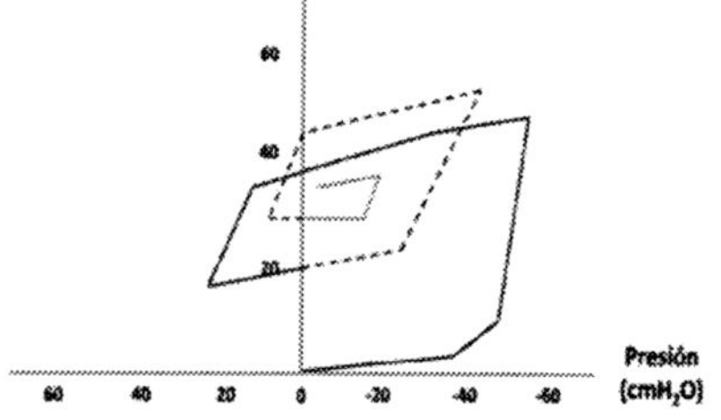

Figura 19-2: Curvas de presión transpulmonar durante las primeras tres respiraciones luego del nacimiento. Cada respiración sucesiva requiere menor presión transpulmonar. La presión transpulmonar máxima en la primera respiración (línea continua) es cercana a 50 cmH_2O. Al final de la primera espiración permanecen en el pulmón cerca de 20 ml/kg de aire, que aumentan a aproximadamente 30 ml/kg hacia el final de la segunda espiración (línea de trazos). La tercera respiración se representa con la línea punteada.

El reflejo paradójico de Head actúa durante la primera respiración potenciando el ingreso de aire a los pulmones. El estiramiento que ocurre en la vía aérea superior al ingresar el aire es censado por mecanorreceptores ubicados en su pared. Esto genera el desarrollo de una inspiración aún más profunda que le permite al recién nacido completar la diferencia de presión necesaria para insuflar el pulmón con aire por primera vez.

Generación de la capacidad residual funcional

Introducción

Desde un punto de vista funcional, la presencia de una adecuada CRF minimiza la existencia de cambios cíclicos en la PaO_2 y en la $PaCO_2$ entre cada ciclo respiratorio.

Además, alojar un volumen constante de aire dentro de los pulmones luego de espirar el volumen corriente (Vc) evita el colapso alveolar y permite que las diferencias de presión necesarias para ingresar un nuevo Vc sean mucho menores.

Determinantes, regulación y mantenimiento

En neonatos y niños pequeños, la retracción elástica del parénquima pulmonar es menor que la del adulto y por ende su *compliance* es mayor. Esto se debe en gran medida a la escasez y al pobre desarrollo de las fibras elásticas pulmonares. Por otro lado, la retracción elástica del tórax es llamativamente baja debido a la naturaleza cartilaginosa y escasa mineralización ósea de la caja torácica, a la disposición horizontal de las costillas y a la relativa inmadurez de los músculos respiratorios.

Bajo estas condiciones, el equilibrio estático entre la acción opuesta de la fuerza elástica pulmonar (FEP) y la fuerza elástica torácica (FET) determinaría una CRF muy baja, incompatible con el adecuado intercambio de gases. Tal es así que una reducción semejante de la CRF produciría gran inestabilidad alveolar, favoreciendo el colapso del parénquima pulmonar (atelectasias) y una alteración en la relación V/Q.

Sin embargo, dicha situación no acontece dado que la CRF es *determinada dinámicamente* en un valor cercano al 40% de la capacidad pulmonar total (CPT) gracias a la combinación de una serie de factores.

En primer lugar, el mecanismo más importante es la contracción tónica del diafragma y de los músculos intercostales durante todo el ciclo respiratorio. Esto aumenta la elasticidad de la pared torácica y permite el mantenimiento de un mayor volumen pulmonar luego de espirar el Vc.

En segundo lugar, la finalización de la espiración se produce antes de que el volumen pulmonar alcance su volumen de equilibrio, es decir, antes de que se iguale la acción opuesta de las fuerzas elásticas pulmonar y torácica. Este cese prematuro de la espiración se debe en parte a la relativamente larga constante de tiempo del sistema respiratorio en relación a las altas frecuencias respiratorias de los niños pequeños.

En tercer lugar, dos mecanismos adicionales participan en la regulación dinámica de la CRF por encima del volumen de equilibrio. Tanto el cierre glótico como el freno contráctil del diafragma que suceden hacia el final de la espiración, favorecen la generación de una presión positiva de fin de espiración (PEEP, por su sigla en inglés) de 5 a 7 cmH_2O que permite el mantenimiento de un volumen pulmonar mayor.

Todos los mecanismos que regulan dinámicamente la CRF disminuyen durante el sueño REM, lo cual se traduce en una disminución de su volumen. Esto también sucede tras la administración de relajantes musculares o agentes anestésicos, pudiendo producir atelectasias o colapsos de la vía aérea.

Cambios madurativos

La maduración de las propiedades elásticas del tórax determinará el momento a partir del cual la CRF comenzará a dejar de ser regulada exclusivamente de manera dinámica. Esto comienza entre los 6 y los 12 meses de vida por aumento de la elasticidad del tórax, gracias a la maduración tanto del tejido torácico como de la fuerza y del tono muscular.

Así es que los niños mayores de 1 año, además de continuar con la regulación dinámica, comienzan a fijar la CRF en valores cercanos al 50% de la CPT, similar a la de los niños mayores y adultos. Esto se logra porque las propiedades elásticas del tórax se empiezan a asemejar a las del pulmón (ver más adelante).

De este modo la CRF se va trasladando de a poco al punto de equilibrio del sistema tóraco-pulmonar, es decir, al punto en el cual la acción opuesta de la FEP y de la FET se iguala. Este evento se completa aparentemente cerca de los 2 años de edad. Sin embargo no se conoce con exactitud cuándo se abandona por completo la regulación dinámica.

Vale destacar que estos cambios madurativos coinciden con el comienzo de la deambulación en el niño, o sea, cuando adopta la posición vertical.

Influencia de la CRF sobre el volumen alveolar

Ya sea en el contexto de la determinación dinámica de la CRF en niños pequeños, como cuando la misma es determinada por el equilibrio estático entre la FEP y la FET, el interjuego de fuerzas que implica su establecimiento genera una presión subatmosférica en el espacio pleural llamada presión intrapelural (PIP).

En neonatos y niños pequeños es solo ligeramente subatmosférica debido a la elevada *compliance* de la pared torácica, mientras que en niños mayores y adultos en posición vertical oscila entre -2 y -8 cmH_2O, dependiendo del nivel del parénquima pulmonar (figuras 19-3A y B).

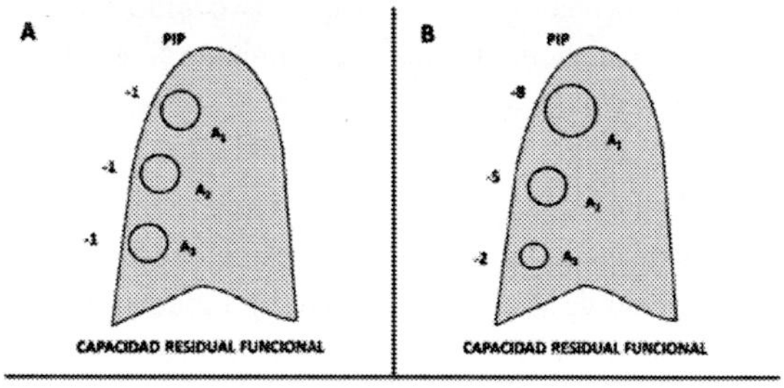

Figura 19-3A: Representación esquemática del pulmón y sus alvéolos (A_1, A_2 y A_3) a CRF en niños menores de 2 años. Los valores de PIP son ligeramente subatmosféricos y presentan escasa variación en los distintos niveles del parénquima pulmonar. Por lo tanto el grado de distensión alveolar varía poco en todo el pulmón. B: Representación esquemática del pulmón y sus alvéolos (A_1, A_2 y A_3) a CRF en niños mayores y adultos en posición vertical. La PIP es más subatmosférica en el vértice porque recibe menor efecto del peso del parénquima en comparación con la base. Cuanto más subatmosférico es el valor de PIP, mayor es la

distensión que produce en los alvéolos, lo que les adjudica un volumen mayor.

A raíz de este fenómeno, una vez espirado el Vc existen distintos grados de distensión alveolar de acuerdo a la magnitud del valor de la PIP para cada segmento del parénquima (a valores de PIP más negativos, mayor distensión alveolar). Este efecto es particularmente relevante en niños mayores de 2 años, dado que la maduración en las propiedades elásticas del tórax permite un mayor ajuste estático de la CRF. Las implicancias funcionales de este fenómeno se relacionan con la distribución del aíre inspirado según las distintas edades del niño, como se verá más adelante.

Relación Ventilación/Perfusión

Ventilación

La ventilación alveolar (V_A) debe ajustar sus variables para mantener los niveles arteriales de CO_2 y O_2 dentro de límites normales. Está determinada por la frecuencia respiratoria (FR) y por la diferencia entre el Vc y el espacio muerto (V_M). Tanto el Vc (6 ml/kg) como el V_M (2,2 ml/kg) permanecen relativamente constantes desde la infancia a la adultez.

La actividad metabólica basal, y por ende el consumo diario de O_2 (6 a 8 ml/kg/min) y la producción diaria de CO_2 (4,5 a 6,5 ml/kg/min), es muy alta en neonatos y niños pequeños debido a las demandas metabólicas por crecimiento, a la termogénesis y al gasto metabólico del mismo trabajo ventilatorio.

Para adecuar la V_A a dichas circunstancias y poder desembarazar al organismo del CO_2 producido, desde un punto de vista energético resulta mucho más eficiente modificar la FR en lugar del Vc, dado que implica menor trabajo muscular. Por esta razón los lactantes y niños pequeños presentan frecuencias respiratorias muy elevadas (figura 19-4A) para lograr una V_A que mantenga estables los valores de CO_2. A medida que la vida posnatal avanza y la actividad metabólica disminuye, la FR y la V_A también descienden (figura 19-4A). De hecho, los recién nacidos presentan valores aproximados de V_A de 150 ml/kg/min, en comparación con los 50/ml/kg/min de adolescentes y adultos.

La distribución de la ventilación no es uniforme en todo el parénquima pulmonar y tiene diferencias sustanciales de acuerdo a la edad del niño.

En niños mayores y adultos en posición vertical, al finalizar la espiración del Vc los alvéolos de la base presentan un volumen menor debido al gradiente vertical de PIP (figura 19-3B). Al iniciar una inspiración partiendo de CRF, dichos alvéolos trabajan en la zona más empinada de la curva de *compliance* pulmonar, lo que los hace más complacientes (*compliance* regional). Por esta razón reciben una ventilación mayor. De manera similar, en decúbito supino o lateral los alveolos en situación inferior reciben mayor ventilación que aquellos en situación superior.

Cuando la inspiración comienza a partir del volumen residual (Vr), es decir, luego de espirar el volumen de reserva espiratorio, la PIP en las bases pulmonares es supraatmosférica (aproximadamente 5 cmH_2O) y la vía aérea inferior se encuentra cerrada, por lo que al inicio la ventilación se distribuye de manera preferencial hacia las regiones más altas del pulmón.

A

Edad	FR (rpm)	V_A (ml/kg/min)
Recién nacido	35 - 50	150
1 mes	30 - 45	130
6 meses	26 - 40	115
1 año	24 - 36	100
5 años	19 - 25	85
12 años	14 - 21	60
Adulto	12 - 16	50

B

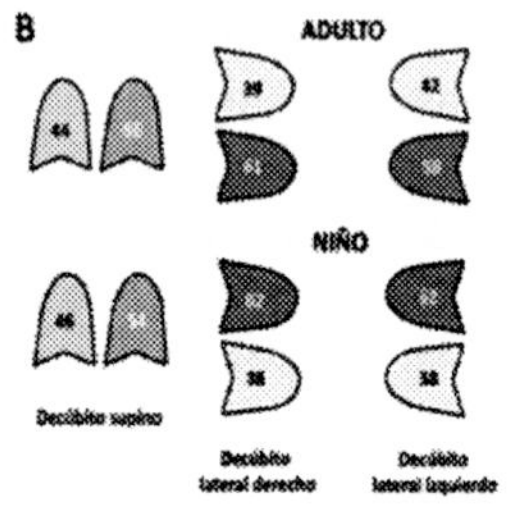

Figura 19-4A: Valores normales de FR y V_A para las distintas edades. B: Representación centellográfica de ventilación en un adulto y en un niño de 2 meses de edad. En el adulto la ventilación se distribuye preferencialmente en el pulmón inferior al encontrarse en decúbito lateral, mientras que en el niño la ventilación se distribuye preferencialmente en el pulmón superior. En ambos, la distribución de la ventilación se expresa como porcentaje de la ventilación total de ambos pulmones. Modificado de Heaf DP et al.: Postural effects on gas exchange in infants, N Engl J Med 308:1505, 1983.

En neonatos y niños pequeños (sobre todo en aquellos menores de 2 años) cuando la inspiración comienza a partir de la CRF la ventilación se distribuye más homogéneamente en todo el pulmón, pero con ligera preferencia hacia las partes más altas del parénquima, en particular durante el decúbito lateral (figura 19-4B). Esta distribución paradojal se debe probablemente al cierre precoz de la vía aérea que acontece durante la inspiración y a la elevada *compliance* de la pared torácica, lo que determina que a CRF no existan grandes variaciones en el volumen alveolar. Esta situación se asemeja a lo que ocurre en niños mayores y adultos al inicio de la inspiración cuando ésta comienza a partir del Vr.

Perfusión

Las primeras respiraciones ambientales expanden mecánicamente el pulmón del recién nacido e incrementan la P_AO_2. Ambos fenómenos generan un descenso progresivo de la resistencia vascular pulmonar (RVP) lo que, junto con el resto de los cambios hemodinámicos que acontecen luego del nacimiento, incrementa el flujo pulmonar en 8 a 10 veces para permitir el adecuado intercambio de O_2 y CO_2 con la atmósfera.

Los principales reguladores del tono vascular pulmonar son los cambios que acontecen en las presiones de O_2 y CO_2. La hipoxia alveolar (baja P_AO_2) es un potente estímulo vasoconstrictor al igual que la hipercapnia. En cambio la hipocapnia produce vasodilatación del lecho pulmonar.

De manera similar a lo que sucede con la ventilación, la distribución de la perfusión no es uniforme en todo el parénquima pulmonar, estando clásicamente representada por las zonas 1 a 4 de West (Capítulo 12). En decúbito supino la zona 1 tiende a desaparecer y la zona 2 disminuye por el incremento de la P_V. De este modo, en neonatos y lactantes pequeños el efecto de la gravedad sobre la perfusión pulmonar disminuye, haciendo que la misma tienda a distribuirse más homogéneamente a lo largo del parénquima pulmonar.

Acoplamiento V/Q

Para que el intercambio de gases finalmente se establezca de manera exitosa, el acoplamiento regional entre la ventilación y la perfusión debe alcanzar un balance. En condiciones normales esto se logra poco tiempo después del nacimiento gracias a los cambios hemodinámicos y mecánicos que ocurren luego de las primeras respiraciones ambientales.

En niños mayores y adultos la relación V/Q global en posición vertical es de 0,8, lo que implica que la perfusión pulmonar supera a la ventilación en un 20%. Este fenómeno, junto con los cortocircuitos anatómicos, explica que existan entre 5 y 10 mmHg de diferencia de presión entre la P_AO_2 y la PaO_2. Se lo conoce como admisión venosa y sustenta la diferencia alvéolo-arterial de O_2 (D_A-aO_2).

En recién nacidos la D_A-aO_2 es mucho mayor, pudiendo llegar hasta 25 a 30 mmHg en las primeras horas luego del nacimiento, para mantenerse entre 10 y 20 mmHg los primeros días de vida, sin que esto afecte la SO_2.

Esta elevada D_A-aO_2 se debe muy probablemente a la persistencia de un pequeño volumen de LPF dentro del pulmón y a la presencia de microatelectasias en el parénquima pulmonar, aumentando la admisión venosa. El escaso remanente de LPF es rápidamente removido luego de las primeras horas vida y las microatelectasias tienden a desaparecer hacia los primeros días de vida, cuando se estabiliza el mantenimiento dinámico de la CRF.

Si bien en posición vertical existe un valor global para la relación V/Q, hay marcadas diferencias regionales en la ventilación, en la perfusión y en la relación entre ambas para los distintos niveles hidrostáticos del parénquima pulmonar. Estas diferencias disminuyen significativamente en el decúbito supino.

El adecuado acoplamiento V/Q permite que tan sólo 5 minutos luego del nacimiento la SO_2 alcance un valor medio de 85%, y que sea mayor a 90% al cabo de los primeros 7 minutos de vida, además de establecer los valores normales de $PaCO_2$. Vale aclarar que el proceso de expansión pulmonar luego del nacimiento, su mantenimiento y la resultante adaptación de la circulación pulmonar, se logra en gran medida gracias a la presencia y función del factor surfactante.

3 Características estáticas y dinámicas del sistema respiratorio durante el desarrollo

Fisiología de la inspiración

El equilibrio estático y dinámico del sistema respiratorio es alejado cíclicamente por la actividad contráctil del diafragma (y en menor medida de los músculos intercostales externos) para dar inicio a la inspiración. Durante la misma disminuyen las presiones intrapelural y alveolar gracias al aumento de todos los diámetros del tórax.

Como el diafragma tiene forma de cúpula, la tensión generada por contracción de sus fibras no se transmite en forma lineal. La eficacia para generar presión a través de su pared (subatmosférica en el tórax y supraatmosférica en el abdomen) está determinada, según la ley de Laplace, por su radio de curvatura. Cuanto mayor sea el mismo (es decir, más plano esté el diafragma) menor será su capacidad para transformar la tensión parietal en presión transdiafragmática.

Normalmente, la presión necesaria para movilizar un Vc es entre 4 y 6 cmH_2O y se mantiene constante para las distintas edades.

En niños pequeños, la disposición horizontal de las costillas y la conformación más corta y circular de la cavidad torácica, determinan que el diafragma se encuentre en una posición más horizontal. Esto dificulta su desempeño contráctil, en particular en decúbito supino. En dicha posición, la capacidad de acoplamiento mecánico entre el diafragma y las costillas disminuye, además de tener que vencer la resistencia que le imprimen los órganos abdominales. Si bien estas particularidades otorgan mayor labilidad frente a eventuales intercurrencias respiratorias, la progresiva maduración de la masa muscular torácica y el desarrollo de las fibras musculares tipo I (que se alcanza cerca del año de vida), permiten el desarrollo de presiones transdiafragmáticas adecuadas.

En niños menores de 6 meses, el patrón respiratorio es predominantemente abdominal (diafragmático). Esto se debe a que la participación de los intercostales externos sobre el trabajo inspiratorio es baja. Conforme la maduración de los músculos del tórax avanza, entre los 9 y los 12 meses de edad la contribución de los intercostales al Vc es similar a lo que ocurre en niños mayores y adolescentes.

Cambios madurativos en la compliance tóraco-pulmonar

Las propiedades elásticas del pulmón sufren un proceso madurativo que se debe principalmente al desarrollo y maduración de las fibras elásticas pulmonares. Esto determina que aumente su elasticidad y que, por ende, disminuya su *compliance* (figuras 19-5A y B). Tal es así que la presión de retracción elástica al 60% de la CPT varía de 1 cmH_2O al nacimiento, a 5 cmH_2O a los 7 años y a 9 cmH_2O a los 16 años de edad.

Este proceso también se acompaña de un cambio en las propiedades elásticas del tórax (figuras -19-5A y B). Alrededor del año de vida su *compliance* disminuye significativamente y se asemeja mucho a la del pulmón, permitiendo que la FET resista la retracción elástica del parénquima pulmonar. Esto, como se analizó previamente, permitirá el ajuste estático de la CRF.

En términos absolutos, la *compliance* del sistema tóraco-pulmonar es mucho mayor en adultos que en niños pequeños. Si bien las presiones necesarias para movilizar un mismo volumen de aire son similares, los volúmenes movilizados son mucho mayores. Si se relativiza la *compliance* a un valor de referencia de tamaño pulmonar (como la CRF) surge el concepto de <u>compliance específica</u>, la cual se mantiene constante para todas las edades. Su valor oscila entre 0,07 y 0,08 l/cmH_2O.

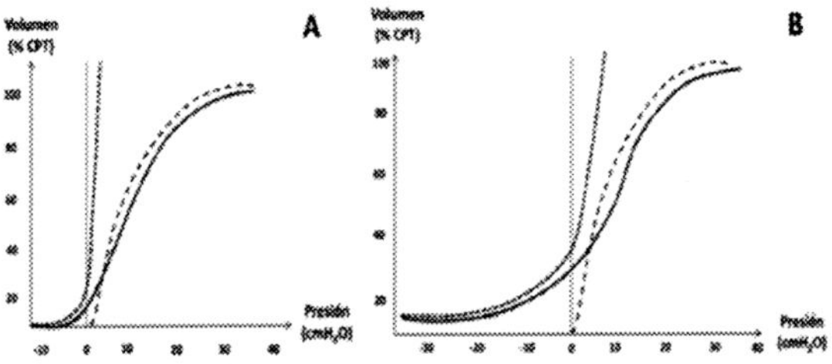

Figura 19-5: Curvas de compliance del tórax (línea de puntos), del pulmón (línea de trazos) y del sistema tóraco-pulmonar (línea continua) en recién nacidos (A) y niños mayores y adultos (B).

Además del pulmón y del tórax, la vía aérea superior (VAS) regula funcionalmente su compliance. A través de complejos mecanismos de integración neurológica, la actividad tónica de los músculos abductores de la laringe y de la faringe regula el diámetro de la VAS y previene su colapso. Además, al inspirar el Vc la contracción sincrónica del diafragma, junto a la del geniogloso y a la de otros músculos de la VAS, aumenta el calibre de esta última facilitando el ingreso de aire. Estos mecanismos se deprimen durante el sueño y por la acción de agentes anestésicos.

Fisiología de la espiración

Por lo general la espiración del Vc es un proceso pasivo que ocurre durante la relajación del diafragma, gracias a la retracción elástica del pulmón y del tórax. Durante la misma, el calibre de la vía aérea intratorácica disminuye debido al aumento la PIP por encima de la presión atmosférica.

En niños mayores y adultos la espiración implica escaso a nulo trabajo muscular. Sin embargo en recién nacidos y lactantes pequeños esta situación es distinta. Al inicio de la espiración, la contracción sostenida del diafragma decrece progresivamente de intensidad (acción de frenado) y la contracción de los músculos de la VAS estrecha su calibre, disminuyendo la magnitud del flujo espiratorio.

Este fenómeno, junto al cierre glótico que acontece hacia el final de la espiración y al freno contráctil del diafragma, favorece la regulación dinámica de la CRF.

Resistencias del sistema respiratorio

Introducción

El aire que ingresa al sistema respiratorio debe atravesar distintos tipos de resistencias: la resistencia elástica (determinada por la FEP y la FET), la resistencia al flujo de aire (determinada por la ley de Poiseuille) y la resistencia viscoelástica tisular. Estas dos últimas, junto con la inercia del sistema, conforman las resistencias dinámicas.

Al movilizar el Vc, aproximadamente el 70% del gradiente de presión generado es necesario para vencer la resistencia elástica, mientras que el 30% restante es necesario para atravesar las resistencias dinámicas.

Resistencia al flujo

En términos absolutos, la resistencia al flujo es mucho mayor en niños que en adultos a raíz del pequeño calibre de la vía aérea. Por ejemplo, la resistencia absoluta en recién nacidos es de aproximadamente 19 a 28 cmH_2O/l por segundo, frente a los 2 cmH_2O/l por segundo de adolescentes y adultos. Sin embargo, si al igual que a la *compliance* se la relativiza a la CRF, la *resistencia específica* es mucho menor y su inversa, la *conductancia específica*, mucho mayor. Esta última decrece rápidamente durante el primer año de vida indicando un rápido aumento del volumen pulmonar (por formación alveolar) en relación al calibre de la vía aérea.

Entre los 6 y los 18 años de edad, la conductancia aumenta de manera lineal al incremento de la talla, si bien la *conductancia específica* se mantiene relativamente constante en un valor cercano a 0,2 l/segundo por cmH_2O.

Aproximadamente el 65% de la resistencia al flujo se ejerce entre la nariz y vía aérea extratorácica, mientras que el 35 % restante se ejerce en la vía aérea intratorácica. Tan sólo una escasa fracción (cerca del 10%) le corresponde a la pequeña vía aérea. De hecho, si se obstruyese por completo la mitad de la vía aérea pequeña (aquella con menos de 1 mm de diámetro) la resistencia total del sistema aumentaría sólo un 5% a 6%.

Salvo durante el llanto, los recién nacidos y lactantes pequeños (sobre todo aquellos menores de 6 meses) son respiradores nasales obligados. Esto se debe a la proximidad anatómica del paladar blando a la lengua y a la epiglotis, y por la posición más cefálica de ésta última. Esta situación les otorga escasa capacidad de respuesta bucal en caso de obstrucción nasal (especialmente durante el sueño REM), pudiendo favorecer el desarrollo de apenas obstructivas.

La resistencia al flujo puede modificarse por los volúmenes pulmonares y por la intensidad del flujo. Disminuye al aumentar el volumen pulmonar (por aumento del calibre de la vía aérea), mientras que aumenta cuando el flujo se incrementa (por la generación de flujo turbulento).

Resistencia elástica

A CRF, la resistencia elástica va a depender de la magnitud de la FEP en los distintos sectores del parénquima pulmonar. Como fue analizado previamente, la misma es mayor en aquellos alvéolos que se encuentren más distendidos (los apicales en posición vertical, aquellos en situación superior en decúbito supino). Esto contribuye, junto con la *compliance* regional, a la distribución preferencial del aire inspirado. El mismo se dirigirá preferencialmente hacia los sectores pulmonares de menor resistencia elástica, que van a depender de la posición corporal.

Resistencia viscoelástica

La resistencia viscoelástica tisular hace referencia a la energía necesaria para contrarrestar la fricción del tórax y del pulmón, secundaria a los cambios de volumen. En niños, su contribución a la resistencia total del sistema es mayor que en adultos, en quienes representa aproximadamente una quinta parte de las resistencias dinámicas.

A la inversa de lo que sucede con la resistencia al flujo, esta resistencia aumenta cuando se incrementa el volumen pulmonar y disminuye cuando se incrementa el flujo. Si bien en el adulto estos cambios producen sustanciales diferencias en la resistencia total del sistema, la magnitud de este efecto no se conoce por completo en niños.

4 Intercambio y transporte de gases

Difusión

Introducción

Con el nacimiento el intercambio de gases se traslada de la placenta al pulmón. Como fue analizado previamente, pocos minutos luego del mismo la SO_2 alcanza valores superiores a 90%. Esta situación contrasta con lo que sucede en la vida intrauterina donde la SO_2 global ronda entre 60% y 70%. Como se verá más adelante, este fenómeno tendrá repercusiones directas sobre los cambios posnatales que experimenta la molécula de hemoglobina (Hb).

La ley de Fick

Los mecanismos involucrados en la transferencia de gases a través de la membrana alvéolo-capilar se encuentran definidos por las variables de la ecuación de Fick:

$$D = \frac{\Delta P x A}{e} x \alpha$$

Luego de las primeras respiraciones ambientales y una vez establecida la CRF, la ΔPO_2 alvéolo-capilar es cercana a 60 mmHg y en condiciones normales se mantiene constante para todas las edades.

El desarrollo del área de intercambio depende del proceso de alveolización que ocurre luego del nacimiento (figura 19-1). En valores absolutos es muy pequeña en recién nacidos y lactantes (aproximadamente de 2,8 a 5 m^2) en comparación con la de niños mayores y adultos (35 m^2 a los 8 años de edad y 70 m^2 en promedio en la vida adulta). Expresada en términos relativos al tamaño pulmonar (por ejemplo, relativizada a la CRF) la misma se mantiene estable para las diferentes edades.

El espesor de la membrana sufre mínimos cambios durante el desarrollo, variando desde 0,3 μ cerca del nacimiento a 0,5 μ en la edad adulta.

A pesar de su mayor peso molecular, la difusibilidad del CO_2 es 20 veces mayor que la del O_2 gracias a su mayor solubilidad en agua. Esto determina que rara vez sus valores se vean afectados por trastornos aislados en la difusión.

El factor sanguíneo

El volumen capilar pulmonar y la asociación del O_2 con la Hb también son factores determinantes del proceso de difusión. Por ejemplo, la capacidad de difusión es menor en recién nacidos y niños anémicos, al igual que en situaciones en las que el flujo pulmonar disminuye (como en la estenosis pulmonar o en otras cardiopatías congénitas que cursan con hipoflujo pulmonar).

La tasa de asociación con la Hb depende, además de la ΔPO_2 alvéolo-capilar, de la cantidad de Hb y de su afinidad por el O_2.

El recién nacido presenta valores muy altos de Hb (figura 19-6B). Esto se debe a los elevados niveles de eritropoyetina presentes en la vida fetal, en respuesta a la baja SO_2.

La Hb fetal (HbF) da cuenta del 75% de la Hb total luego del nacimiento. Su afinidad por el O_2 es muy alta. Se encuentra formada por dos cadenas α y dos cadenas γ. Las cadenas γ son relativamente insensibles al efecto del 2,3-DPG, dado que sufren sólo un 30% a 40% del efecto que éste produce sobre las cadenas β. Por otro lado, la concentración de 2,3-DPG en recién nacidos es relativamente baja.

Ambos motivos justifican que la P_{50} de la HbF sea sólo de 19 mmHg, frente a los 26,8 mmHg de la Hb adulta (HbA). La cantidad y el tipo de Hb, así como su afinidad por el O_2, se irán modificando a lo largo del primer año de vida.

Transporte de oxígeno

Introducción

La elevada afinidad de la HbF por el O_2 constituye una ventaja adaptativa durante la vida fetal. Facilita la captación de O_2 desde la placenta y permite una SO_2 que optimiza la oferta distal de O_2 en el feto.

En la vida posnatal esta situación podría representar una desventaja. Al establecerse adecuadamente la función respiratoria luego del nacimiento y generarse la ΔPO_2 alvéolo-capilar normal, no resulta necesaria una molécula de Hb con tanta afinidad por el O_2. Por otro lado, durante los primeros días de vida el recién nacido aumenta entre un 100% y un 150% su consumo de oxígeno debido al trabajo muscular que implica la ventilación alveolar. Por lo expuesto, en la vida extrauterina es de mayor utilidad una molécula de Hb con una P_{50} mayor que facilite la entrega de O_2 a los tejidos.

Cambios madurativos en la hemoglobina

Para poder satisfacer las altas demandas metabólicas luego del nacimiento, la cinética de transporte y entrega de O_2 a los tejidos sufre algunas modificaciones.

Al comienzo del primer año de vida los valores de Hb disminuyen progresivamente, llegando a un nadir entre los 2 y los 3 meses (figura 19-6B). Esto puede explicarse por la menor producción posnatal de eritropoyetina (debido a la mayor SO_2 en comparación con la vida fetal), por el comienzo de la transición entre la HbF y la HbA y en cierta medida por el aumento en la cantidad de 2,3-DPG relacionado al proceso de crecimiento.

Sin embargo, mientras los niveles de Hb disminuyen, su P_{50} aumenta. Probablemente se deba a la menor proporción de HbF y a la mayor cantidad y sensibilidad al 2,3-DPG. Esto asegura una adecuada entrega de O_2 a los tejidos (figuras 19-6A y B).

A

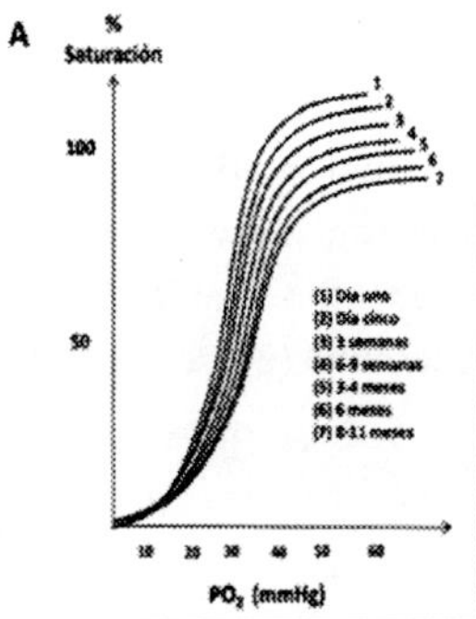

B

Edad	P_{50} (mmHg)	Hemoglobina (g/dl)
1 día	19,4	18
3 semanas	22,7	13,5
6-9 semanas	24,4	11,0
3-4 meses	26,5	10,5
6 meses	27,8	11,5
8-11 meses	30,0	11,8
5-8 años	29,9	12,6
9-12 años	27,9	13,4
Adulto	27,0	15,0

Figura 19-6A: Curvas de disociación de la Hb para las distintas edades posnatales. B: Valores de P_{50} y de hemoglobina (percentilo 50) para las distintas edades. Modificado de Oski FA: The unique fetal red cell and its function, Pediatrics 51:494, 1973b.

Entre los 4 y los 6 meses de vida la P_{50} alcanza los valores del adulto, coincidiendo con el recambio casi completo de la HbF por la HbA. Entre los 8 y los 11 meses la P_{50} aumenta aún más, llegando a un valor de 30 mmHg. Esto se relaciona la elevada concentración de 2,3-DPG (cerca de 7 µmol/ml) y a una mayor sensibilidad al mismo. La P_{50} permanece alrededor de ese valor durante la primera década de la vida (figura 19-6B). Al cabo del año de edad, tan sólo un 2% de la Hb total le corresponde a la HbF, mientras que las concentraciones de 2-3 DPG se mantienen constantes, en un valor aproximado de 5 a 6 µmol/ml.

5 Control de la ventilación

Introducción

En recién nacidos, lactantes y niños pequeños el control de la ventilación implica un proceso de progresiva maduración que integra señales químicas y mecánicas con complejos mecanismos neurológicos.

La contracción rítmica de los músculos respiratorios está gobernada por el centro respiratorio ubicado en el tronco del encéfalo y por un sistema de retroalimentación que se encuentra finamente regulado para ajustar la ventilación a las necesidades metabólicas. Este sistema de retroalimentación incluye a los quimiorreceptores centrales y periféricos, así como a diversos tipos de mecanorreceptores ubicados en los músculos de la pared del tórax, en la vía aérea y en el parénquima pulmonar.

Generación de la respiración rítmica

La presencia de la placenta en la vida intrauterina aseguraba el intercambio de gases y nutrientes entre la madre y el feto. Para que la respiración continua se inicie con el nacimiento, la placenta debe ser excluida de la circulación. Esto se debe a que algunos factores placentarios, muy probablemente las PGE_2, serían responsables de inhibir a nivel central la respiración continua durante la vida fetal.

Por otro lado, en recién nacidos sanos la hipoxemia (baja PaO_2) disminuye la ventilación, a diferencia de lo que sucede en lactantes, niños mayores y adultos en quienes la estimula (figura 19-7B).

A partir de estos hallazgos se postula que el clampeo del cordón umbilical (lo que implica la exclusión de la placenta) y el aumento de la PaO_2 que sucede luego de la primera respiración a O_2 ambiental, son los estímulos encargados de iniciar y sostener la respiración rítmica y regular luego del nacimiento.

Respuesta a la hipoxemia

Durante las primeras 2 a 3 semanas de vida, tanto los nacidos de término como los pretérmino responden a la hipoxemia con un leve y transitorio aumento de la V_A seguido de una sustancial depresión de la misma. Al administrarles fracciones inspiradas de O_2 crecientes (hasta llegar al 100%), responden con una leve y transitoria disminución de la V_A, seguido de un marcado y sostenido aumento de la misma (figura 19-7B). Este fenómeno es similar a lo que ocurre en la vida fetal y difiere de lo que sucede en niños mayores y adultos.

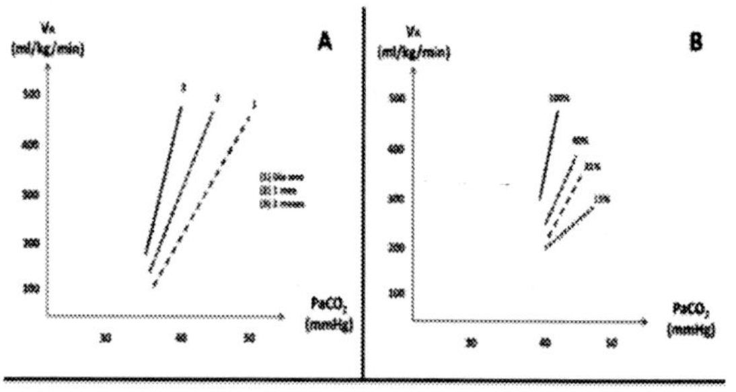

Figura 19-7A: Curvas de respuesta ventilatoria al CO_2 a distintas edades. B: Curvas de respuesta ventilatoria a distintas fracciones inspiradas de oxígeno en recién nacidos. Modificado de Rigatto H et al: Effects of O2 on the ventilatory response, J Appl Physiol 39:896, 1975.

La respuesta ventilatoria paradojal y bifásica a la hipoxemia probablemente se deba a la inmadurez de los quimiorreceptores centrales y periféricos, y a los cambios en las propiedades mecánicas del sistema respiratorio que ocurren luego del nacimiento.

Aproximadamente hacia la tercera semana de vida, la hipoxemia induce un aumento sustancial de la V_A de manera similar a lo que ocurre en niños mayores y adultos.

Respuesta al dióxido de carbono

Los recién nacidos y niños pequeños responden a la hipercapnia aumentando la V_A pero en menor medida que los niños mayores y adultos. La capacidad de respuesta al incremento del CO_2 aumenta con la edad gestacional y a medida que la vida posnatal avanza (figura 19-7A). Esto se relaciona a la maduración de los quimiorreceptores (en particular los centrales) y a la mayor efectividad de los mecanismos de respuesta y amortiguación del sistema respiratorio.

En niños mayores y adultos la curva de respuesta ventilatoria al CO_2 aumenta su pendiente y se desplaza hacia la izquierda tanto mayor sea la gravedad de la hipoxemia. Como vimos anteriormente, en recién nacidos esta curva es menos empinada y se desplaza hacia la derecha a medida que la hipoxemia progresa (por ejemplo al administrar menores fracciones inspiradas de O_2). Mientras que la V_A aumenta a medida que la fracción inspirada de O_2 aumenta (figura 19-7B).

Respiración periódica y apnea

La respiración periódica se caracteriza por la interposición de breves pausas respiratorios (de menos de 5 a 10 segundos de duración) entre los ciclos respiratorios.

Estos episodios no ocasionan cambios en la SO_2 ni producen cianosis. Ocurren normalmente en recién nacidos sanos y niños pequeños, ya sea durante la vigilia como durante el sueño REM y no-REM.

Se debe a la inmadurez de los mecanismos neurológicos que integran al centro respiratorio. Está presente en el 78% de los neonatos y disminuye al 12% de los niños entre 10 y 12 meses de edad, conforme la maduración del centro respiratorio avanza.

La apnea central de la infancia se define como una pausa respiratoria de 15 segundos o más de duración, o bien cuando la duración de la pausa es menor pero se asocia a bradicardia (FC menor a 100 lpm), cianosis o palidez.

Es común en recién nacidos pretérmino y se debe a una inmadurez aún mayor del centro respiratorio. De hecho, se encuentra presente en el 55% de los niños pretérmino, mientras que es muy infrecuente en niños nacidos de término (2% a 3%).

BIBLIOGRAFÍA

GENERAL

- Lumb AB. Nunn´s Applied Respiratory Physiology. Elsevier. 8th Edition. 2016.
- John B. West, Andrew M. Looks. Fisiología respiratoria. Fundamentos. Wolters Kluwer. 10ma Edición. 2016.
- Rodwell VW, Bender DA, Botham KM, Kennelly PJ, Weil A. Harper Bioquímica Ilustrada. McGraw Hill-Lange. 30ma Edición. 2016.
- Polin R, Fox W, Abman S. Fetal and Neonatal Physiology. Saunders. 4th edition. 2011.
- Bortolazzo G, Berreta J. Fisiología del Equilibrio Ácido Base. Editorial Akadia. 1a Edición. 2019.
- Berreta J, Bortolazzo G, Reyes Toso C. Fisiología Cardiovascular. Editorial Akadia.1a Edición. 2019.

ESPECÍFICA

- Physiology of the Carotid Body: From Molecules to Disease. Ortega-Sáenz P, López-Barneo J. Annu Rev Physiol. doi: 10.1146/annurev-physiol-020518-114427. 2019.
- Neuropeptides and breathing in health and disease. Kaczyńska K, Zając D, Wojciechowski P, Kogut E, Szereda-Przestaszewska M. Pulm Pharmacol Ther. 48:217-224. 2018.
- How important is the CO_2 chemoreflex for the control of breathing? Environmental and evolutionary considerations. Santin JM. Comp Biochem Physiol A Mol Integr Physiol. 215:6-19. 2018.
- Carotid Bodies and the Integrated Cardiorespiratory Response to Hypoxia. Lindsey BG, Nuding SC, Segers LS, Morris KF. Physiology (Bethesda). 33(4):281-297. 2018.
- Obstructive Sleep Apnea Syndrome and Metabolic Diseases. Li M, Li X, Lu Y. Endocrinology. 159 (7):2670-2675. 2018.
  Acute oxygen sensing by the carotid body: from mitochondria to plasma membrane. Chang AJ. J Appl Physiol (1985). 123(5):1335-1343. 2017.
- Pulmonary hypertensive vasculopathy in parenchymal lung diseases and/or hypoxia: Number 1 in the Series "Pathology for the clinician" Edited by Peter Dorfmüller and Alberto Cavazza. Ghigna MR, Mooi WJ, Grünberg K. Eur Respir Rev. 28;26(144). pii: 170003. 2017.
- Hurtado A. Adaptation to the enviroment. Washingthon DC. Am.Physiol.Soc., p.843, 1964.
- Monge CM and Monge CC. High altitude diseases. Springfield, Ill. 1966, Charles C Thomas, Publisher.
- Kizer KW. Diving Medicine. Emergency Med.Clin. N. Am., 2 (3): 513, 1984.
- Modell JH. Drowning. N. Engl. J. Med. 328 (4): 253, 1993.
- Strauss RH. Diving Medicine. State of the Art. Am. Rev. Resp. Disease, 119: 1001, 1979.
- Wilmshurst P. Diving and Oxygen. BMJ. 317:996, 1998.
- García del Rio F. Patología respiratoria y vuelos en avión. Arch Bronconeumol. 2007;43(2):101-25
- John B. West. The Physiologic Basis of High-Altitude Diseases. Ann Intern Med. 2004;141:789-800.
- John B. West. Respiratory and circulatory control at high altutudes. J. Exp. Biol. 1982;100,147-157.
- Codinardo C. Recomendaciones sobre el uso de oxigenoterapia ambulatoria. RAMR 2018; Suplemento 1:1-13.
- Hardinge M. British Thoracic Society guidelines for home oxygen use in adults. Thorax 2015;70:i1–i43.
- Miller MR. ATS/ERS Task Force. Standardisation of spirometry. Eur Respir J 2005;26:319–338.
- Graham B. Standardization of Spirometry 2019 Update. 2019. Am J of Resp and Crit Care Med. Volume 200 Number 8 | October 15 2019.
- Neder A. Incorporating Lung Diffusing Capacity for Carbon Monoxide in Clinical Decision Making in Chest Medicine. Clin Chest Med 40 (2019) 285–305.
- ATS/ERS Statement on Respiratory Muscle Testing Am J Respir Crit Care Med Vol 166. pp 518–624, 2002.
- Nogueira F. Guías prácticas de diagnóstico y tratamiento del síndrome de apneas e hipopneas obstructivas del sueño: Actualización 2019. RAMR 2019;1:59-90.
- Simonneau G. Haemodynamic definitions and updated clinical classification of pulmonary hypertension. Eur Respir J. 2019;53(1).

ÍNDICE TEMÁTICO